小郎中跟师笔记②

XIAOLANGZHONG GENSHI BIJI

——中医诊病精析

第2版

袁景贤 著

科学出版社
北京

内 容 简 介

本书为《小郎中跟师笔记》系列之二。全书以"跟师笔记"全新独特的体裁形式，撷取跟师学习期间的22篇笔记，通俗易懂地阐述了中医治病的精髓。语言通俗易懂，或讲故事，或讨论授课，或临证解疑，有条不紊地运用中医理法方药辨证论治的思路，深入浅出地讲解了各种疾病的概念、特征、诊断和治疗方法以及注意事项。每篇笔记都含有中西医方面知识，使读者一看就懂，一学就会，能尽快地做到学以致用。本书是以临床实用为目的，即使初涉临床，若能认真读书，也能学会用一病一方治疗一病，应对临床。全书体例新颖、内容丰富、通俗易懂、理论联系临床，颇具科学性、趣味性、可读性、实用性，可谓中医入门及提高之佳作，适合各级中西医临床医师、中医爱好者阅读参考。

图书在版编目（CIP）数据

小郎中跟师笔记. 2，中医诊病精析 / 袁景贤著. —2版. —北京：科学出版社， 2017.4

ISBN 978-7-03-052538-3

Ⅰ. ①小… Ⅱ. ①袁… Ⅲ. ①中医临床-经验-中国-现代 Ⅳ. ①R249.7

中国版本图书馆CIP数据核字（2017）第079346号

责任编辑：王灵芳 / 责任校对：张小霞
责任印制：赵 博 / 封面设计：bp柏平工作室

科学出版社 出版
北京东黄城根北街16号
邮政编码：100717
http://www.sciencep.com
天津市新科印刷有限公司印刷
科学出版社发行 各地新华书店经销
*
2015年7月第 一 版 人民军医出版社出版
2017年4月第 二 版 开本：720×1000 1/16
2025年4月第八次印刷 印张：10 1/4
字数：196 000
定价：29.80元
（如有印装质量问题，我社负责调换）

前　言

中医药学是中华民族传统文化的瑰宝，历史悠久，源远流长。千百年来的临证实践逐渐形成了其完整的理论体系和独特的治疗方法，为中华民族的繁衍昌盛乃至世界人民的健康作出了不可磨灭的贡献。中医药的生命力在于其疗效，无论是常见病、多发病，还是危重病、疑难病的诊疗，都显示了它独有的辨证思维和临床疗效。特别经过“非典”“禽流感”等突发事件的考验，中医药向世界人民彰显出其独特的魅力。

中医药的宝库在哪里呢？

正如古代医家王冰提到：“夫释缚脱艰，全真导气，拯黎元于仁寿，济赢劣获安者，非三圣道则不能致之矣。”孔安国序《尚书》曰：“伏羲、神农、黄帝之书，谓之三坟，言大道也。”此“伏羲制九针”“神农尝百草”“黄帝论内经”乃宝库也。

学习和研究什么？

在长期的医疗实践中，笔者体会到中医药主要由三大部分组成：一是浩如烟海的中医典籍；二是在中医界尤其是老中医脑海里的宝贵知识与丰富经验；三是在广大人民群众之中的秘方和验方。这就需要我们继承和发扬，才能振兴中医药事业。

怎样学习和研究？

笔者于 1990 年先后两次跟随名老中医贾玉山工作学习，他在众人的心目中德高望重，大医精诚，尤其对笔者的教诲，总是仁心博爱，诲人不倦。他风趣地引用国家名老中医朱良春的一句话“中医药学是瑰宝，就看大家会找不会找！”教导我们“为医要学会找宝”。

他还时常告诉我们：“中医药学是中华民族之国宝，其精髓是来自于实践，是我国劳动人民在长期与自然灾害和疾病作斗争中反复实践、总结，而逐步形成的一套祛病延年、卫生保健的理论体系和方法，为国人乃至世界人民健康事业作出了重要的贡献。我们如何学习好、运用好这些前人的智慧，以提高临床疗效，途径是多方面的，诸如多读书，勤实践，广拜师，谦请益，都很有必要。”

贾老师要求我们在学习时要认真，工作上要细致。他时常引用近代名医岳美中的话：“在临床上遇到的疾病多，而所持的方法少，时有穷于应付，不能泛应曲当之感。”又云：“应当是学古方而能入细，学时方而能务实。入细则能理复杂纷乱之繁，务实则能举沉寒痼疾之重。”还告诉我们说，“博采众长，才能长于众人”。

笔者跟师在工作中效仿辨证论治之余探讨理法方药，受益匪浅。我觉得最佳的捷径还是广泛汲取当代名老中医成功的实践经验，兼收并蓄，融冶一炉，必能丰富治疗技能，提高临床疗效。

笔者把跟师侍诊期间的笔记进行分类整理以示人，可能对学习中医者能指明方向、坚定信念、少走弯路有些作用。希望能为中医学的继承和发扬作一点微薄的贡献。

由于经验不足，学识有限，不足之处，恳切希望同道多提宝贵意见。

编　者

2017年3月

Contents

目 录

小 郎 中 跟 师 笔 记

写在前面　千方易得　一效难求

扁鹊曰："人之所病，病疾多；而医之所病，病道少"。"千方容易得　一效最难求。"又有近代名医岳美中云："在临床上遇到的疾病多，而所持的方法少，时有穷于应付，不能泛应曲当之感。"还有南齐·褚澄云："世无难治之病，有不善治之医，药无难代之品，有不善代之人。"等论述，说明"治病关键在于求'效'"。其'效'在哪里？笔者认为是前人的宝贵经验，在名医之手！乃世人为医仅需继承即可医病取效，解患疾之忧！

本书主要记录了笔者在临床实习时的22篇跟师笔记，包括内、外、妇等科，翔实地介绍了名老中医贾玉山数十年教书育人，理论联系实际，治疗常见病、多发病方面的临证经验。有同道誉为：是一病一方的典范，有书在手，何苦病忧！老师也希望每位学员都能很好地继承和发扬中医学遗产，为人类的健康事业作出更大的贡献!

本书主要有以下三大特点。

本书第一个特点：用通俗的语言，以讲故事的形式，结合临床实例，深入浅出地用中西医理论讲解了疾病的特点，突出以中医观点阐述病因病机及辨证施治；结合中医教学大纲，理论联系实际，运用理法方药，有条不紊地理顺了中医思路。使学员一看就懂，一学就会，做到学以致用，用之皆效。各篇笔记的具体内容如下。

笔记一　感冒，主要阐述常见风寒感冒的证治。内因是表虚，治疗是以调和营卫。其概念特点，常表现汗出恶风，打喷嚏，鼻流清涕，头痛，身痛等症。外因是感受风邪，主要是指外感六淫之风邪。每年冬春季节交替，经常会遇到此类病症。有一位小伙感冒的病例，在学员讨论时有些迷惑，这时老师指出**"无论治疗什么病都要抓住两点：一是主证；二是主药**。方能取得良好的效果。"于是老师根据《伤寒论》第13条，"太阳病，头痛，发热，汗出，恶风，桂枝汤主之"。定夺了四大证，只要见到了头痛，发热，汗出，怕冷（恶寒）的，用桂枝汤就可以了。突出遵循辨证而论治的原则才能取效。

笔记二　咳嗽，主要阐述常见风寒咳嗽的证治。证因风寒犯肺，肺气失宣。其特点是咳嗽吐清稀痰色白，恶寒微发热，鼻塞流清涕，头微痛，有微汗，舌淡，苔薄白，脉浮紧。治疗遵照疏风散寒、宣肺止咳的原则，方选常方止嗽散治疗。关键是为何小郎中用之效微？老师指出，涉及"用古方治今病"，当"药随证变"

“证随药愈”。若用“死方治活人”，那就会出现“削足适履，适得其反”。这就需要经验，随症施治要灵活。同样一方随症加减可治疗寒、热、燥、痰四种咳嗽，效果都非常好。

笔记三　哮喘，主要阐述常见哮喘的证治。从“内科不治喘”谈起，并不是“喘证”不可以治，而是哮喘难以根治。哮喘的性质是“本虚标实，虚实夹杂”为常见。**治疗哮喘病要掌握三个字：证、因、治**。在老师的带领下，经过多年研究改变内科不治喘的观点，采用标本兼治的原则，创制了经验方——炙麻黄汤。随症加减治疗哮喘，临床常获得满意的疗效。又介绍了加用徐长卿治疗过敏性喘咳的临床经验，其效桴鼓，值得借鉴。

笔记四　多汗，主要阐述常见自汗的证治。自汗多因阴阳失调，腠理不固，而致汗液外泄失常的病证。**自汗性质有虚实之分，常见虚多实少**。笔者介绍了运用“国医大师”邓铁涛老师的“仙鹤草治体倦乏力、自汗、盗汗”的经验，用常方加仙鹤草治疗五种自汗，效果甚佳的体会。也就是说仙鹤草在治疗自汗中有扶正作用。

笔记五　便血，凡血从肛门排出体外，无论在大便前、大便后下血，或单纯下血，或与粪便混杂而下，均称为便血。大便出血有多种情况，本篇主要阐述常见痔疮造成的大便出血的证治。便血与地域、生活习惯有关。治疗经验有三：一为尊古法，病因多由湿热蕴结肠道，肠道脉络受损，或因脾胃虚寒，中气不足，统血无力，以致便血。本病治法：以清化湿热或健脾温中为主。方选：《普济本事方》槐花散。二为方法灵活，提出素有“血无止法”之戒，不可见血止血，必先推究其因，然后审因施治，方能中肯。“气行血则行”，“气通血活，何患不除”之大法。其三，施治不泥古，老师在原方的基础上加了两味普通药，一味生蒲黄，使止血不生瘀；一味是蒲公英，清热利湿解毒，消肿利肠散结，而不伤正。进一步又论证了“血无止法”的具体应用。最后讲了“便血不是病，大犯会要命”，必须引起重视。

笔记六　心悸，俗话说“心慌”，是一种自觉心脏跳动的不适感觉，也是心脑血管病发病的先兆。心悸往往会给患者带来恐惧与烦恼。师生互动讨论常见心悸病案，在老师的指导下认识到常见心悸与“病久必瘀”“瘀久生痰”有关，即和气滞血瘀攸关。临证必须审清病因，治当理气解郁，祛瘀通络，佐以安神方可体现疗效。要防止“独一安神或滋补而效果不鲜”的毛病。进一步又探讨了中西两方面的诊治特点。推荐张锡纯治心病有两首名方：一为定心汤，一为安魂汤。用之多验。对于心脾两虚型的当用归脾汤治验。

笔记七　失眠，是个常见病，慢性病，也是个疑难病，久之会成顽固症，严重影响生活质量。相对来说中医治疗有三大优势：不会成瘾；不会头晕；不损伤肝肾。治疗失眠原则尊故仍不变，效果不佳是何源？欲效经验选使很关键，阳亢选大黄；虚者选枣仁；肝郁选丹参；湿热选苦参。常言道，“创业容易，守业难。”长期不寐的人通过治疗，睡眠有了改善还要巩固疗效，才能提高生活质量。介绍了调理善后的五个注意事项，养成良好的习惯，则可远离失眠，保持体健。

笔记八 嗜睡，通过“站着睡觉人”的实例，初步了解到什么是嗜睡。多寐病也叫嗜睡症、多眠症，是指不分昼夜，不分场合地点，随时可以入睡，但呼之能醒，醒后又复睡的病证。病机多系阳虚阴盛、气血虚损、湿邪困脾所致。病因比较多，常见的与生活习惯造成的脾湿相关。治疗列举了脾湿儿童，血虚妇女，阴虚体弱，肝阴不足，老年人气血不足者等实例，要因人制宜区别对待，才可获得理想的效果。要注意多寐是个并发症，轻者可形成记忆力减退、痴呆，重则可造成脑萎缩、脑梗死等后患。

笔记九 慢性咽炎，即中医的梅核气。目前，随着社会发展的快节奏，人们的压力增加，生活不规律，慢性咽炎的病人呈逐年上升局势。以中年女性较多，其病机多为气滞久而伴有血瘀，久治不愈还可形成抑郁症、精神分裂症。治疗经验：辨证使用经方半夏厚朴汤加减。关键经验是妙用绿萼梅。

笔记十 胃痛，是消化系疾病的常见症。因为人每天都需要吃喝，胃又不能休息还得“带病工作”，若生活不节制胃痛就会反复不愈，甚至会变本加厉。当今社会食品物质丰富了反而有胃病的人越来越多了，其因何在？原因有寒邪犯胃，饮食所伤，情志不畅，久病体虚等。具体饮食所伤又包括四个方面：暴饮暴食，过食生冷，过食肥甘，饥饱失常。一旦患病要积极治疗，否则会影响生活和工作的正常进行。治疗经验，急性胃痛，选《良方集腋》良附丸加减，本方具有行气疏肝，祛寒止痛的良好效果；慢性胃痛，常选《金匮要略》黄芪建中汤加减，治疗胃脘痛取得了较好的疗效。但诊断要加慎辨以防误诊，特别有一点，对于发作突然，疼痛剧烈，有濒死感，常发生于劳累后或深夜及凌晨，部位可在心窝部或无定处，且不可混为一谈，此乃多为“真心痛”需加谨慎。

笔记十一 妊娠呕吐，是西医的名字，中医称妊娠恶阻，是指妊娠后恶心呕吐，饮食受阻而言。其原因是正虚邪实两方面，正虚多为胃气虚弱，胃阳不振，或胃阴不足；邪实多因肝火犯胃，饮停胃脘。其主要病机，属冲脉邪气亢盛，上逆犯胃，导致胃气不降所致。治疗妊娠呕吐，主要以安其胃气为本。治疗方药历代医家各持己见，众说纷纭。师徒在实践中体会到治病要求实效，不应局守成方，而应把握病机，辨证施治为宜。老师研制了“恶阻汤”，临证每用皆效，凡遇证皆用无妨！同道誉为“恶阻汤是经验方，临床用之效切良！”妊娠过程是个较长的时期，如果妊娠呕吐不及时处理，有些会拖到妊娠晚期，母婴都会受到影响。所以，巩固成果也很关键，巩固调理要注意三方面：首先，情绪要稳定；其次，饮食有忌宜；再三，起居要适度。做到：“三分吃药七分调养，减少痛苦母幼安康”。

笔记十二 打嗝，俗称打嗝，中医称呃逆。人们都觉得是个既常见又名不见经传的小病。轻者不治可愈，重者久治不愈，乃成负担。呃逆的病因有饮食不当、情志不遂、脾胃虚弱等。治疗列举了两个常见病例说明：一为胃气虚寒证，清阳下陷，浊阴上逆。治宜温中益气，降逆止呃。方选加味丁香柿蒂汤；一为气滞血瘀型，治宜行气活血降逆，方选加味通窍活血汤治疗，均有良好的效果。

笔记十三 结肠炎，中医称为泄泻，泄泻常在早晨五更，又叫“五更泻”。但论五更泻多属脾肾阳虚，后阴不固所致。治疗多用温肾固泻之法，以“四神丸”为代表方。但是，临床也常常会遇一些特殊情况，其病位并不单纯在脾肾，而涉及气血和其他脏器，病性亦并非虚或寒，而为虚实错杂等。所以，临证且不可拘泥脾肾阳虚一说，必须审证求因，随证治之。

像王小的结肠炎长期不愈以至于恶化，考察其因有三：首先，认识不足，延误治疗；其次，治标不治本；再次，“认识到久病难病从郁论。”最后王小的病情与肝、与郁有关，治以抑肝扶脾，肝脾统调。用合方治疗挽救了生命。

笔记十四　痛经，凡在经期或经行前后，出现周期性小腹疼痛，或痛引腰骶，甚至剧痛晕厥者，称为“痛经”，亦称“经行腹痛”。病因有气滞血瘀、肾气亏损、气血虚弱、寒凝血瘀和湿热蕴结，以气滞血瘀者较多见。再从经前、经后腹痛把虚实辨。本笔记以治疗实例阐述气滞选逍遥散加减施治；血瘀用少腹逐瘀汤治之，疗效均佳，掌握原则后痛经治疗并不难。

笔记十五　阑尾炎，中医叫“肠痈”，语出《内经》。总的病因病理不外乎湿热壅积、瘀滞不散、热胜肉腐而成痈脓。现代医学认为本病主要是阑尾管腔阻塞和胃肠道疾病的影响，导致阑尾血运障碍，细菌入侵而形成炎症。诊断：以转移性右下腹痛，持续性胀痛，阵发性加剧为依据等，诊断并不难。阑尾炎本是外科疾病，大多采用外科治疗。但对于年老体弱、妇女儿童等情况，采取保守治疗是最安全有效的措施。要“严格把握适应证，及时大胆施大法！”。不管怎么说，肠痈是急腹症，患者在危急时刻，临证存在着一定的难度和风险，此时要严格掌握适应证才能取得成功！保守治疗是遵照《内经》“以通为用”的原则，张仲景的治疗经验是随症加减，才会取得药到病除立竿见影的效果。

笔记十六　便秘，是个常见病，也是脾胃系的顽固症。原因有饮食不节、情志失调、年老体弱等，基本病机是大肠传导失常，并与脾胃、肺、肾、肝等脏腑功能失调有关，因此，治疗上以通下为主，余在老师的指导下结合临床观察，根据排便的生理特点及便秘发生的病因病机，重点调理肺、肝、脾、肾的功能以及重用生白术其效甚好。

笔记十七　胆结石，在中医是胁痛证的一种，凡情志抑郁，肝气郁结，或过食肥甘，嗜酒无度，或久病体虚，忧思劳倦，或跌仆外伤等皆可导致胁痛，反复时久可形成胆结石。一般优选中西医结合保守治疗为上策，因为患者痛苦小，后遗症少。治疗轻证只用中药治疗即可，中医以温中散寒，温运和解，清肝利胆等法施治。方取柴胡桂枝干姜汤化裁，取效关键在加减，重点药物不可免。

笔记十八　眩晕，眩是视物昏花或眼前发黑，晕是自感身体或外界景物旋转摆动，站立不稳，二者同时出现，并称眩晕。眩晕病因病机颇为复杂。与风、痰、虚有着直接的关系。本处主要讨论“无痰不做眩”的辨证论治，亦可结合现代富贵病的高血压、高血脂、肥胖症论治。治疗一般采用祛风寒，化痰湿，补虚化瘀通经络的原则。方剂可取《医学心悟》半夏白术天麻汤加减施治，往往收到满意的疗效。关键问题在于要学会加减。

笔记十九 关节炎，在中医属于痹证之一。痹证中医认为是闭阻不通之意，其证比较广泛，今只讨论常见的关节炎。痹证是由于风、寒、湿、热等邪气闭阻经络，影响气血运行，导致肢体筋骨、关节、肌肉等处发生疼痛、重着、酸楚、麻木，或关节屈伸不利、僵硬、肿大、变形等症状的一种疾病。痹证有两大重要特征：一是疼痛，二是渐进性或反复发作。所以在治疗时应采用标本兼治，也就是说治疗目的是：治标应减轻疼痛，治本要减轻或减少发作的次数和症状。这里主要讨论疼痛较严重而且常见的行痹和痛痹。老师通过潜心研究，行痹，治以祛风通络，宣痹止痛，方用《宣明论》防风汤加味；痛痹，治以温经散寒，祛风止痛，方用加味乌头汤，临床取得了满意的疗效。

笔记二十 荨麻疹，俗称"风疹块"，中医叫瘾疹，是常见的过敏性皮肤病。本病总因禀赋不耐，人体对某些物质过敏所致。临床有风热、风寒和血虚之别，急性发作者以风寒多见。论治，风寒郁表，湿阻经络，宜宣表疏风，利湿通络为基本原则。方选：桂枝麻黄各半汤加味。风热的特点是发病轻重无定时或遇热则甚，辨为：风热束表，发为瘾疹，治宜：清热疏风。对于慢性反复发作的荨麻疹，治宜：清热散寒，疏风祛湿，兼调气血，方以皮肤科泰斗——赵炳南老师的"多皮饮"治疗甚好。

笔记二十一 脱发，在医学上一直是个边缘难题，由于其本身并不危害人体健康，或者仅在身体出现一个症状，所以一直不为主流医学所重视。无数脱发患者深受脱发的心理折磨，求救"脱发"之心甚切。脱发是因禀赋不足、饮食不节、情志不畅造成血虚不能养发，毛发失养常与肝、脾、肾有关。治疗问题众说纷纭，杂乱无章，误区重重，谬论多多，欺骗层出不穷。于是老师研制了拟名为"双仙二至生发丸"的经验方，起到补血益肾生发的作用，临床使用效果良好。

笔记二十二 带下病，是以带下量明显增多，色、质、气味发生异常，或伴全身、局部症状者，称为"带下病"。是西医疾病的伴随症，如西医学的阴道炎、子宫颈炎、盆腔炎、妇科肿瘤等疾病均可引起带下增多。病因病机有脾阳虚、肾阳虚、阴虚挟湿、湿热下注、湿毒蕴结等，临床脾阳虚多见。带下病辨证主要根据带下量、色、质、气味，其次根据伴随症状及舌脉辨其寒热虚实。辨证以脾阳虚弱，运化失职者，治以健脾益气，升阳除湿。方用新加完带汤（经验方）施治。总之妙在加减和配对特效药——苦参，带下临证并不难，辨证善抓要点，施治用对验方，证药合拍，带可自止。

本书第二个特点：每种疾病都使用了多种治疗方法，如内治和外治，针灸和理疗，单方和验方。也体现了因人、因地制宜的治病原则，重点在取效。具体如下：

感冒风寒，除了用传统方法治疗外还可以用经验小方治疗。当针刺大椎穴，一般一针而愈；或用生姜大葱汤一剂见效；或用"十六八法"治疗，一剂而愈，人们都誉为 "经济实惠十六八"；伤风夹热伴干咳，经方优选获效果；常方妙在加，锦上再添花等，都是简而易行，行之有效的方法。

咳嗽一症用单验方治疗风寒咳嗽、风热咳嗽、风燥咳嗽、痰热咳嗽，实惠安全亦可快速恢复健康。

哮喘是个慢性病，疑难病，除了常规治疗还可以偏方巩固。老师介绍5个常用有效且易得的食材治疗哮喘的偏方。

多汗的证治，使用常法治疗亦可取效。笔者临证又结合“国医大师”邓老的“仙鹤草治自汗”的经验体会用于临床外，又介绍了10个常用治疗汗症、原料易取的有效偏方用于临床，效果亦非常好。

便血治疗，偏方简便效也捷。有3个偏方试用效果还不错，推荐给同道。

心悸，笔者用中医特色疗法——“心悸自治靠极泉”，该法治心悸有两好：免求大夫不花钱，简便易行又安全。

失眠，是个慢性病，久治不愈还要正确治疗防误区延误病情，另外可以用土单验方治疗，对于各种慢性睡眠障碍效果也不错。

慢性咽炎，治疗用梅核气穴，是老师临床专治梅核气的经验穴。应用内外兼治法治疗梅核气效果比常法更好。

妊娠呕吐，除了常法治疗，又介绍了简易疗法，如艾灸、中药敷脐、生姜乌梅制药膳等效果都很好，值得推荐。

打嗝，服药配合艾灸也能治疗顽固性呃逆。

结肠炎，治疗应用偏方内服外贴也可治泄泻。

痛经，治疗还有偏验方、贴敷和针灸，其效也快捷。

阑尾炎，用经验方法内服外敷很效验。因地制宜用针灸治疗也简便价廉。

胆结石，用针灸治疗简便易行、行之有效。治疗胆石症还有利胆茶，对于慢性患者可长期使用，花钱不多，效果不错。

关节炎，除了常规治疗方法，老师还介绍了三种简易疗法，效果也很好，特别是针灸治疗，值得体验。

荨麻疹，单方祛痒也不差，还有顺口溜：“恶风遇冷疹诱发，长卿一味把邪抓。”

脱发，内服丸药来生发，外用洗液加姜擦，内外并治是妙法。

带下病，治疗常法配合经验小方取效更快捷。

总之，如能掌握以上多种方法应对临床，治疗效果一定会更好，见病不用愁，未来也是名医。

本书第三个特点：正是由于贾老较高的学术造诣，丰富的临床经验，所以他辨证才能深思明鉴，用药才能广取巧配，疗效亦独到。特别是对初涉临床的医生，若能效仿证治对号入座便可应对临床；对于有心之士，以此为底线起步深研，便可举一反三，触类旁通，全面领会应病起疴。具体有以下几个方面。

比如，感冒讨论了风寒，若能举一反三即会细心深思也会治疗风热。咳嗽已谈论了四咳，若能深思明鉴，则会触类旁通。由于多种原因，本书只谈常见病、多发病中的常见症，也是临床重中之重，若能全面领会，深思多悟，循序渐进，便会应病起疴。

另外一点，本书图文并茂不是为了华丽美观，其含义是为临床医生多了解中药，扩大中药知识面。从认识到鉴别，从加工到功效，从了解到运用，奠定中医基础。针灸穴位图，是为了找准穴位、提高疗效而设，并非恣言。

老师常给我们讲“人之所病，病疾多；而医之所病，病道少”。“千方容易得　一效最难求”的深刻含义，笔者觉得功欲成就，自己应有心悟方可继承老师的苦心授言！

总之，本笔记所记录老师多年富有创意的临床经验，值得珍惜，对于中医临床医生和中医爱好者来说也是一部既全面又具体的临床学习手册。

笔记一　感冒

感冒伤风表虚弱　调和营卫邪自脱

外感风邪是卫弱

常说外感风邪，主要是指外感六淫之风邪。每年冬春季节交替，经常会遇到此类的患者。

从1990年7月开始，我和老师在门诊应诊，学到了老师治疗这类病证的妙招。他告诉我："无论治疗什么病都要抓住两点：一是主证；二是主药，方能取得良好的效果。"

往往外风致病，是由四时气候变化失常，风气太过或者不及而成。风本为春季之主气，四时皆可见之，四时风气太过或者不及，或者非其时而有之，皆可侵入机体而成外感病证。

如果风邪袭表，肌表为人体一身之藩篱，风邪入侵，首犯肌表，导致卫气失和，肺腑启闭失常，营卫失调。若单纯风邪为患，可见汗出恶风，打喷嚏，鼻流清涕，头痛，身痛等症。

1990年9月10日，我在门诊接诊了一位30来岁的农村小伙子，小伙子说，昨天下午四五点钟天气突变，刮了一阵狂风，下了一阵雨，我从地里赶回家的时候衣服都淋湿了，我觉得自己的身体挺壮实，淋点雨没啥。没想到回到家里又洗了洗澡，换了衣服，吃了点晚餐，七点来钟就睡觉了。睡到半夜的时候，全身冷得直打哆嗦，然后打喷嚏，鼻流清涕，头痛，身上痛，随后又发热，一试体温39.5℃，已经是后半夜了，自己从抽屉找了一盒止痛片，吃了一片也没有出汗，又吃了一片，出了一些汗。第二天早上一起来，还是头痛，身上也是痛，活动活动，喝了一些热粥，身上稍微出了一些汗，但是体温还在38℃左右。我觉得不对头就赶快到你们这儿来了。

他把病情讲完之后，实习生小张说，这是典型的太阳伤寒表实证，因为昨天晚上起病之初，先有的寒战，冷得直打哆嗦，后有的发热，而且在寒战发热之后，身上一点儿汗也没有，一直到吃了两片西药，才稍稍出了点汗，这是个太阳伤寒证，到现在他还有头痛，并有全身的疼痛。

小刘同学问，你今天早上怎么来的？你出汗了没有？

小伙子说，我坐乡村公共汽车来的。乡下进城的车少人多，在公共汽车上一挤，再加上我早上喝了点热粥出汗了，现在身上又没汗了。

小刘同学便说，你看看，他现在还有头痛、发热、汗出，是太阳中风吗？这两个同学就争论不休。

这个时候，老师说了话：《伤寒论》第13条，“**太阳病，头痛，发热，汗出，恶风，桂枝汤主之**”。小伙子，有没有头痛呢？有；有没有发热呢？有；有没有汗出呢？稍稍动一动有汗出；有没有怕冷呢？他现在还是在怕冷。正好符合第13条的这个症状嘛，所以我觉得，第13条是不必要去辨具体是中风还是伤寒。你们说这个小伙子，你给他辨成中风证吗？他起病之初确实先有寒战，而以后见到发热，一点汗都没有，头痛，全身疼痛，就是个比较典型的太阳伤寒证候。可是，现在呢，他吃了西药以后，你再说他是典型的太阳伤寒表实证，那就不大合适了。因为他一活动就有汗出，要是诊断是太阳中风证吗？他起病又不是典型的太阳中风，所以对于这种情况，就适合第13条的这种状况，就是对症状用药。

老师又说，大家注意，凡是太阳病，不管经过治疗还是没有经过治疗，不管原来是中风还是伤寒，只要现在症状见到了头痛，发热，汗出，怕冷（恶寒）的，见到这四个症状，针对这个症状用桂枝汤就可以了。

老师还说，这实际上不是对第12条太阳中风证的重复，而是扩大了“桂枝汤”的适用范围。它和第12条一样吗？不一样。第12条就是典型的太阳病的中风证，是“桂枝汤”的适应证。而第13条是病情在发展由（表）实变（表）虚，但未出伤寒范围，可能原来是“麻黄汤”证，现在成了“桂枝汤”证的使用范围。不管这个病原来是中风还是伤寒，经过治疗还是没有经过治疗，现在不大好确诊是中风还是伤寒，只要对着这四个症状，头痛，发热，汗出，怕冷（恶寒），你就用“桂枝汤”。这就叫作“抓主症，用主药，临证有效”。这是我给大家介绍的“急者治其标”的一个原则。这里要注意的是“症状”而不是“证候”。

于是在老师的点拨下同学开了处方：桂枝15g，白芍10g，炙甘草6g，生姜10g，大枣10枚。两剂而愈。

同样感冒一针确

气候变迁，同感屡发。这一天门诊就有好几位感冒病人。

今天又来了一位王大叔，年龄刚60岁，穿着一身退了色的中山服，说话既朴实又直爽，像是个农民壮汉，是老师的老乡，也是昨天刚受寒感冒，今早特意找老师给他治病。这个人有个特点——有病从来不吃药，喜欢扎针。他告诉我，你老师有个秘方叫“大椎葱姜半剂良。”

这是什么秘方呢！

原来是遇到感冒初期的病人，有高热，体温在38℃以上，伴有头痛，身痛，恶心，鼻塞，流涕等证者，当针刺大椎穴，一般一针而愈；或用生姜大葱汤1剂也可治愈；过于严重的两种办法一起同用。因此，用针刺喝姜汤这种办法的一半都能治愈，故名“大椎葱姜半剂良。”

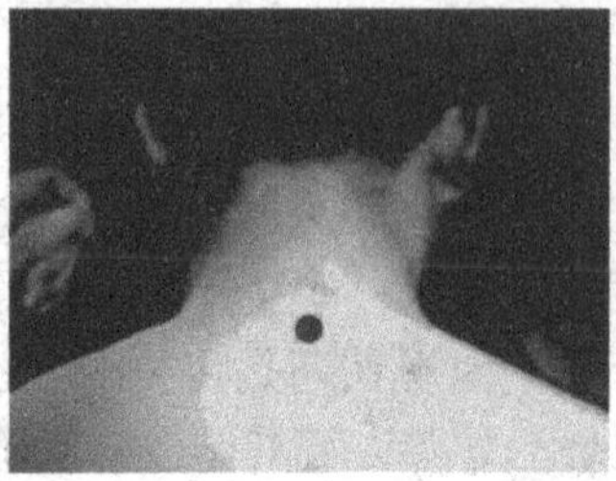
大椎穴

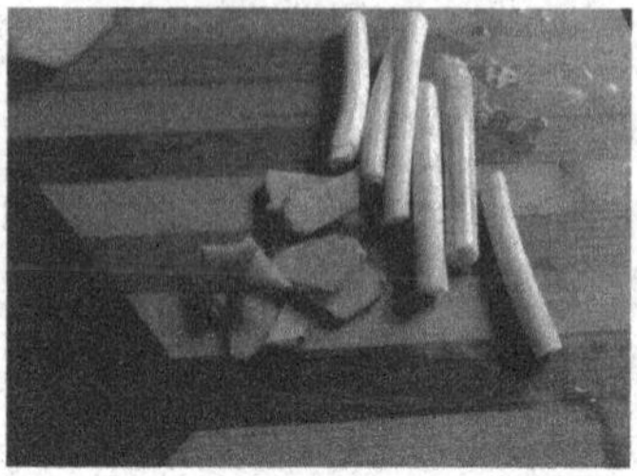
葱姜汤原料

针刺大椎穴，老师有一定的绝招。**取穴，让患者右侧卧位，双腿屈曲，患者用力双手抱头，使颈部和胸部最大限度地向前弯曲**。针刺时，医者用右手握针，先直刺，针尖进皮后改为与脊柱成 15° 向尾部方向深刺，进针 1.5～2cm。另一手从大椎穴下方沿脊柱至尾部施以巡按法，右手捻针，施用透天凉手法。捻针时腰尾部产生凉感，为达效标志。每例患者只针一次，每次捻针 5～10 分钟。一般患者得气后自觉身爽热退，但实际体温并未降低，体温一般在 1 小时后开始下降，其他症状亦相继减轻或消失。大多数患者都在 6～12 小时后完全恢复健康。但有并发症的患者效果可能稍慢一些。

护士给王大叔查了体温和血压，体温是 39℃，血压是 135/85mmHg。在老师的指导下我给他扎了大椎穴。进针 5 分钟王大叔就感到尾骨部发凉，10 分钟后觉得神清气爽，头也不痛了。他便滔滔不绝地说，你的手艺学成了，不次于老师的手艺了，我经常在外劳作不注意身体，每年最少都会发两次热，一发热就找你师傅。你师傅的这个方法对我来说很灵验。

治疗伤风小法多

老师治疗伤风的经验很多，若兼夹寒邪，则可见恶寒无汗，肢节疼痛等，还有小法。

门诊病例庞某，男，30 岁。主诉：劳动后脱衣受凉，头痛恶寒，发热无汗。诊查：舌苔薄白，脉浮弦。

讨论本例患者，因脱衣而感受风寒之邪。从症状“脉浮，头痛恶寒，发热无汗”来看，当为风寒表实证，常法选麻黄汤以发汗解表治疗。

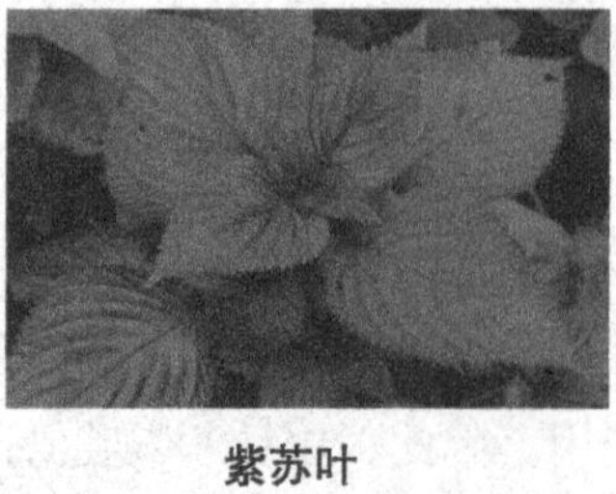
紫苏叶

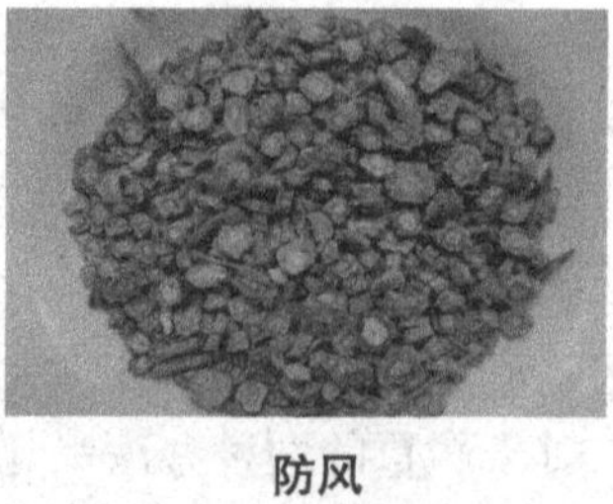
防风

老师却用他的“十六八法”治疗，1 剂而愈。方即：紫苏叶 10g，防风 6g，鲜生姜 8 片，水煎顿服，服后令覆被，1 小时后即愈。人们都誉为是“经济实惠十六八”。

伤风夹热伴干咳，经方优选获效果

还有伤风若兼夹热邪，见到微恶风寒，咳嗽，身热不甚等症，另有妙招。

有一患者：陈某，女，40 岁。

病史摘要：春节期间消闲不注意休息，有点受寒，加上饮食不节，进食油炸煎炒之品过多，病初起咽痛、干咳甚，咳则胸闷痛，两天后渐至头痛、微微恶风，发热 37.5℃，口干微渴。门诊时见到咽红，唇红，舌边尖红、苔薄白微黄，脉浮略数。

本案讨论，从症状“干咳，身微热，口微渴，苔薄白，脉浮数”来看，应为邪伤肺络，肺气受郁，乃为风温。当以疏风清热，宣肺止咳，常法当以桑菊饮治之。

今老师却用他的“双桑菊梗汤”为基本方治疗此类病证。老师的理论是“时邪伤卫，肺家实，在桑菊饮和泻白散的研究基础上，选用桑白皮”。基本方是：**桑叶 12g，菊花 10g，桔梗 10g，桑白皮 10g**。本例患者，陈某，老师又加了一味蒲公英 20g，3 剂而愈。

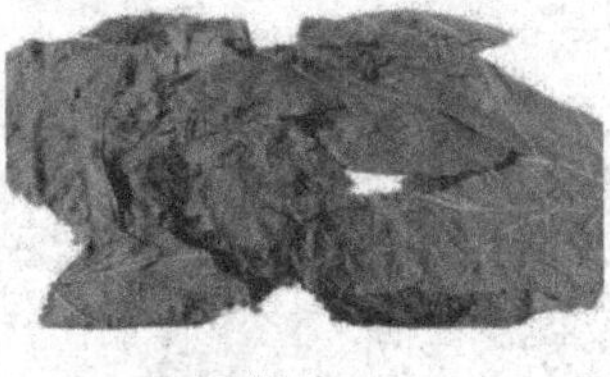

霜桑叶

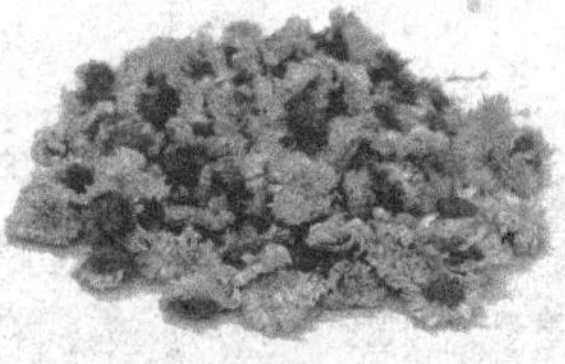

菊花

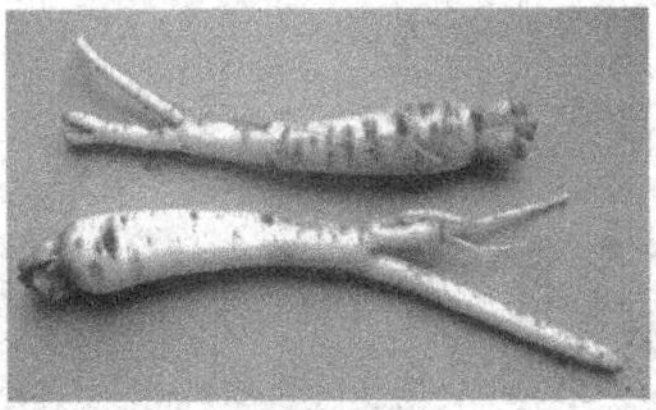

桔梗

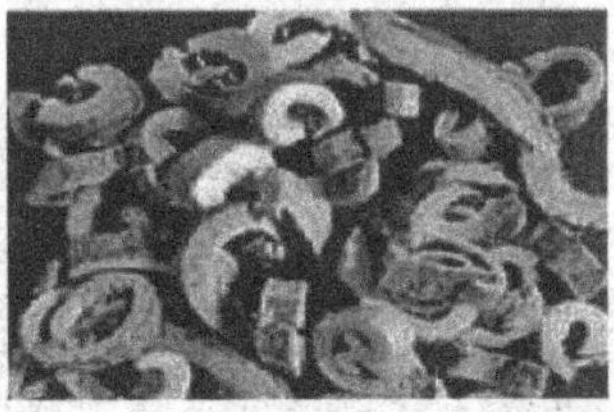

桑白皮

常方妙加，锦上添花

也有伤风兼夹湿邪者，常见恶寒发热，肢体酸痛等症，老师用常方妙加减。门诊又有一患者，女，50 岁。

病历摘要：患者自幼身体瘦弱，少于劳作或每遇天气突变，时常感冒，恶寒重，发热轻，肢体酸楚疼痛，项强不舒，尤以冬春发作频繁。屡经中西成药治疗，效果不显。今年冬至刚过，旧症复发，形寒恶风，头痛项强，肢体酸楚疼痛，口苦微渴，肌表无汗，舌苔微黄，脉浮紧。

病例分析：患者由于素体虚弱，卫表不固，稍有不慎，即易感邪。冬至后风寒之邪侵袭肌表，卫阳被遏，腠理内闭，则恶寒、发热、无汗；因感于寒，故恶寒重而发热轻；风寒上犯，清阳不展而头痛项强；风寒外袭体表，脉络失和则肢体酸楚疼痛、脉浮紧。今秋雨水较多，气候湿邪较重，人感外邪大多夹湿，湿邪蕴中，郁久化热伤津，则口苦微渴，舌苔微黄。本病治疗需发汗祛湿，兼清里热，以常方：九味羌活汤治疗即可，效果亦佳。但老师遇到此病常加枳壳 6g，效果更佳。轻证 1 剂可愈，重证亦不过 2 剂。本例患者服药 1 剂后即肢痛、项强、恶寒全解。为巩固疗效自求服药 2 剂诸证痊愈。

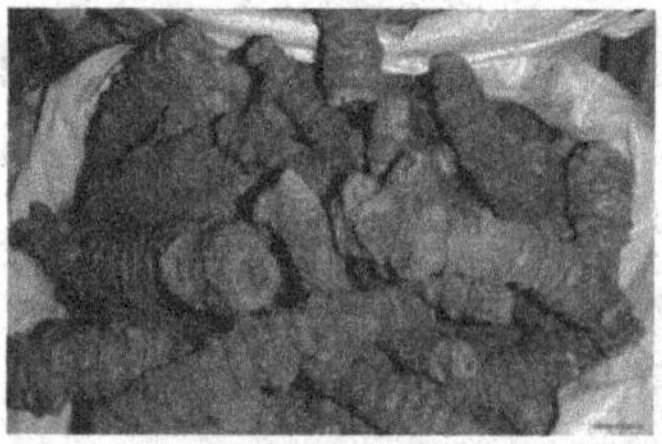

羌活

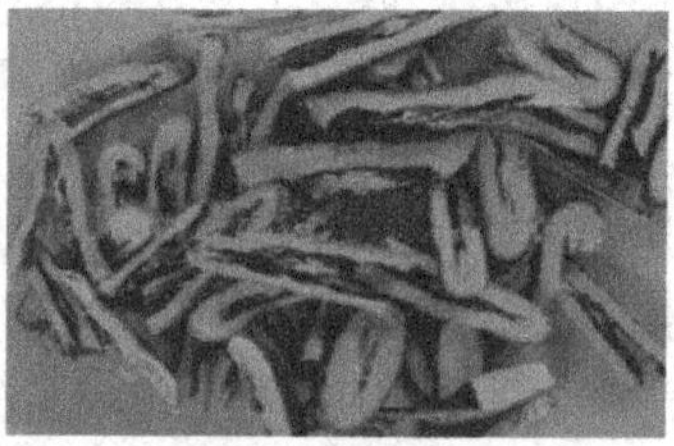

枳壳

按：本例患者为典型外感风寒湿邪、内蕴里热证，故以老师的“加味九味羌活汤”原方治疗。外祛风寒湿邪，内清蕴久化热之里热，效果显著。笔者认为大凡冬至到立春之间，外感风寒兼有里热之证，皆可收效，特别是屡用西药之体，用之有立竿见影之效果。

孙思邈为事

照邻曰：“人事如何？”思邈曰：“胆欲大而心欲小，智欲圆而行欲方。”照邻曰：“何谓也？”思邈曰：“心为五脏之君，君以恭顺为主，故心欲小。胆为五脏之将，将以果决为务，故胆欲大。智者动象天，故欲圆。仁者静象地，故欲方。诗曰‘如临深渊，如履薄冰’，为小心也。‘赳赳武夫，公侯干城，’为大胆也。传曰：‘不为利回，不为义疚’。仁之方也。《易》曰‘见几而作，不俟终日’，智之圆也。”

笔记二　咳嗽

咳嗽外邪犯了肺　肺宣利窍须应急

止嗽散　治痰咳，随证施治要灵活

临床上见到风邪犯肺，是风邪入里，侵袭肺系，肺气失宣，咽喉鼻窍不利。若风寒偏甚，临床常见恶寒发热无汗，咳嗽痰稀，鼻塞流涕等证。

1992年10月的一天，门诊来了一位李女士就诊，农民，35岁。

病历摘要：患者前天外出未带雨具，雨水湿透了衣服，回家后下午出现：咳嗽吐清稀痰色白，恶寒微发热，鼻塞流清涕，头微痛，有微汗，舌淡，苔薄白，脉浮紧。

患者的病历记录完了，老师让我把病历分析一下，我便做一简单分析。

证候分析：咳嗽是肺经清窍受邪气刺激而引起的一种症状。由于风寒犯肺，肺气不宣，故咳嗽吐白痰。肺开窍于鼻，窍不通，故鼻塞流涕。肺主皮毛，主一身之表，外感风寒，腠理被束，卫外之阳被郁，故恶寒发热或头痛无汗。舌质淡红，苔薄白，脉浮紧为邪在表证。证属风寒犯肺，邪束肌表，肺气不宣。

关于用药问题我要求老师做以指导。

老师说，你分析的不错，只要有正确的诊断，才能做到合理治疗。李女士现在主要是咳嗽，你分析是风寒犯肺，肺气失宣所致。治疗就要遵照疏风散寒，宣肺止咳的原则用方选药，可选常方止嗽散治疗。

我问，老师，我在临床也用过止嗽散。记得前几天我给一位病人开了一副止嗽散吃了没效果，但你又开了一副效果很好，不知是怎么回事？

老师说，这就涉及“用古方治今病”，当“药随证变”，“证随药愈”。古人的东西能留下来一定是经验，我们用之不验，是没有把握技巧，我们既要会学还要会用的问题就是要掌握技巧。

老师又说，止嗽散是清代医家程钟龄所著《医学心悟》一书中的名方，也是大家最熟的方剂了。程氏强调，“外感之邪，初病在肺，肺咳不已，则移于六腑”，“凡咳嗽之法，贵在初起得法为善，属风寒者十居其九。故初治必须发散，而又不可以过散，不散则邪气不去，过散则肺气必虚”。请注意在止嗽散下，自注“初感风寒，生姜汤调下”。从这段文字看，止嗽散实际上是治风寒咳嗽初起，临床效果确实不错，关键是初感风寒，生姜汤调下。但在临床上还有一些病人，确系风寒咳嗽，但就是久咳不止的患者来就诊，单用止嗽散效果就不是很好，那么你就要思考为什么了？以古人方治今人病，有时候必须“药随证变”适证加减才行。

老师还说，我们学古方如果是死学的话，临证就可能用“死方治活人”，那就会出现“削足适履”，适得其反的效果。

我问，老师请你具体讲一下止嗽散的应用经验？

老师说，止嗽散是程钟龄的经验名方，你们在临床应用时，应把握在冬春季节，因外感引起的咳嗽，根据体质强弱，病情轻重，辨清寒热虚实，如能正确辨证灵活加减应用此方，则疗效颇佳。常见有以下四方面：

1. **风寒咳嗽** 因风寒袭肺，肺气失宣引起咳嗽频频，声重不扬，咳吐稀薄痰液，色清多沫，并伴有恶寒发热，全身疼痛，无汗，流清鼻涕，舌质淡红苔薄白，脉象浮紧者，宜疏风散寒，宣肺止咳。前面介绍的病人即可用此方治疗，用原方加防风6g，苏叶10g，生姜6片，水煎服，轻证1剂可愈，重证也不过3剂。

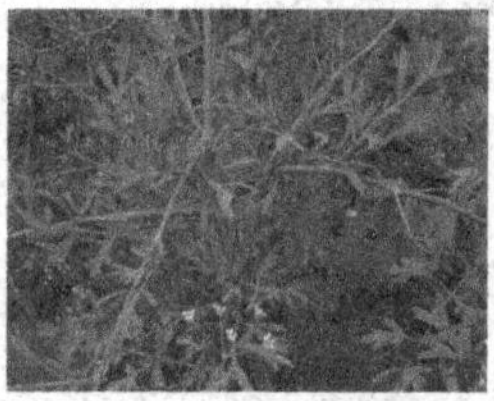
防风

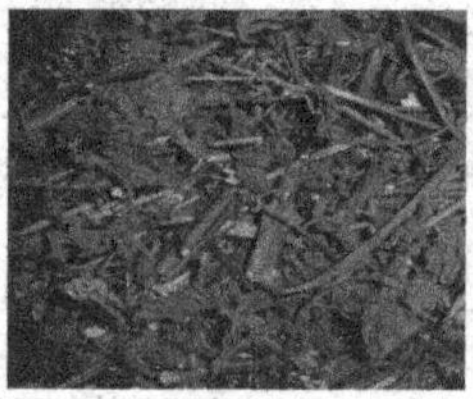
紫苏

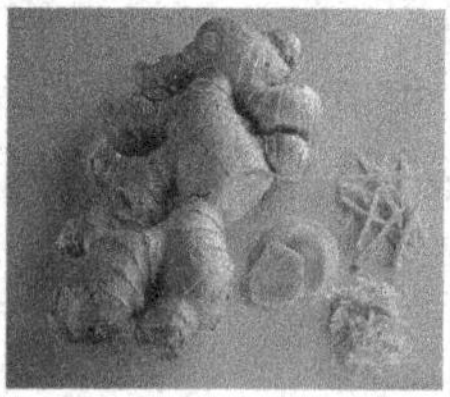
生姜

2. **风热咳嗽** 因风热犯肺，肺气宣降失调而引发剧烈咳嗽，痰稠色黄，咳吐不爽，伴有发热头痛，恶风汗出，鼻塞浊涕，口干咽痛，舌质红苔黄，脉浮数者，宜疏散风热，清肺止咳。用止嗽散加桑叶、菊花、大贝母、薄荷各10克；咽痛甚者再加金银花、连翘各10g。水煎服。

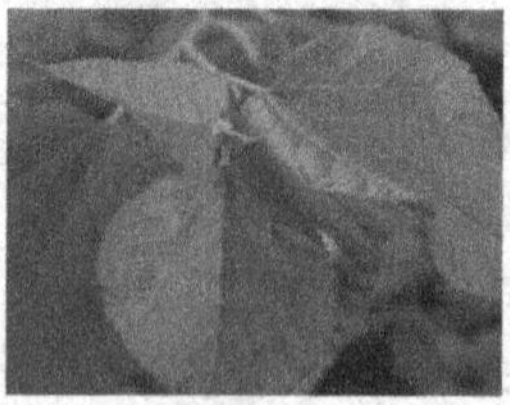
桑叶

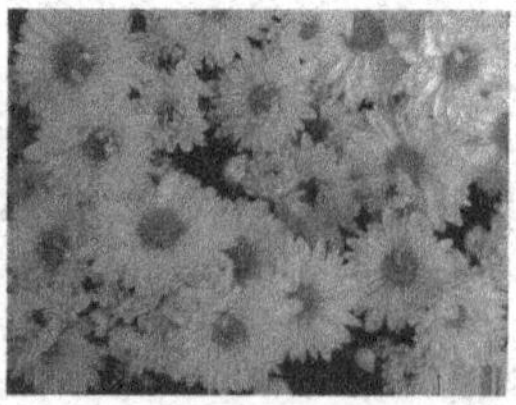
菊花

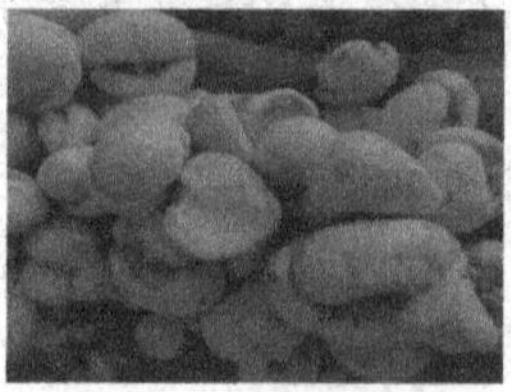
大贝母

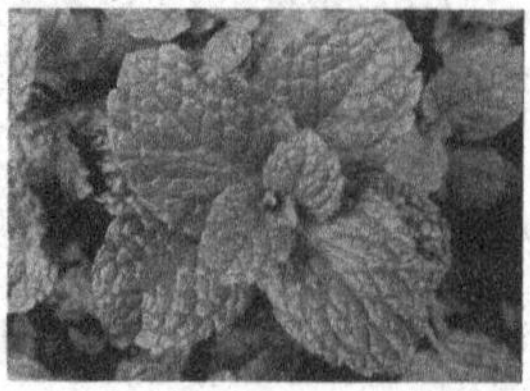
薄荷

3. **风燥咳嗽**　因风燥伤肺，肺失宣肃而致咳嗽声嘶，干咳无痰或少痰，难以咯出，或痰中带血，鼻咽干燥，咳引胸痛，舌质红苔薄黄，脉数者，宜清燥润肺，宣肺止咳，用止嗽散加桑叶、杏仁、浙贝母、黄芩各 10g，沙参、白茅根各 15g，水煎服。

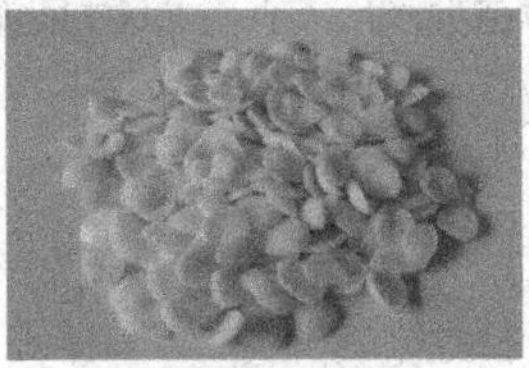
杏仁

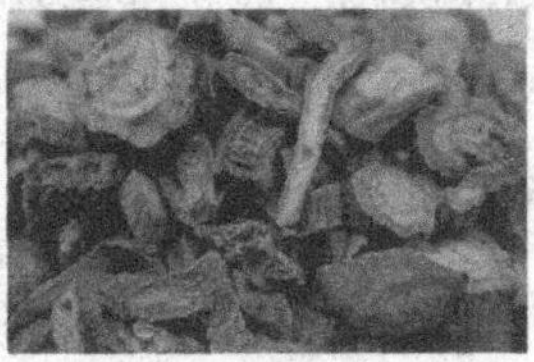
黄芩

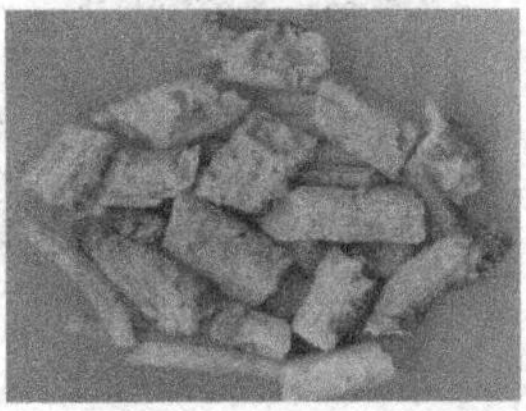
沙参

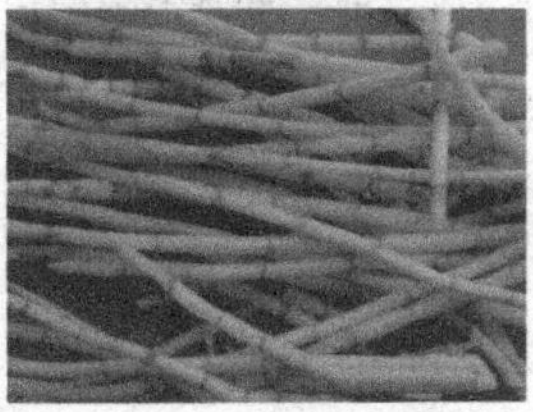
白茅根

4. **痰热咳嗽**　因痰热犯肺，肺失肃降而致咳嗽频作，痰黄黏稠，呛咳气逆，咳剧呕吐，或伴有发热不适，口干咽痛，舌质红苔白腻，脉滑数者，宜解表宣肺，化痰止咳。用止嗽散加山栀子、大贝母、桑白皮、瓜蒌仁各 10g，鱼腥草 15g，水煎服。

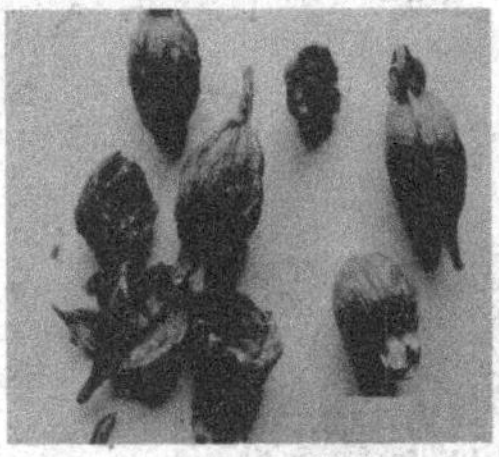
栀子

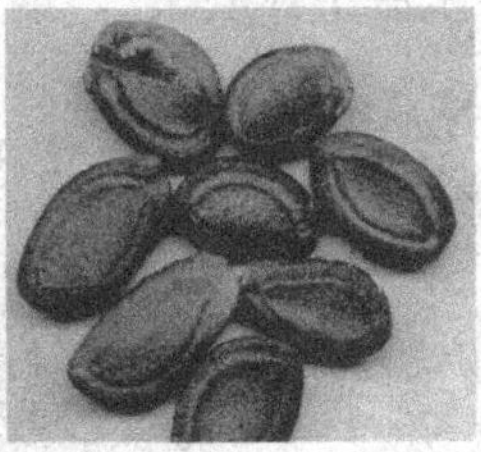
瓜蒌仁

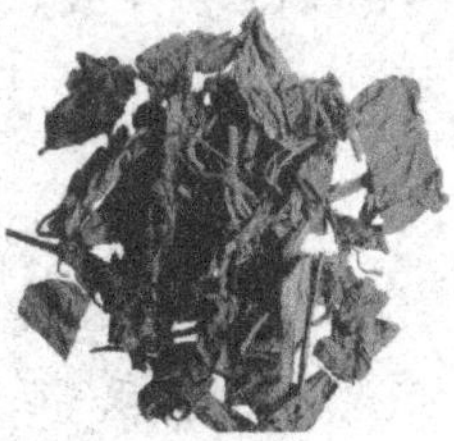
鱼腥草

用上方一般情况 1～3 剂即可获愈。

治疗咳嗽用单方，实惠安全速复康

我问老师，我觉得您的单方也很灵，是否能把咳嗽方面的偏方再介绍一些？

老师笑着说，我的偏方只有两个：一是预防，二是治疗。笼统地说只有一个，就是只对轻症良好。

我说，我们了解的不全面，你再系统地讲解一下好吗。

老师说，防患于未然，预防适优先，方法也简单，“早吃萝卜晚吃姜，感冒咳嗽全扫光，免得大夫开处方，工作顺利体健康!”，这对于中老年来说非常有效，入秋就要预防，一般一个月就可以，或者间断地用两个月最好。

关于治疗就稍微麻烦一些。新病易治久病难，主要原因是新病正不虚，久病邪气实。下面对每种咳嗽介绍两个常用而且材料易得的方子。

风寒咳嗽

①“生姜、红糖加大葱，感冒咳嗽均祛空。”

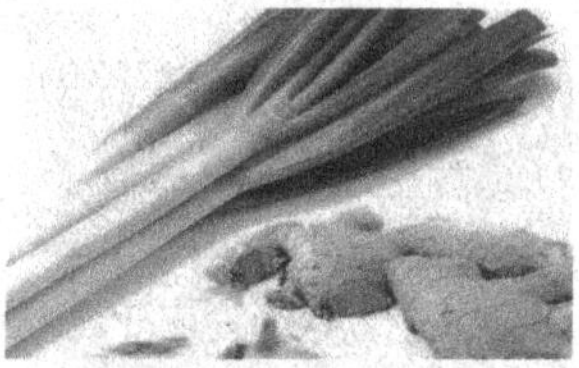
生姜和大葱

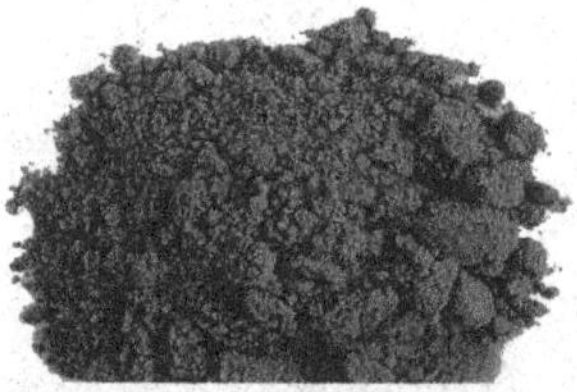
红糖

制法：取生姜、大葱适量，切碎，用小火煮3～5分钟，加红糖搅匀，温服。成人不去渣，服150～200ml；小孩去渣温服50ml。一次即愈。

功效主治：生姜，辛，微温。入肺、脾、胃经。具有解表散寒，温中止呕，化痰止咳的功效；大葱辛，温。具有发汗解表，通阳的功效；红糖温中助阳。合用于风寒感冒，头痛，鼻塞，胃寒呕吐，寒痰咳嗽。对于风热感冒不宜。

②“咳嗽风寒萝卜姜，合蜜服下体安康”。本方又叫“萝卜蜂蜜饮”。

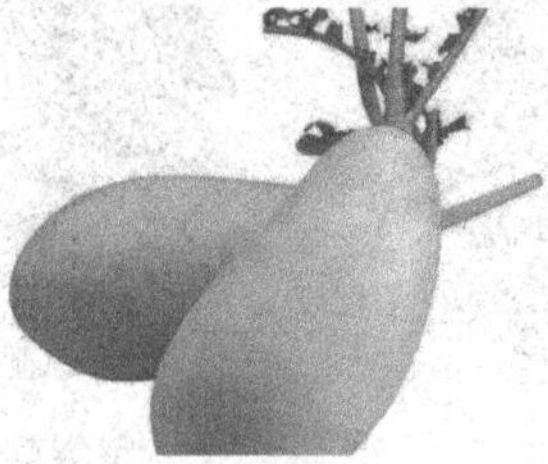
白萝卜

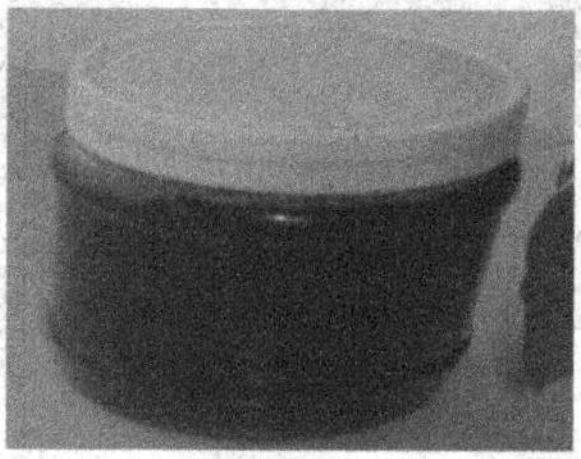
蜂蜜

用料：白萝卜5片，生姜3片，蜂蜜30g。

制法服法：将萝卜、生姜，加水适量煮沸约20分钟，去渣，加蜂蜜，再煮沸即可。温热服下。每日1～2次。

功效主治：萝卜味辛、甘，性凉，有清热生津，凉血止血，化痰止咳的作用；生姜是散风寒、止呕下气的常用药；蜂蜜润燥止咳。本饮可起到散寒宣肺、祛风止咳的作用。治疗风寒感冒、咳嗽均宜。风热咳嗽，不宜。

风热咳嗽

①“雪梨加白糖，服下热咳康”。

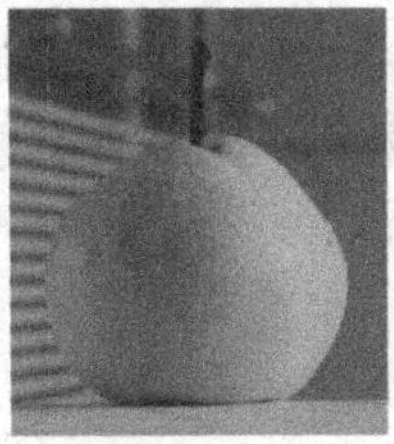

雪梨

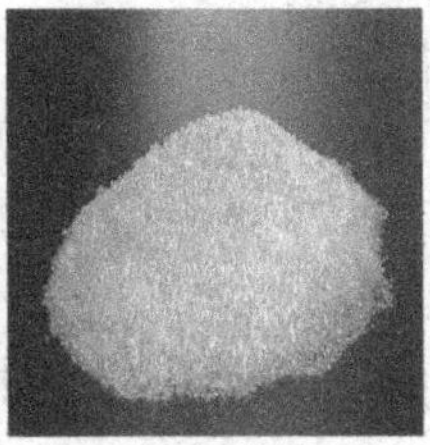

白糖

用料：雪梨 1 个，白糖 30g。

制法服法：将雪梨去核不去皮，与白糖置瓷杯内，放水炖 60 分钟。食梨饮汁，每日 1～2 次，1～2 次即愈。

功效主治：雪梨性味，甘，平。生津，润燥，清热，化痰；白糖性味甘，平，润肺，生津。合而可治风热咳嗽，口干燥渴，中虚脘痛。对于风寒咳嗽不宜。

②“两花加蛋花，热咳一把抓”。

用料：取鸡蛋 1 个，打入碗内；金银花、菊花各 10g，加水 200ml，煮沸 10 分钟，取其汁冲蛋，趁热 1 次服完。

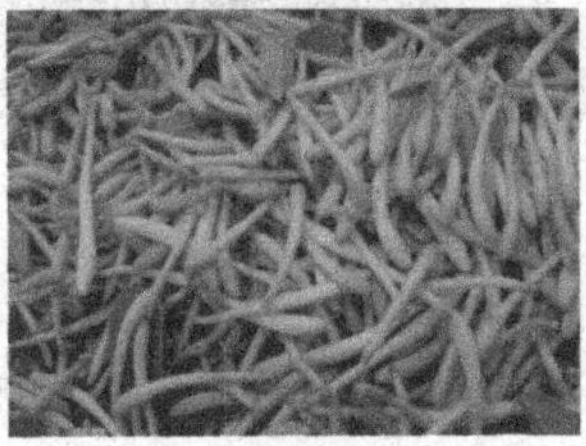

金银花

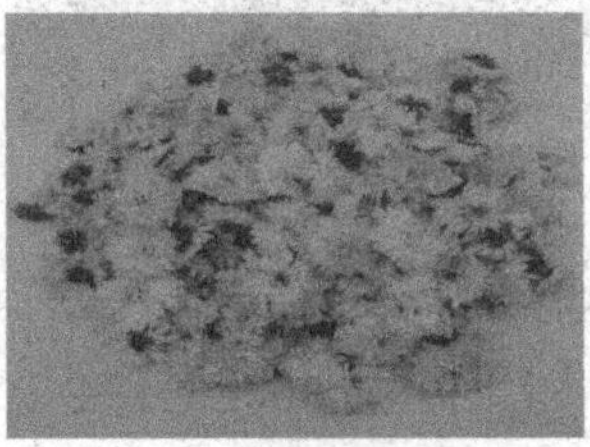

杭菊花

功效主治：金银花性味甘，寒。清热解毒，凉散风热；菊花性味甘、苦，微寒。散风清热，平肝明目；鸡蛋味甘，平，滋阴健脾。合用于风热感冒、咳嗽、头痛眩晕、温病发热等证。

风燥咳嗽

①“百合蜜，干咳医”。

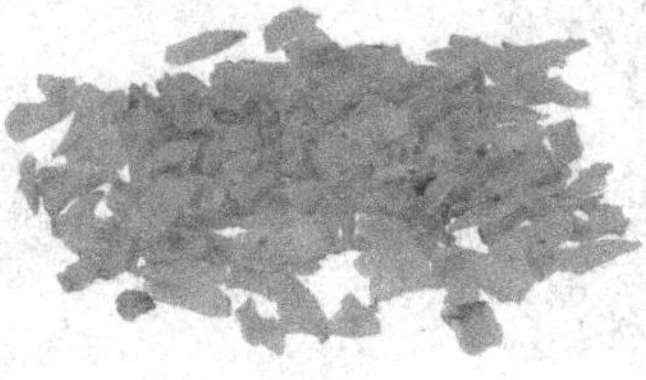

百合饮片

百合蜜饮**用料**：百合 60g，蜂蜜 30g。

制法服法：将百合洗净晾干，与蜂蜜拌匀，入锅放水蒸熟，一日量，分 2 次食之。小儿可作点心分次吃。

功效主治：百合甘，寒。养阴润肺，清心安神；蜂蜜润燥止咳。合而共助养阴润肺之功效，治疗慢性支气管炎，咽干燥咳，特别是入秋之后的干咳，伴大便秘结者更为适宜。

②“咽干又发痒，饮醋三两晌”。

白醋饮**用料**：取白醋 50～60ml。制法服法：将醋烧沸，放凉后备用。每次服一小匙，慢慢咽之，每天 3～4 次。1～2 日即愈，病愈即止，多食会损齿伤胃。

功效主治：白醋酸苦，温。入肝、胃经，有散瘀、止血、解毒、杀虫之功效。对于慢性咽炎咳嗽有时可收到意想不到的功效。

痰热咳嗽

①“芩苏二皮治热痰，1 剂下去神采艳”。

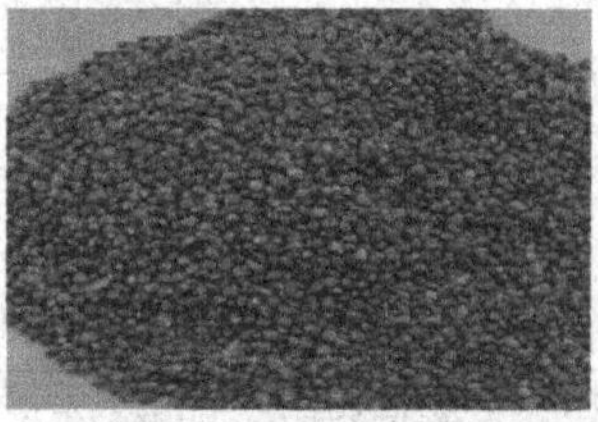

苏子

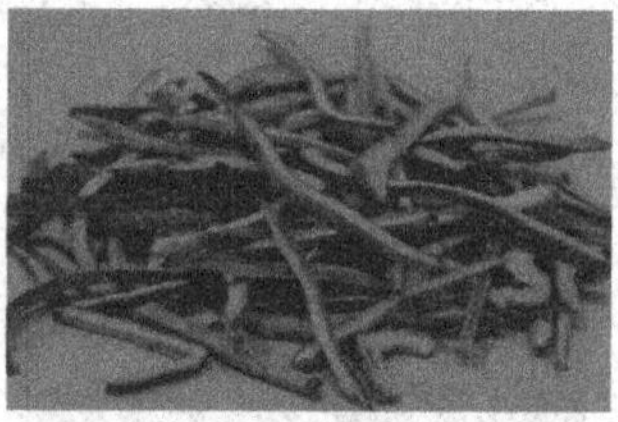

化橘红

取料：黄芩、苏子、桑白皮、橘红各 10g。

制法服法：上四味加 300ml 水浸 30 分钟，小火煎 20 分钟，加冰糖少许，一次温服，一日二次。

功效主治：黄芩苦，寒。清热燥湿，泻火解毒；苏子辛，温，降气消痰，平喘，润肠；桑白皮甘，寒。泻肺平喘，利水消肿；橘红辛、苦，温，散寒，燥湿，利气，消痰；冰糖味甘，性平，补中益气，和胃润肺。共用于痰热喉痒，咳嗽痰多等证尤妙。无痰咳嗽不宜。

②“知母贝母款冬花，专治咳嗽一把抓，胸闷不离桑白皮，痰多再把苏卜加。”

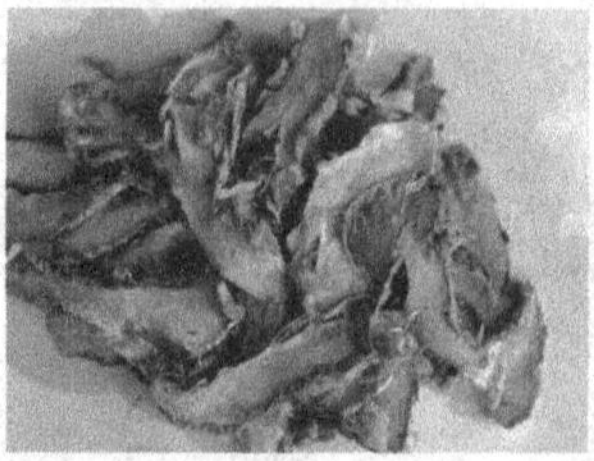

知母

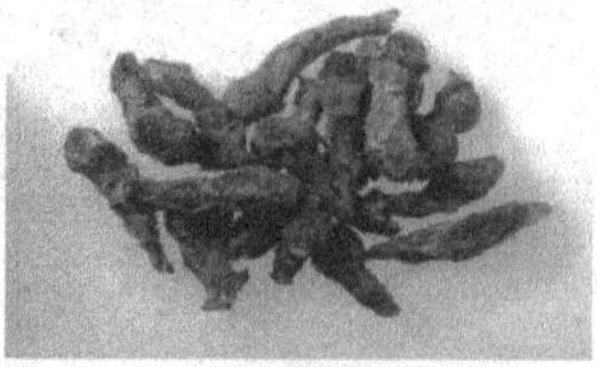

款冬花

制法服法：本方知母、川贝母、款冬花三味是基础，每味各 10 克；若胸闷气短加桑白皮 10 克；若痰多加炙苏子、炒莱菔子各 15g。水煎服。若要校味，酌加冰糖少许。

功效主治：知母性味苦、甘，寒，清热泻火，生津润燥；川贝母性味苦、甘，微寒，清热润肺，化痰止咳；款冬花性味辛、微苦，温，润肺下气，止咳化痰。合用于新久痰热咳嗽，喘咳痰多，劳嗽咯血均宜。临证加减，效果更鲜。

防风的传说

传说古时大禹治水，当“地平天成”之时，在会稽大会诸侯，论功行赏，并筹划日后的治国大计。各州省诸侯，纷纷赶到会稽山下一片欢腾，史称“执玉帛者万国。”可是同大禹的父亲一起治过水，如今又帮助大禹在浙江山地治水的防风氏，却没有赶到。大禹以为防风氏居功骄傲，瞧不起自己。过了一天，防风氏赶到了，大禹一怒之下，便下令杀了防风。

防风被杀，这真是天大的冤枉。因为他从浙江赶到会稽，要经过苕溪和钱塘江，当时因为苕溪又发大水，防风氏接到通知，虽然日夜兼程，还是迟到了。

防风被无辜冤杀，当时从他头中喷出一股股白血。大禹感到奇怪，便命人剖开防风的肚皮，细看满肚都是野草，这才知错怪了防风，大禹后悔莫及。

防风死时喷出的一股股白血，散落在山野里，长出一种伞形羽状叶的小草。后来当地乡民为治水受了风寒，头昏脑胀，浑身酸痛，非常难忍。病人中有人梦见防风要他们吃这种草，说是能治风寒病。乡民们试着一吃，果然病就好了。乡亲们说：“这是防风神留给我们的冤魂神草，就叫它“防风”吧！

防风传说是浙江省的汉族神话传说故事。防风氏族群战败南迁太湖流域湖州一带争夏族支裔陆续进入今宁绍平原地区，从而将来自中原地区的大禹传说一并带进浙江境内，构成源远流长的越文化的历史源头。

2010 年 5 月 18 日，中国文化部公布了第三批国家级非物质文化遗产名录推荐项目名单（新入选项目）。浙江省德清县申报的“防风传说”，入选民间文学项目类别的非物质文化遗产。

笔记三　哮喘

哮喘发作求生源　标本兼治是双全

改变内科不治喘

俗话说“内科不治喘”，并不是“喘证”不可以治愈，而是指哮喘难以根治。哮喘病一旦发作，患者常常痛苦不堪，咳痰不止，呼吸不畅，喉间哮鸣有声，发作严重时全身大汗淋漓，不得平卧，而且经常反复发作缠绵不休。然而多数患者认识上存在着误区，一是对治愈失去信心，二是往往等到急性发作时才求治，故致使病情日趋严重。

传统的哮喘治疗，往往使用大量的激素药，这对哮喘患者来说，尤其是婴幼儿和处于生长发育期的青少年哮喘患者，有着比较严重的副作用。

近年来我在学习老师经验的同时，结合临床实践，认为治疗哮喘病要掌握三个字：证、因、治。哮喘临床多见虚实夹杂，而以“本虚标实”更为常见，单纯属虚属实的较少。内有壅塞之气，外有非时之感，膈有胶固之痰为其因；痰气互结，肺气失宣为病机；治宜健脾化痰，宣肺平喘，方选（自拟）炙麻黄汤。临床常获满意的疗效。具体看几个病例。

曾治一女士，45 岁，经常出现阵发性喉痒咳嗽，夜间加重，伴鼻塞、喷嚏，天气寒冷时发作较频，吐稀薄色白痰沫，每至冬季发作严重，来春气候转暖好转。本次发作已两月余，用过各种消炎镇咳药，久治无效，特来诊治。刻诊：诊脉浮，舌淡苔薄白，两鼻甲稍肥大，双肺可闻及散在哮鸣音。西医诊为变异性哮喘。证属风寒袭肺，肺气不宣，治宜散寒宣肺，健脾化痰。方选（自拟）炙麻黄汤加减。药用：**炙麻黄 6g，炒白术 10g，茯苓 10g，炙苏子 10g，炒白果 10g，桃仁 10g，五味子 6g，杏仁 12g，沙参 10g，陈皮 6g，连翘 10g，徐长卿 15g**。每日 1 剂，水煎服，3 剂证减，6 剂基本痊愈，又 6 剂巩固，遇冬病再未发。

关于变异性哮喘，亦称“过敏性咳嗽”。多因季节性接触过敏原（如植物花粉、粉尘、油漆、冷空气等），使呼吸道过敏，水肿，痉挛所致。以阵发性喉痒咳嗽，干咳少痰，夜间加重，发作时伴气急，鼻部发痒，喷嚏、鼻涕等，临床并不少见。中医属于哮喘证的范畴，往往以六淫侵袭肺卫，导致肺失宣降，呼吸不利，气逆喘鸣，咳嗽痰多，表现以邪实为主，邪气又以寒热多见，病变重点在肺，以痰阻气闭为基本病机。常以咳嗽气短为初发症状，继见咳痰稀白，鼻流清涕如水，舌淡苔薄白，脉浮紧等。在天气寒冷的冬春季较多见。笔者临床常选用炙麻黄汤治之，效果非常良好。

又治一姚女，35 岁。曾在 10 岁时的一年冬天，晨起上学受大风患哮喘，后来时常发作。23 岁那年又受过一次大雨，以后每年冬季发作加重。多处求医，屡治不见显效。现在气急加重，咳嗽，痰多白稠，咯痰不爽，面部稍有水肿，舌苔薄腻，舌质淡红，脉细带滑。目前在服用氨茶碱、激素等药物治疗。余以除湿化痰、宣肺平喘法治之。**方选（自拟）炙麻黄汤加减。药用：炙麻黄 6g，炒白术 10g，茯苓 10g，炙苏子 10g，炒白果 10g，桃仁 10g，五味子 6g，杏仁 12g，沙参 10g，陈皮 6g，连翘 10g，葶苈子 15g。**每日 1 剂，水煎服，3 剂诸证大减，又 6 剂巩固疗效。1 年随访未再犯病。

还治一男，74 岁，主诉：咳嗽，咳痰，活动后呼吸困难半月余。曾患支气管炎 10 余年，每至天冷时加重。在半月前因气候骤变，感寒后发作。初感咳嗽痰多，呈泡沫痰，渐至气喘不能平卧，活动后气喘加剧，住某医院输液 8 天不见好转，特地来院诊治。刻诊：咳嗽咳痰不止，鼻流清涕，四末清冷，喘息痰鸣，呼多吸少，气息欲断，但坐不得卧，面色苍白带青，小便失禁。舌质淡紫，苔薄白，脉浮数无力，尺脉沉微。西医诊断为：慢性喘息性支气管炎急性发作。中医认为：上实下虚，肾不纳气，兼阳虚外感。治宜：温阳解表，补肾纳气，降逆平喘。**方选（自拟）炙麻黄汤加减。药用：炙麻黄 6g，炒白术 10g，茯苓 10g，炙苏子 10g，炒白果 10g，桃仁 10g，五味子 6g，杏仁 12g，沙参 10g，陈皮 6g，连翘 10g。加金匮肾气丸 9g（药汤冲服）**，每日 1 剂，水煎，分 2 次服用，3 剂证减，又 6 剂能平卧睡香，食纳增，神清气爽。自己要求巩固治疗，继用 10 剂。1 年后遇见其儿子，问其父情况，咳止喘平，还能参加一般劳动，病情稳定，未再发作。

总之，哮喘发病主要在肺和肾，肺为气之主，肾为气之根。实喘治肺，虚喘治肾，此先贤既定之规也。能依此理者乃为双全。

实践经验治喘方，临证施治效可彰

下面主要谈一下炙麻黄汤的临床应用。

炙麻黄汤

炙麻黄 6g，炒白术 10g，茯苓 10g，炙苏子 10g，炒白果 10g，桃仁 10g，五味子 6g，杏仁 12g，沙参 10g，陈皮 6g，连翘 10g。

歌诀：炙麻云术苏白桃，五味杏沙陈桑翘，
有痰葶力咽痒卿，补肾纳气匮中绕。

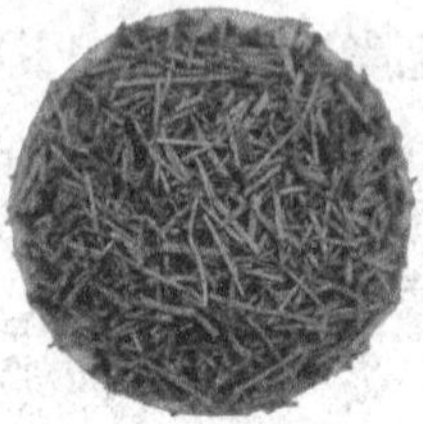

炙麻黄

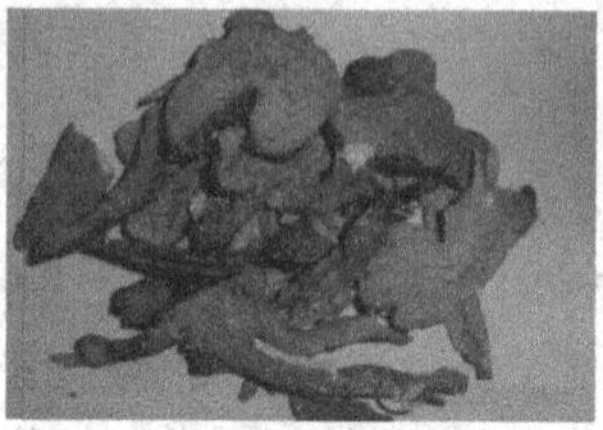

炒白术

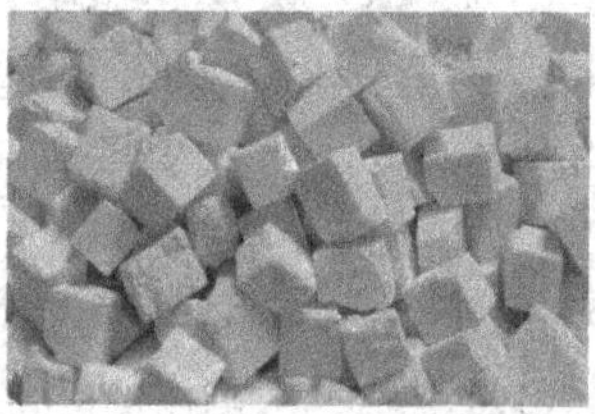

茯苓

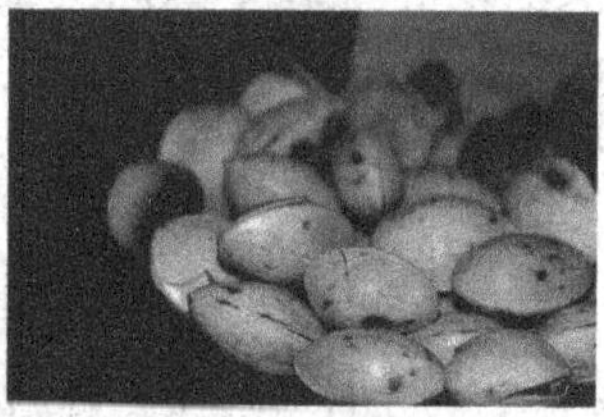

炒白果

方中炙麻黄性味辛、微苦，温。归肺、膀胱经。具有发汗散寒，宣肺平喘，润肺止咳，利水消肿的作用，药在本方取其宣肺平喘，润肺止咳之功效，为方中的君药；杏仁性味，苦，温，有毒，入肺、脾，大肠经。具有祛痰止咳、平喘、润肠、下气开痹的作用。苏子性味辛，温。归肺经。具有降气消痰、平喘、润肠的作用。白果性味甘、苦、涩，平，有毒。归肺经。具有敛肺定喘、缩小便的作用。五味子，性味酸、甘，温。归肺，心、肾经。具有收敛固涩、益气生津、补肾宁心的功效。四药合之起到降气祛痰、止咳平喘功效，为臣药；茯苓性味甘、淡，平归心、肺、脾、肾经。通常惯用于渗湿下行，可利水湿，也可补心益气健脾。本方使用还有一点，就是常说的一句话“补气防壅”的作用。白术，性味，苦，甘，温。归脾、胃经，用其健脾益气、燥湿利水的功能，脾健谷能化，谷化则痰不生。陈皮，性味苦、甘，温。入脾、肺经，有理气调中、燥湿化痰的功能，且能促白术健脾之力。三药相合促进健脾益气的功效，脾健则谷气化，谷化则不生痰，无痰则气乃平。共为左辅；沙参，性味甘，凉，微苦。归肺；胃经，具有养阴清热、润肺化痰、益胃生津的功效。连翘，性味苦，微寒。归肺、心、小肠经。具有清热解毒、消肿散结的功效。二药养阴清热，润肺化痰，稍加消肿解毒，促邪驱除，为使药。诸药相合主要起到止咳化痰、宣肺平喘、润肺纳气之功效。临床哮喘轻证用原方即可，对于一些久病的老患者说，每年立秋前用3～6剂，可以起到预防作用。

验方临证需加减

临证加减要适度，如遇过敏性喘咳者，临床常加徐长卿常获佳效。徐长卿，性温，味辛，无毒。归肝、胃经。《本经》云主“疫疾，邪恶气，瘟虐”，有辟秽作用，故古人用其辟瘟防疫。《肘后方》亦云能治“注车注船”之证，“凡人登车船烦闷头痛欲吐者宜用徐长卿……以布囊系于衣带上，则免此患。”今人用此煎服治登山呕吐、晕车晕船，亦受启迪。本品具有镇静、抗过敏作用，还有祛风化湿、活血止痛、解毒止痒等功能。一般用量3～15g。如第一例患者用之即获佳效；如痰多且黏稠者可加葶苈子。葶苈子，性寒，味辛，苦。归肺，心，肝，胃，膀胱经。有长于下气行水之功，对于痰浊内阻，气道壅阻，气逆喘咳者，或水肿胀满且体不甚虚者，用之多收佳效。若见到年老久病体虚的，临证欲取捷效用量要大一点，需要炒用，最好的办法是隔纸炒。一般临床视病情可用 10～30g。上述第二个患者用后，显效非常明显；若肾不纳气者临床酌加金匮肾气丸为佳，因原方中有五味子，就等于加了纳气的都气丸，益气的效果就比较好。

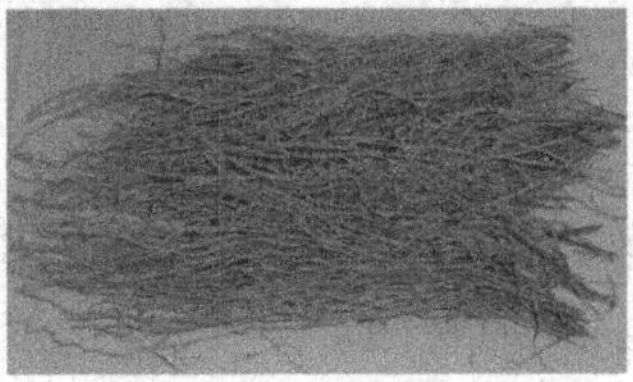
徐长卿

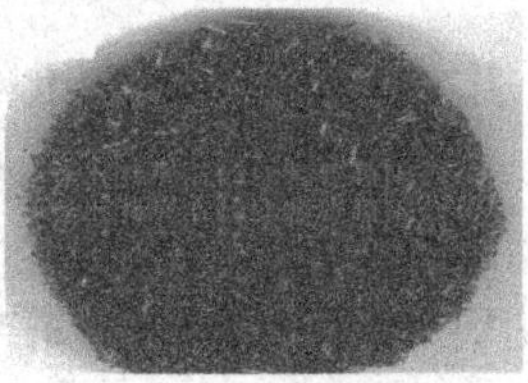
葶苈子

总之，本方具有选药精当，扶正又祛邪，邪去不伤正；另一点是能治又能防；还有临证稍加减，老少皆可应用的特点。

食材也可治哮喘

下面介绍几个常用有效且易得的食材治疗哮喘的偏方。

验方1 生姜杏仁核桃肉，寒性哮喘取效速

组成：生姜适量，炒杏仁15g，核桃肉30g。

用法：将生姜、炒杏仁、核桃肉共捣烂，加蜂蜜适量炖服。

功效主治：生姜，辛，微温。入肺、脾、胃经。具有解表散寒，温中止呕，化痰止咳的功效；杏仁，性温，味苦，有毒。入肺、大肠经。善于祛痰止咳，平喘，润肠。核桃肉，性温，味甘。入肾、肺经。有补肾固精；温肺定喘；润肠通便的功效。合而治寒性哮喘佳效。

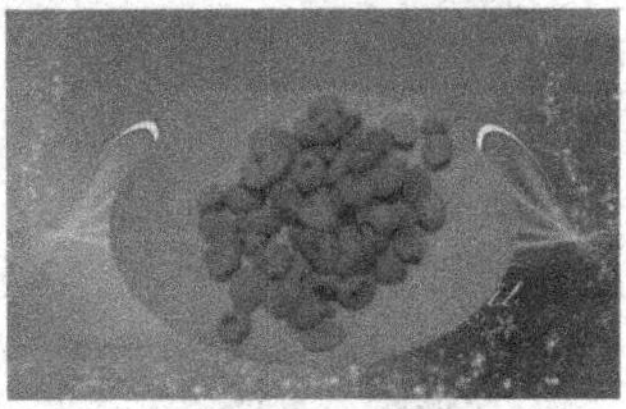
炒杏仁

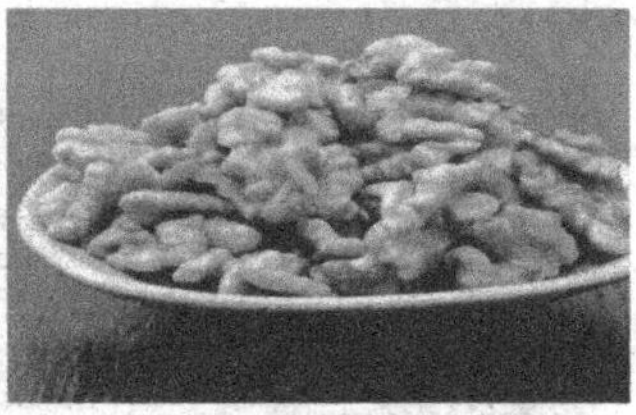
核桃肉

验方2　白矾做饼贴涌泉，小儿痰喘“镇安痊”

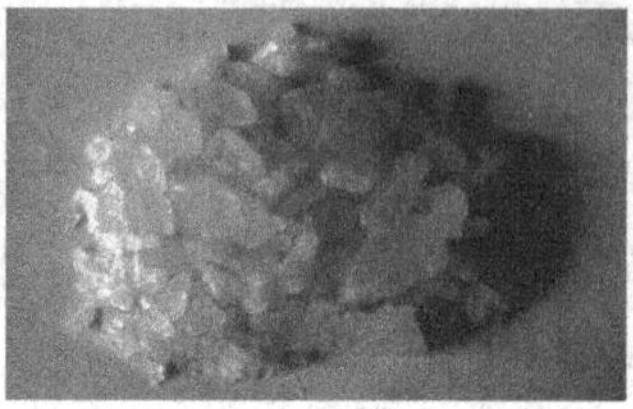

生白矾

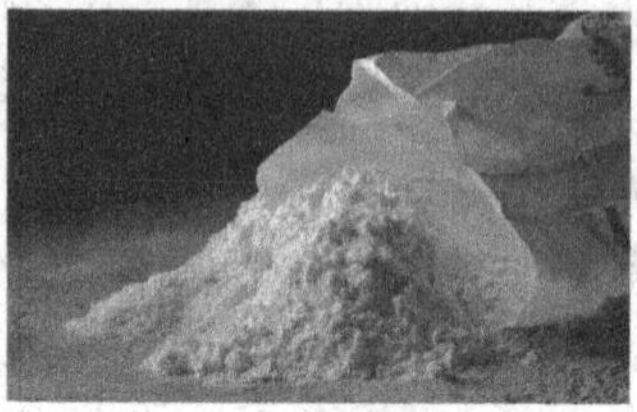

面粉

组成：生白矾30g，面粉5g，醋适量。

用法：将白矾研碎合面粉搅匀和醋共调成饼，敷双足心（涌泉穴），睡前贴敷次晨取掉即可。

功效主治：生白矾，性寒，味酸涩，归肺、脾、肝、大肠经，善祛除风痰。面粉（一般指小麦粉）性甘，凉，入心、脾、肾经。这里用作黏合剂。醋，性温，味酸苦，入肝、胃经，有散瘀，止血，解毒，杀虫的作用，本方用作引痰火下行。三物合膏治小儿痰喘，喉间痰鸣，呼吸困难有良效。

验方3　火烧核桃肉，喘鬼让了路

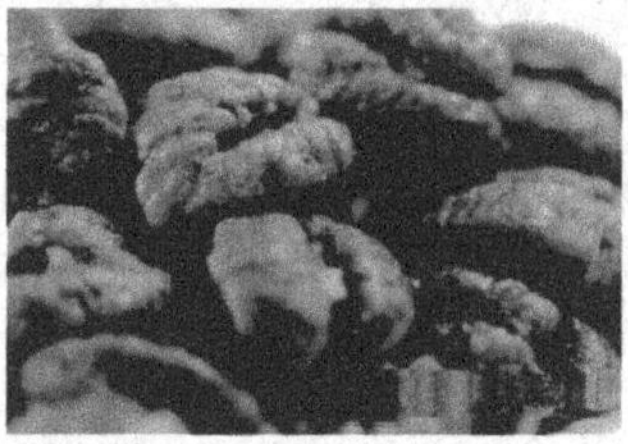

火烧核桃肉

组成：核桃仁1～2枚。

用法：将核桃连皮在火上烤焦，去皮称热食之，每日早、晚各1次。

功效主治：核桃肉，性温，味甘。入肺、肾。善温肺定喘，补肾固精，烤热食用更促进温肺定喘、补肾纳气的功效，对久咳痰喘、肺肾两虚者佳效，或哮喘缓解期预防性治疗亦效。

验方4　一两红糖，一两姜，慢性哮喘服乃康

组成：红糖50g，生姜50g。

用法：将红糖置炒勺内加热至糖融化并起泡沫时，把生姜放入炒透即可离火制饼，一日3次，或随时以果糖食之。

功效主治：红糖，性温，味甘，善于温中散寒止痛。生姜，味辛，性温。入肺、脾、胃经。具有解表散寒，温中止呕，化痰止咳的功效。合用治疗慢性哮喘有速效。

验方5　**姜糖贝母白果汤　**哮喘三杯服乃康

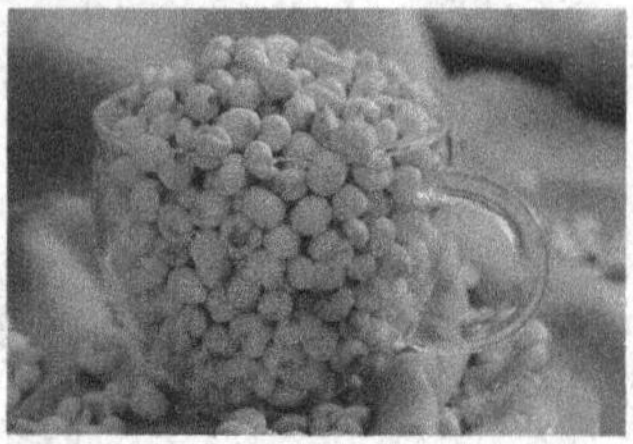

川贝母

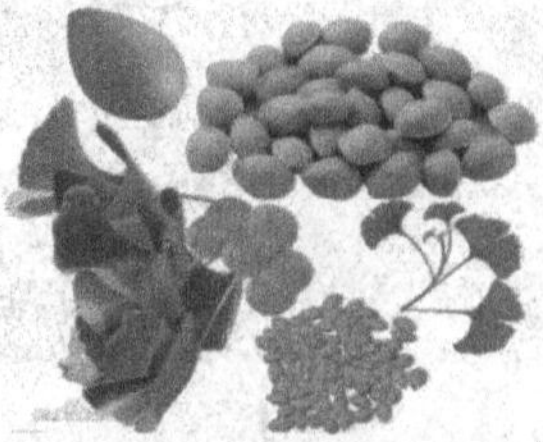

白果

组成：川贝母 10g，白果 10g，生姜 10g，冰糖 10g。

用法：将川贝母、白果仁捣烂，生姜切碎，冰糖粉小块，置碗中和一起加水适量过药面，隔水蒸 1 小时，分 2 次趁热服用。上为一日量。

功效主治：川贝母，味苦、甘，性微寒。归肺、心经。清热润肺，化痰止咳。白果，性平，味甘、苦、涩，有毒。归肺经。敛肺定喘，止带浊，缩小便；生姜，味辛，性温。入肺、脾、胃经。解表散寒，化痰止咳；冰糖，味甘，性平，无毒。入脾、肺二经。补中益气，和胃润肺。止咳嗽，化痰涎。治疗慢性哮喘有良效。

徐长卿的传说

相传在唐代贞观年间，李世民外出打猎，不慎被毒蛇咬伤，病情十分严重。御医们用了许多贵重药材，均不见效，急得团团转，只得张榜招贤："谁能治好皇上的病，重重有赏"。有个民间医生徐长卿看见榜文，便揭榜进宫为皇帝治病。徐长卿把自己采来的"蛇痢草"取三两煎好，一日两次让李世民服下，余下的药液用于外洗。第二天病情就有了好转。再连服 3 天，症状就完全消失了。李世民高兴地说："先生名不虚传，果然药到病除，但不知所用为何药"？徐长卿听了急忙跪下，吞吞吐吐地答不上话。原来李世民被蛇咬伤后，下了一道圣旨，凡是带"蛇"字的都要忌讳，谁说了带"蛇"字的话就要治罪。情急之下，站在一旁的丞相魏征灵机一动，连忙为他解围："徐先生，这草药是不是还没有名字"？徐长卿会意，忙说："秉万岁，这草药生于山野，尚无名字，请皇上赐名。"李世民不假思索地说："是徐先生用这草药治好了朕的病，既然不知名，那就叫"徐长卿"吧，以免后人忘记。"

皇帝金口玉言，说一不二，这样一传十，十传百，中草药"徐长卿"的名字也就传开了，而"蛇痢草"的原名反倒鲜为人知。

笔记四　多汗

汗出过多致体弱　应证施治加仙鹤

出汗机制要明确

出汗本为人体的生理现象。在天气炎热、穿衣过厚、饮用热汤、情绪激动、劳动奔走等情况下，出汗量增加，此属正常现象。如外感病邪在表时，出汗又是驱邪的一个途径，需要用发汗解表等办法处理，这也属正常情况。若有一些人，时时汗出，动辄益甚，乃为异常出汗，则需及早治疗，否则会导致体虚。

出汗多因阴阳失调，腠理不固而致汗液外泄失常的病证。《内经》对汗的生理及病理已有了一定的认识。《素问·阴阳别论》说："阳加于阴，谓之汗。"说明汗液是阳气蒸化津液，从腠理达于体表而成。正常人在体力活动、进食辛热、衣被过厚等情况下，可有汗出，属于生理现象。病理状况下，经常汗出不止，活动后更甚，称之为自汗。它首见于《伤寒论·辨太阳病脉证并治》篇中谓之"自汗出"。宋朝陈无择所著《三因极一病证方论·自汗证治》云："无问昏醒，浸浸自出者，名曰自汗。"从陈氏所论可见，宋以前的中医文献所指的自汗，并无清醒与睡着的严格时间上的区别，只要是全身性汗出异常，都包括在自汗的病证范围之内。而宋代以后的医学文献，为了与睡着时汗出的盗汗加以区别，又鉴于自汗与盗汗的病机各有偏重不同，才逐渐把自汗明确定为清醒时汗出异于平常。

从而认识到汗液为人体津液的一种。汗由津液化生而成：一是肺气不足或营卫不和，以致卫外失司而津液外泄；二是由于阴虚火旺或邪热郁蒸，逼津外泄。病机总属阴阳失调，腠理不固，营卫失和，汗液外泄失常。

自汗，病理性质有虚实之分，但虚多实少。一般认为是阳气亏虚所致。如《景岳全书》谓："自汗者，属阳虚，腠理不固，卫气之所司也。人以卫气固其表，卫虚不固，则表虚自汗而津液为之发泄也，治宜实表补阳。"《医宗金鉴》亦云："无故汗出，谓之自汗，自汗为表阳虚，汗出则恶寒冷。"自汗属阳虚者有之，非阳虚者，亦不少见。如《素问·评热病论篇》说："阴虚者，阳必凑之，故少气时热而汗出也"；《伤寒论》说："病常自汗出者，此为荣气不和，荣气不和者，外不谐，以卫气不共荣气谐和故尔"；《红炉点雪》曰："夫汗者……因则非一，或冲冒风雨湿邪，熏蒸郁遏，致营卫之气不和，是以腠理开张，既然汗出，此外邪之所为，惟彻其邪，则汗自止。"正如《伤寒明理论》所说："自汗之证，又有表里之别，虚寒之异焉。”故自汗不得概从阳虚论治。属实证者，多由肝火或湿热郁蒸所致，虚实之间每可兼见或相互转化，如邪热郁蒸，久则伤阴耗气，转为虚证；虚证亦可兼有火旺或湿热。自汗日久可伤阴，盗汗久延则伤阳，以致出现气阴两虚或阴阳两虚之候。因汗为心之液，由精气所化，不可过泄，若汗证持续时间较长，常发生精气耗伤的病变，以致表现神情倦怠，肢软乏力，不思饮食等症。

止汗欲速加仙鹤

出汗的证治，使用常发亦可取效。余在临证又结合“国医大师”邓铁涛老师的“仙鹤草治体倦乏力、自汗、盗汗”的经验，用于临床，其效更佳。

邓老云：“以仙鹤草30～60g，按辨证配合相应方药，治表虚自汗、阴虚盗汗，可提高疗效。”经临床验证，却能提高疗效，略举例证。

1. 表虚自汗

袁某，30岁，铜矿工人。素体健壮，就是爱出汗。常年吃饭都汗出未干，进矿上班出汗少点，回家时汗出甚多。至此，不论冬夏昼夜，常自汗出。已经8年，曾多处就诊，多以卫阳不固论治，用玉屏风散及龙骨、牡蛎、麻黄根等，后来亦用过桂枝汤加黄芪，均无显效。疑有肺结核，经胸透，心肺未见异常。体虚疲乏，皮肤灰白，出汗时可见皮肤有大汗珠。虽然出汗但口不渴，尿量减少，出汗在清晨起床前略止，上午较少，中、下午和晚上较多。自觉手脚稍麻木，头稍晕，饮食、大便如常，脉浮缓，舌胖淡苔薄白。

据证分析：病起于长期出汗，毛孔疏松，表虚失固，肌腠失调，汗污宣泄阻于营卫之间，其病虽久，脏气未伤，故脉仍浮缓舌淡，仍应调和营卫。方宜桂枝汤加味，**桂枝9g，白芍9g，炙甘草6g，仙鹤草40g，生姜9g，大枣6枚（擘）**，1日2次，水煎服。1剂后，次日，四肢舒畅，汗出已止。上方加黄芪30g，连服3剂，自汗、头晕、肢麻全减，两年后随访，未再复发。

2. 阴虚自汗

李女，38岁，潮热自汗，每日二三次。每次发作，头至胸背汗出如洗，心中懊烦，面色青黯，眼周黑晕，月经前期，常在1周左右，量少色暗。查舌质干红无苔，脉细数，沉取少力，病逾半年余，曾治多次未愈。

据证分析：该乃阴虚生内热，火扰其津，外泄则自汗。面目青苍，是阴血衰不能营养之故，舌质红干无苔，属津液亏损之兆。宜滋补阴血，以滋阴养血汤加味治之，首诊，药用：**浮小麦30g，熟地黄、阿胶（烊化）各20g，当归、白芍、枸杞子、麦冬、川楝子各15g，龟甲（先煎）、炒枣仁各12g，香附10g，石斛18g，龙骨20g（先煎），牡蛎20g（先煎），大枣4枚（擘）**。每日1剂，水煎服，服药3剂，出汗稍减。次诊：上方加仙鹤草40g，出汗心烦立减。三诊：为巩固疗效，照方继服6剂，行经亦正常。

3. 气阴两虚自汗

姜某，男，50岁。自述：活动、吃饭常自汗出，时有心悸、气短，乏力已历十年之久。劳累后诸症加重，曾多处治疗，投医近百人，均未奏效。察患者面色㿠白，舌质淡，苔白微干，脉细弱，两尺无力，舌质淡，苔薄白。

辨证分析：属气阴两亏，卫气不固之证。治宜益气养阴，敛汗固表之法。首诊：方以人参养荣汤加减。药用：**太子参 30g，炙黄芪 20g，麦冬 10g，生地黄 12g，玉竹 15g，当归 10g，白芍 10g，枣仁 12g，丹参 15g，五味子 6g，浮小麦 30g，龙骨 20g（先煎），牡蛎 20g（先煎），大枣 4 枚（擘）**。水煎，每日 1 剂。次诊：服药 3 剂后，出汗减轻不明显，在上方的基础上加仙鹤草 40g，又 3 剂。三诊：服药后自汗明显减轻。故守方继服 18 剂，诸症消失，3 年未发。

4. 血虚自汗

黄女，26 岁。因产后失血过多，恶露延期不止而自汗淋漓，眩晕神疲，体困而睡不安，乳汁亦少，察脉虚细，舌质绛，舌苔薄。

辨证分析：属新产伤血，血虚自汗，治以养血固表。方以：当归建中汤加减施治。药用：**当归 12g，芍药 18g，桂枝 9g，饴糖 18g（冲），地黄 18g，阿胶 6g（烊化），甘草 6g，通草 4.5g，王不留行 10g，仙鹤草 30g，生姜 18g，大枣 10 枚（擘）**。水煎服，每日 1 剂，1 剂后，自汗减轻，恶露亦止，夜寐尚安。仍有腰膝酸软，继用 3 剂，自汗止，余证除。

5. 肝郁自汗

余女，40 岁。不自主出头汗 6 年，加重 2 年。常于进食和活动时加剧，经常感冒，形体肥胖。近来腰酸冷痛，月经延期，白带量多，体倦乏力，睡眠欠佳。察舌质淡，苔白滑，舌边有齿痕，脉沉细。

患者带来近半年在各地的治疗处方。余边看边问简单的治疗经过：在某医院用玉屏风散加龙骨牡蛎治疗，服 6 剂，无效验。又用桂枝汤加龙牡汤，进 6 剂，亦无所获。后来用五苓散加味服之，白带稍减，自汗依然如故。几经更方，连服药近 30 剂，无明显改变。

后经介绍来我院就诊，详询病由，曾一度与妯娌不和，心情抑郁，精神恍惚，纳呆乏力。从病由分析，此乃肝失调达，开阖失司所致。宜从疏肝理气入手，故投逍遥散加味，药用：**当归 10g，杭芍 12g，柴胡 10g，茯苓 15g，白术 30g，薄荷 5g，干姜 6g，车前子 10g，甘草 6g**。服药 3 剂。次诊：心情好转，白带稍减，出汗仍存在，仍感腰酸发凉，脉仍沉细，上方加仙鹤草 40g，制香附 10g，干姜加至 12g，继用 6 剂，诸症悉除。

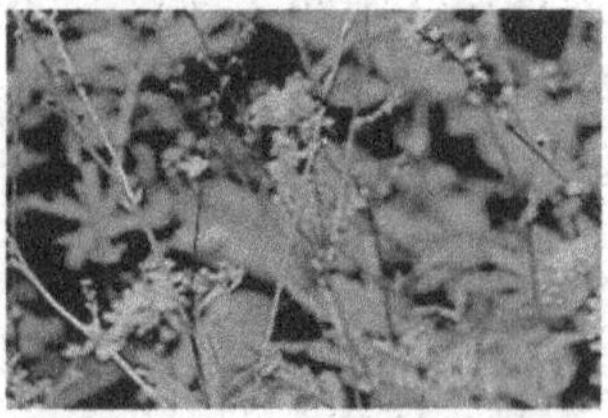

脱力草

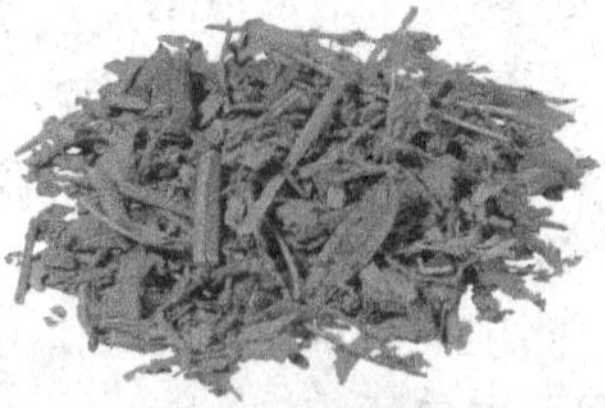

仙鹤草饮片

体会：仙鹤草又名脱力草，性平，味辛甘微苦，无毒。通过病例简介，余在实践过程中发现仙鹤草不仅可以止血，还有其他一些临床效用有待于研究。在治疗汗证方面：①无论治疗自汗、盗汗都有一定的促进作用，临证可配合辨证方药应用效果更好。②汗证是由于阴阳失调，肌腠不固而引起的汗液外泄，泄久必致虚，说明仙鹤草对虚证亦有补益作用，用于劳力过度所致的脱力劳伤，症见神疲乏力而纳食正常者，有一定的治疗作用，故名脱力草。③临床应用就汗证来说，使用仙鹤草比不用要好，复方比单方效果更要好。④关于用量，一般书为 10～30g，邓铁涛老师介绍 30～60g，还有些书介绍可用 100～200g，量大了是浓缩分次用为妥。⑤关于仙鹤草的其他用途，以后再做专题介绍。

偏方止汗办法多

下面介绍几个常用治疗汗证、原料易取的有效偏方。

验方 1　浮麦大枣加黄芪，体虚止汗最相宜。

组成：浮小麦 60g，黄芪 15g，大枣 10 枚。

用法：将大枣用刀切开，与浮小麦、黄芪共放锅内，加水适量，熬浓，去渣留汁，凉后可用。每日 1 剂，1 次服完，连服 7～10 剂。

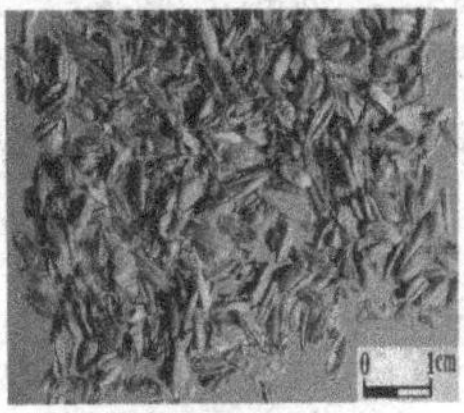

浮小麦

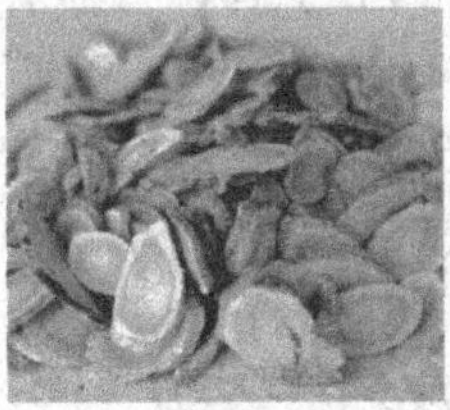

黄芪

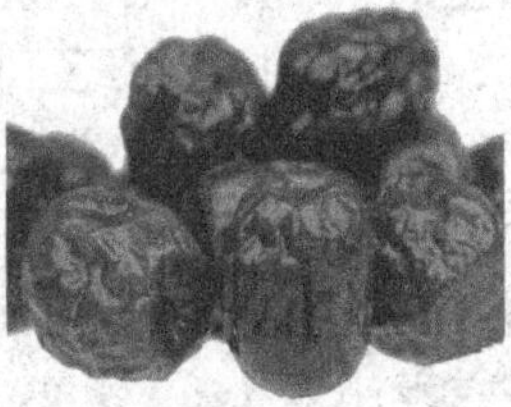

大枣

功效主治：浮小麦，性凉，味甘。归心经，有除虚热，止虚汗，养心安神的作用。黄芪，性味甘，温。归肺、脾经。具有较强的收汗固表作用。大枣，性味甘，温。归脾、胃经。具有补中益气，养血安神的作用。三味配伍具有补中益气，收汗固表作用，治疗脾虚自汗具有较好的疗效。

验方 2　麦仁糯米加枣饴，自汗盗汗都可去。

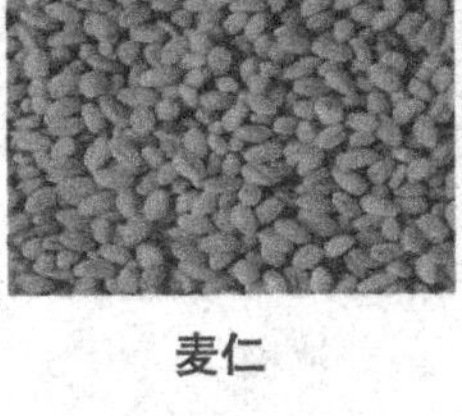

麦仁

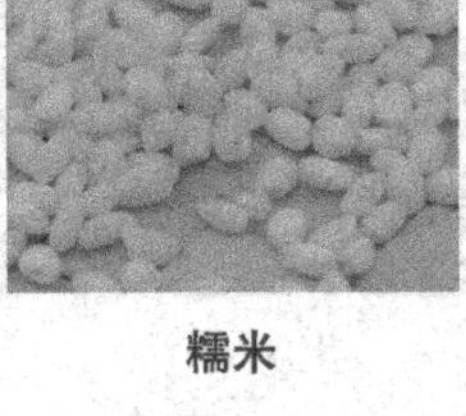

糯米

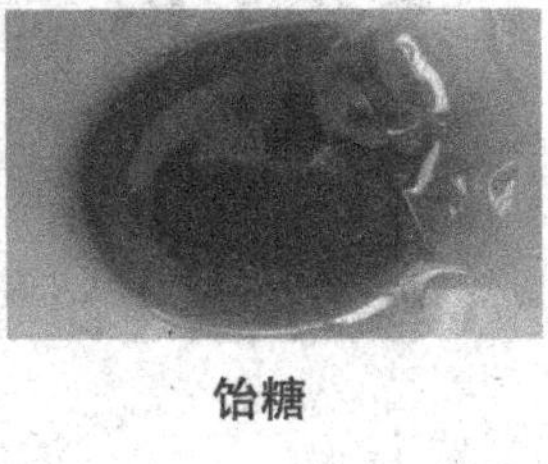

饴糖

组成：小麦仁 60g，糯米 30g，大枣 15 枚，饴糖 10 克（无饴糖用白糖少许代之）。

用法：将小麦仁、糯米、大枣加水共煮成粥，吃时加饴糖调味。每日2次，可分次吃完。

功效主治：小麦仁，甘，凉。入心、脾、肾经。养心，益肾，除热，止渴；糯米，甘，温。入脾、胃、肺经。补中益气，治消渴溲多，自汗，便泄；大枣，性味甘，温。归脾、胃经。具有补中益气，养血安神的作用；饴糖，甘，温。入脾、胃、肺经。补中益气，健脾和胃，润肺止咳。四味相合具有补中益气，健脾和胃，温中固表的作用，适用于小儿病后脾虚、盗汗、自汗症。

验方3 小儿脾虚出汗多，小麦龙枣治不错

组成：龙眼肉10g，小麦25g，大枣5枚。

用法：将小麦、大枣、龙眼肉加适量水煮煎后食饮，每日分2次服用。

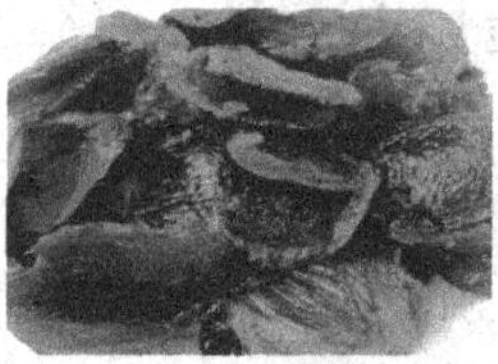
龙眼肉

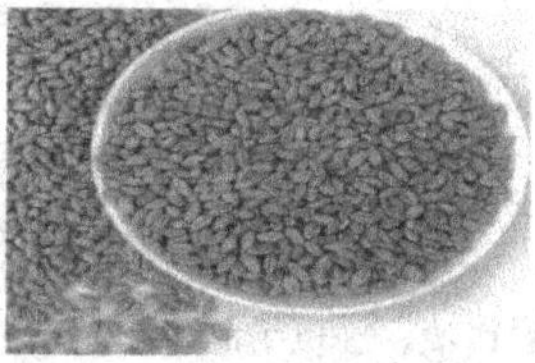
小麦

功效主治：小麦，甘，凉。入心、脾、肾经。养心，益肾，除热，止渴；大枣，味甘，温。归脾、胃经。具有补中益气，养血安神的作用；龙眼肉，甘，温。归心、脾经。补益心脾，养血安神。三物配合具有健脾温中，益气固表的作用。可治疗小儿脾虚的盗汗、自汗效果良好。

验方4 浮小麦配大枣，小孩喝了汗不盗

组成：浮小麦15g，大枣5枚。

用法：将浮小麦、大枣加适量水熬成汤喝，适用于症状较轻者。

功效主治：浮小麦，性凉，味甘。归心经，有除虚热，止虚汗，养心安神的作用；大枣，味甘，温。归脾、胃经。具有补中益气，养血安神的作用。主要治疗小儿肺脾两虚的盗汗。

验方5 气亏血虚肺气弱，木耳冰糖红枣合

组成：木耳15g，大枣15g，冰糖适量。

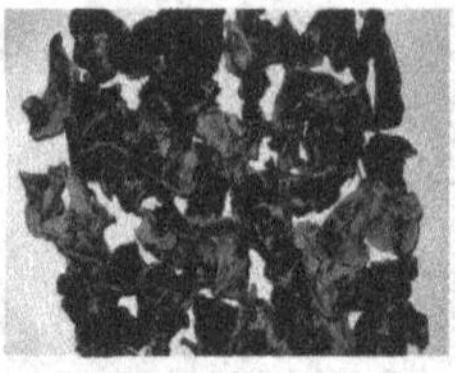
木耳

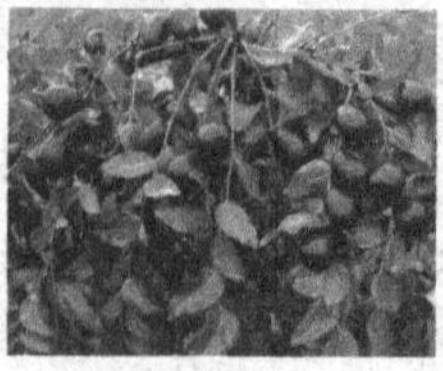
大枣

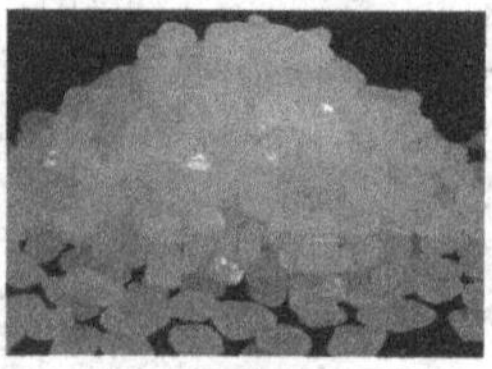
冰糖

用法：上药加水1碗半，煎至大半碗，每日1剂分2～3次服。10天为一疗程。

功效主治：木耳，甘，平。入胃、大肠经。补气血，润肺，止血；大枣，味

甘，温。归脾、胃经。具有补中益气，养血安神的作用；冰糖，味甘，性平，无毒。入脾、肺二经。补中益气，和胃润肺。主要用于气血亏虚，肺气虚弱的虚汗证。

验方 6　阴虚盗汗伴虚热，黄芪黑豆加麦约

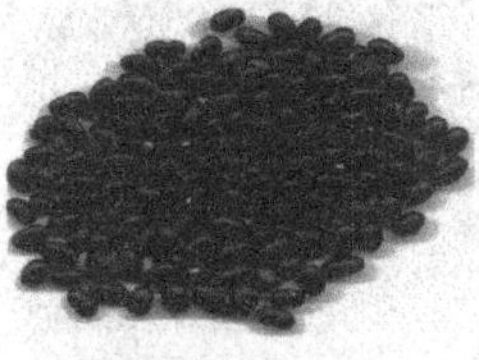

黑豆

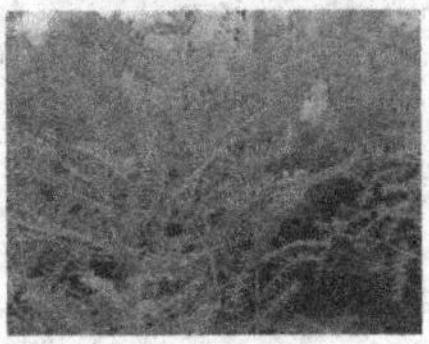

黄芪

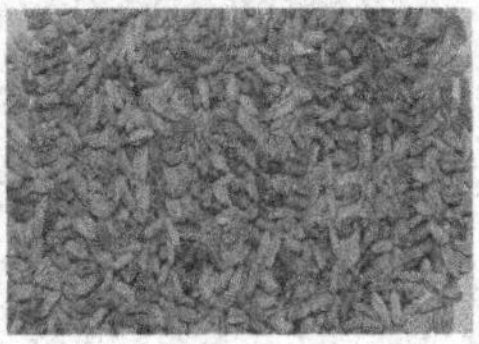

浮小麦

组成：黑豆 15g，黄芪 10g，浮小麦 6g。

用法：上药加水 1 碗半，煎至大半碗，每日 1 剂分 2～3 次服。

功效主治：黑豆，养血祛风。主治阴虚盗汗、虚热、烦躁、头晕目昏等证；黄芪，性味甘，温。归肺、脾经。具有较强的收汗固表作用；浮小麦，性凉，味甘。归心经，有除虚热，止虚汗，养心安神的作用。主要治疗肾阴不足的自汗，盗汗效果良好。

验方 7　贴脐疗法治虚汗，小儿爱用很喜欢

药用，五倍子、枯矾 3∶1 共为细末，蓄瓶备用。

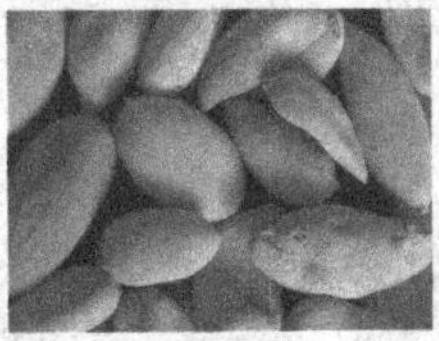

五倍子

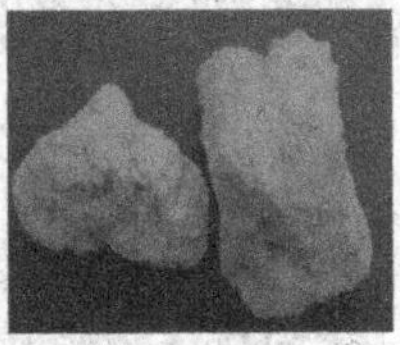

枯矾

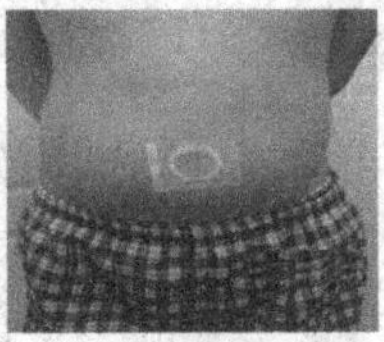

贴脐疗法

用法：每次小孩用 5g，大人用 10g，用时用食醋调糊入肚脐中，外用纱布固定即可，1 天 1 次，10 天为一疗程，一般 1～2 个疗程即可。

功效主治：五倍子，酸、涩，寒。具有敛肺降火，涩肠止泻，敛汗止血，收湿敛疮。枯矾，酸、涩，寒。燥湿止痒，收湿敛疮，止血化腐的功效；食醋，酸苦，温，散瘀，止血，解毒，杀虫。神阙穴的作用：温补脾肾，回阳救逆；理肠止泻；宁心安神；交通心肾；温经通络；调和气血。本法主要治疗小儿自汗、盗汗，伴有消化不良，效果良好，并且没有创伤小儿也易于接受。

验方 8　气海关元疗自汗，隔姜热灸也效验

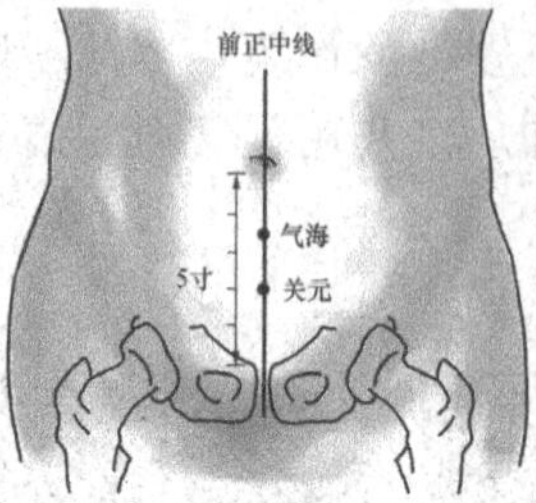

关元、气海穴

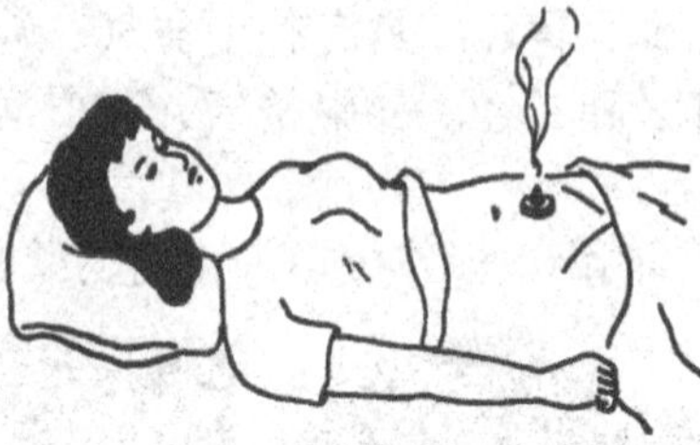

艾炷灸气海

取穴：关元、气海两穴。

治法：将新鲜生姜切成约 0.5cm 厚的薄片，中心处用针穿刺数孔，上置小艾炷，放在上述两穴位上施灸，当患者感到灼痛时，可将姜片稍许上提，使之离开皮肤片刻，再放下行灸治，反复进行，每穴灸 5～7 壮。每日 1 次。7 次一疗程，疗程间休息 2 天，治疗 2 个疗程后，患者汗出明显减少，畏寒肢冷减轻，面色较前有光泽，舌苔由腻转薄。

按：灸法是以艾草为施灸材料治疗疾病的方法，其适应证以虚证、寒证为主，生姜味辛，性微温，具有解表散寒、温中止呕的作用。气海、关元均为任脉穴，有益气助阳、培补元气之功，隔姜灸此二穴则可达温散寒邪、温通经络、固脱止汗之效。

验方 9　粳米黄芪老母鸡，炖汤热服把汗去

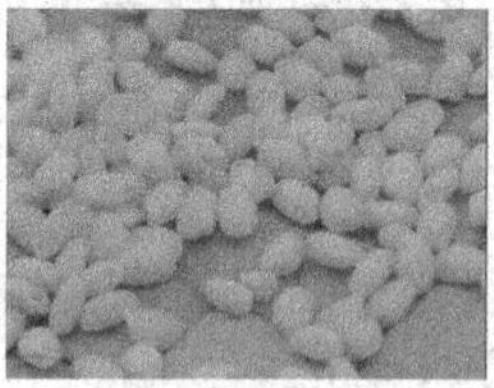

粳米

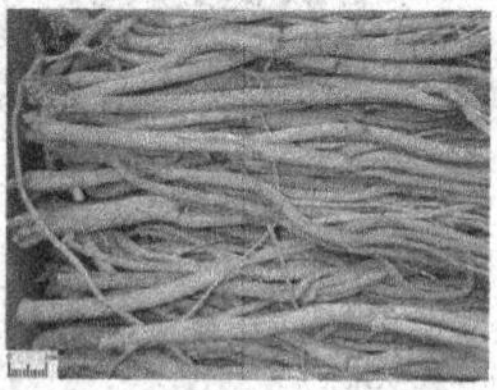

黄芪

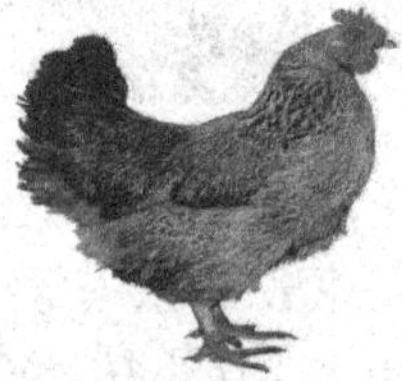

老母鸡

原料：母鸡 1 只（重 1000～1500 克），黄芪 15g，粳米 100g。

做法：先将母鸡去毛及内脏、剖洗干净，浓煎为鸡汁；取黄芪 20g，水煎 2 次取汁，加适量鸡汤及粳米 100 克共煮成粥。

用法：早晚温热服食。

功效主治：母鸡肉，温中益气；补精填髓；黄芪，性味甘，温。归肺、脾经。具有较强的收汗固表作用。共食可益气血，健脾胃，填精髓，补气升阳，固表止汗。适用于久病体虚、气血双虚的贫血、乏力、自汗者。药食相伍是补虚止汗的良方。

注意：感冒发热，外邪未尽者忌服。

验方10 芪参五味配麦冬，饮水敛阴汗无踪

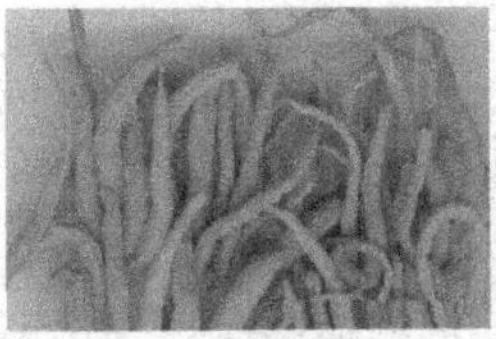
太子参

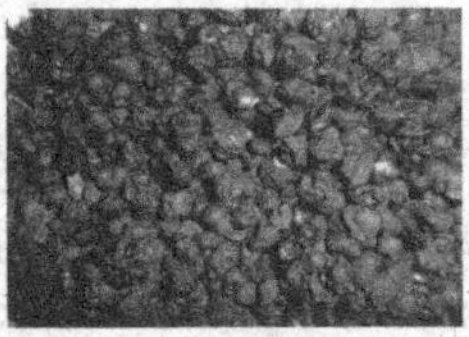
五味子

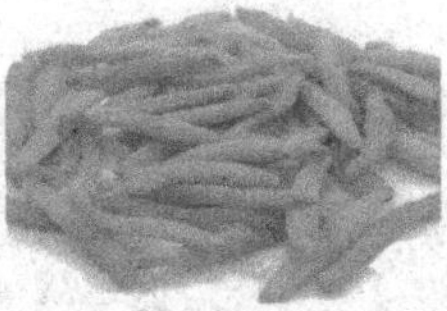
麦冬

组成：太子参30g，五味子10g，麦冬10g，黄芪15g。

用法：将上4味共制粗末，放入保温杯中，冲入沸水，加盖焖30分钟，代茶饮用，每日1剂。

功能主治：太子参，甘、微苦，平。归脾、肺经。益气健脾，生津润肺；五味子，酸、甘，温。归肺，心、肾经。收敛固涩，益气生津，补肾宁心；麦冬，甘，微苦，微寒。归心、肺、胃经。养阴生津，润肺清心。黄芪，性温，收汗固表。共食补气敛阴，收汗固表。用于治疗自汗、盗汗效果良好。

仙鹤草的传说

古时有两个秀才进京赶考，途中路过一片沙滩地带。时值炎夏，烈日当空，晒的他们汗流浃背，又渴又累。这时，一个秀才流出鼻血，另一个慌了手脚，前不着村，后不着店，到哪里去寻药呢？他们急中生智，用土块塞，用纸堵，但都无济于事，血又从嘴里流出来。正在这时，忽然看见一只仙鹤嘴里衔着一根草，慢慢从头顶飞过来。他们想，如果我们也像仙鹤那样，长个翅膀，赶快飞走多好呀！他俩用羡慕的口吻喊到：“仙鹤，仙鹤，慢慢飞呀，把你的翅膀借给我们用用，让我们赶快飞出这个鬼地方！”谁知仙鹤被他们这一叫，吓了一跳，把嘴一张，衔着的野草掉了下来。他们打趣地说：“翅膀借不下来，先拿野草润润嗓子吧。”流鼻血的秀才急忙把野草放在嘴里嚼了起来，有了水分的滋润，嗓子不干了，口也不渴了，没一会儿，鼻血也不流了。他们高兴地急忙赶路。后来，他们都中了进士，当了七品县官，就派人到山上找那种野草。经医生辨认试验，证明它确实有止血之功。为纪念送草药的仙鹤，就把它取名叫“仙鹤草”。

笔记五　便血

大便出血病不大　反复不愈很可怕

便血也需合理疗

说到便血，和地域、生活习惯有一定关系。我国地域辽阔地大物博，是我们的自豪。但是居于我国西北地区的人们常患痔疮便血者不鲜，这和人们的生活习惯密切相关。在北方一些农村流传着一个顺口溜：西北人爱吃咸醋，中原人十人九漏（即痔疮）。一旦患病则久治不愈，给患者的工作和生活带来了很多苦恼。关键是大多数人没有正确的认识，也就谈不上合理的治疗，所以往往延误病情，耽误治疗的最佳时机，造成了不良后果。

1990年，笔者随师在门诊遇杨某，女，45岁，棉织厂工人。自诉：每天工作很紧张，上班老站着，吃饭也没有什么规律。患便血已五六年，时好时犯，曾到很多医院治疗效果不显，检查有一痔疮、大小肠无有器质性病变。时常于排便前后便很多鲜血，不时有口苦，小便短赤，疲倦乏力，精神不佳，出虚汗等。

刻诊所见：面色㿠白，精神疲倦，懒于说话，舌苔黄厚，脉象滑数，按之稍有濡象。辨为：湿热伤络，热与风合，致肠风下血。治宜清肠止血，疏风行气。用老师常用的止血方，**炒槐花12g，焙侧柏叶12g，焦荆芥穗6g，炒枳壳6g，生蒲黄6g，蒲公英30g**。水煎服。3剂，症轻，6剂血止。

笔者记录老师治血证经验有三。

一是，仍尊古道。中医认为便血的原因是其人素体湿热，湿热相混，壅遏大肠，损伤阴络，大肠受风热邪毒故也叫便血亦谓“肠风”。治肠风他常用《普济本事方》槐花散。本方所治肠风、脏毒皆因风热或湿热邪毒，壅遏肠道血分，损伤脉络，血渗外溢所致。《成方便读》载“肠风者，下血新鲜，直出四射，皆由便前而来……脏毒者，下血瘀晦，无论便前便后皆然”。治宜清肠凉血为主，兼以疏风行气。方中槐花味苦微寒，归肝、大肠经，善清大肠湿热，凉血止血，为君药；侧柏叶味苦涩，微寒，清热，凉血，止血，可增强君药凉血止血之力，为臣药；荆芥穗味辛，微温不燥，善散疏风，炒用入血分而止血，善治便血。盖大肠气机被风热湿毒所遏，故用枳壳理气宽肠，行滞消胀。以达气血调和，共为佐药。诸药合用，既能凉血止血，又能清肠疏风。湿热邪毒得清，则便血自止。本方具有行气止血、疏风清肠之功，相辅相成的配伍是治疗肠风的经典方。

其二，方法灵活。老师对诊治血证很有见解，故临证屡获卓效。他指出，中医素有“血无止法”之戒，不可见血止血，必先推究其因，然后审因施治，方能中肯。倘因不除，血焉得宁。《内经》云：“气为血帅，血为气之母”，“气行血则行”“气有余便生火”。又有《素问·至真要大论》曰：“谨守病机，各司其属，疏其血气，令其调达，而致和平。”还有王清任所云：“气通血活，何患不除”。根据对这些理论的研究，老师提出：凡热迫血络，血受热灼，热血相搏，迫血妄行而出血，临床所见来势较急，色鲜红而量多，舌红脉数者皆谓之。此即所谓“血无火不升”，急当清火方能止血，血乃还其道。又如清代名医唐容川云“故凡血证，总以去瘀为要。”故在止血方中加用清热药和活血药。乃治血证者，明此旨要则可左右逢源。此乃其临证之一见。

其三，施治不泥古。就上例患者施方而言，老师在原方的基础上加了两味普通药，一味生蒲黄，使止血不生淤；一味是蒲公英，清热利湿解毒，消肿利肠散结，而不伤正。此法乃为老师的尊古又不泥，理论有发展，实践有创新的具体体现。余仿每用皆效。

止血为何又活血

在和老师讨论时，同学小李问道，老师常用的活血药和清热药很多，为何用蒲黄和蒲公英呢？又为何要用生蒲黄呢？

老师说，蒲黄性平，味甘，无毒。生用性平凉，有活血凉血、祛瘀止痛、利小便的作用。炒用性涩，只有止血作用。在《本草正义》中说：“蒲黄，专入血分，以清香之气，兼行气分，故能导瘀结而治气血凝滞之痛。东壁李氏虽谓其凉血、活血，亦以水产之品，故以为凉。必不可以为寒凉。蒲黄又为蒲之精华所聚，既能逐瘀，则辛散之力可知。况心腹结滞之痛，新产瘀露之凝，‘失笑’一投，捷于影响，虽曰灵脂导浊，是其专职，然蒲黄果是寒凉，必非新产有瘀可用。皮肤湿痒诸病，敷以生蒲黄细粉可愈，则以细腻黏凝，自有生肌之力，非仅取其清凉也。”故蒲黄内服外用皆可施之。今所选生蒲黄因其在理血药中具有止血而不留瘀的独特之性，凡见到因血瘀化热而致的各种出血皆可应用。因肠风下血是由脏毒风热或湿热邪毒、壅遏肠道血分所致，故肠风选用生蒲黄取其能活血凉血，又可祛瘀止痛之效用之良好。内服常用量一般3～10g即可。

生蒲黄

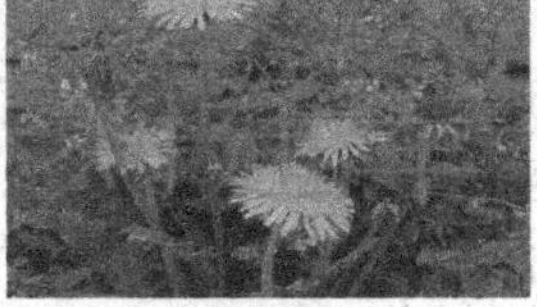

蒲公英

在清热药中选蒲公英虽苦寒，性稍平，无毒。正如《本草新编》云：“蒲公英，至贱而有大功，惜世人不知用之。阳明之火，每至燎原，用白虎汤以泻火，未免太伤胃气。盖胃中之火盛，由于胃中土衰也，泻火而土愈衰矣。故用白虎汤以泻胃火，乃一时之权宜，而不可恃之为经久也。蒲公英亦泻胃火之药，但其气甚平，既能泻火，又不损土，可以长服久服而无碍。凡系阳明之火起者；俱可大剂服之，火退而胃气自生。但其泻火之力甚微，必须多用，一两，少亦五六钱，始可散邪辅正耳。或问，蒲公英泻火，止泻阳明之火，不识各经之火，亦可尽消之乎?曰，火之最烈者，无过阳明之焰，阳明之火降，而各经余火无不尽消。蒲公英虽非各经之药，而各经之火，见蒲公英而尽伏，即谓蒲公英能消各经之火，亦无不可也。”蒲公英内服外用皆可。故凡有火热之邪皆可施之。今选蒲公英主要取其清热解毒，更促进凉血止血而不伤脾的作用，量大亦无过。临床一般量常用 10～60g。

偏方简便效也捷

说到用偏方治疗便血，当地有座稷王山，在这个山脚下住着一位年迈的老人。他用偏方治病，方圆数十里都小有名气。由于他看病不收费，有人叫他善大仙；又因为他住在深山老林，也有人叫他山大仙。这位大仙是我家的老亲戚，小时候经常到他家玩，每天都看到有搀扶的老人，或抱的小孩来找他看病。后来学也会了他的一些偏方。就肠风下血来说，有三个偏方试用效果还不错，余加完善，推荐给同道。

验方 1 肠出血 棉籽喳

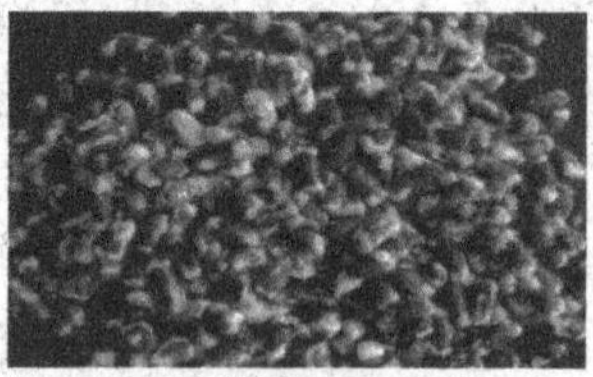

去绒棉籽

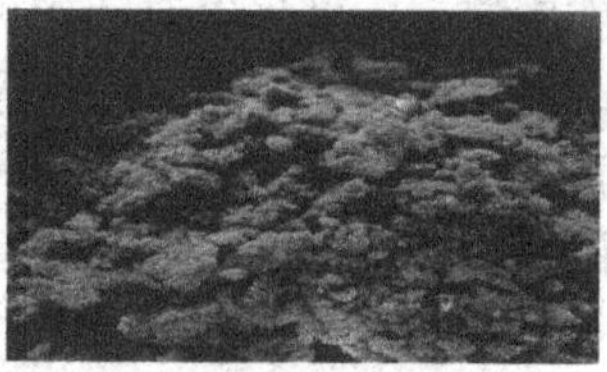

红糖

组成：去绒棉籽 300g，红糖 30g。

用法：将棉籽置铁锅中炒至黄黑色，研为细末，用米汤浓汁加红糖为丸，如梧子大。每早空腹时，用开水送服 9g，上为 1 月量，一般服完即愈。

功效主治：棉籽性味辛，热，有补肝肾，强腰膝，暖胃止痛，止血的作用；红糖，性温，味甘，善于温中散寒止痛。合而主治肠风下血。

注意：忌辛辣食物。

验方 2 大便下血用柿米，一剂用完病彻愈。

组成：柿饼 100g，槐米 50g。

用法：将柿饼、槐米，烧炭存性，共为研末，每服 6g。前 3 天，每天早晚服 2 次。3 天后每早空腹服 6g，服至药完病除。

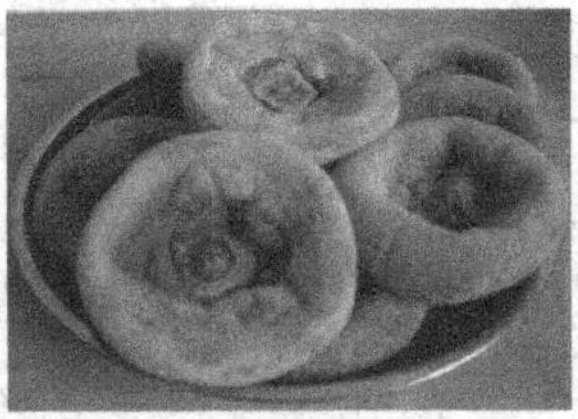
柿饼

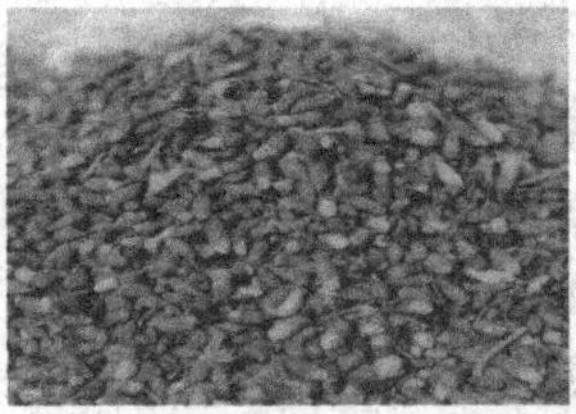
槐米

功效主治：柿饼，甘涩，寒。润肺，涩肠，止血。槐米，味微苦涩，凉血止血。共治大便下血效果不错。

注意：忌辛辣食物。

验方 3 石榴皮止肠风药到病祛

组成：石榴皮 60g。

用法：将石榴皮炒至黄褐色，为细末，每早晚服 6g，开水送下，10 天为一疗程。

功效主治：石榴皮，酸、涩，温。归大肠经。有涩肠止泻，止血，对于久泻、便血有一定的疗效。

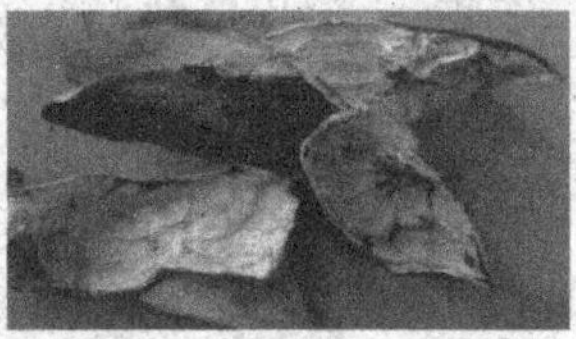
石榴皮

按：石榴皮有止血作用，既可内服止肠风下血，亦可外用，止创伤出血。考《千金方》记载：用石榴皮炒后研末，每服 6g，治疗便前出血，即一般所指肠风下血。外伤出血，如刀伤，用石榴皮研细外敷，止血效果很好。《本草纲目》还记载：用石榴花揉塞鼻孔止出血。因此，其皮、花皆为止血之佳品。

大便下血要重视

闲暇之余，和老师聊天，老师谈到便血背后的隐患问题。他说，有句俗话说得好“便血不是病，大犯会要命”。的确如此，便血只是肛肠疾病中的症状之一，很多的肛肠疾病都有便血症状。临床诊病千万不要只看暂时现象，要知道到便血是由某些疾病引起的症状，要消除的是潜在的隐患。只有及时检查合理治疗才是。在医院经常会遇到某些肛肠疾病引起的不良后果的病例，昨天，我就遇到一个外科转来的病例，约 60 岁的老太太，家住农村，间断地泄泻 2 年多，有时也便血，孤寡一人生活，也不便给孩子们说，自以为上火了，自己找一些刺芥（小蓟）煎水喝，起初有效，时间长了就没有什么效果，还出现体乏纳呆，孩子们见老人精神欠佳，送到医院，她还没说便血的事，做了全面检查，查出是结肠癌晚期，所以大家要引以为戒。为此，结合现代医学为小郎中辨证做一点提示——便血背后的隐患。

主要有以下几方面：①便血可导致头晕、贫血等；②便血会使痔核急剧肿胀脱出，进而形成血栓，成为重危证；③肛门处的分泌物会污染内裤，还会引起瘙痒、湿疹等肛周疾病，对于女性患者，还将导致一些妇科疾病；④便血和便秘可以造成恶性循环，会使人厌食，造成脾胃功能的失常，也能导致肛裂、慢性结肠炎、肛瘘、肠癌等发生。所以，我们为医者，一要做好宣传，二要会合理治疗，努力减少患者的痛苦。

石榴的传说

关于临潼石榴的来历，还有一段神奇的传说。相传女娲氏炼石补天时，将一块红色的宝石失落在骊山脚下。有一年，安石国（安国指今日的布合拉，石国指塔什干）王子打猎，在山林里看到一只快要冻死的金翅鸟，急忙把它抱回宫中，又是喂食，又是治病。金翅鸟得救后，为了报答王子的救命之恩，不远万里，将骊山脚下的那块红宝石衔到安石国的御花园，不久就长出一棵花红叶茂的奇树，安石国王便给它赐名“安石榴”。

公元前119年张骞出使西域，来到了安石国。其时，安石国正值大旱，赤地千里，庄稼枯黄，连御花园中的石榴树也奄奄一息。于是，张骞便把汉朝兴修水利的经验告诉他们，救活了一批庄稼，也救活了这棵石榴树。那一年石榴花开的特别红，果儿结得特别大。张骞回国的时候，安石国王送给他许多金银珠宝，他都没要，只收下了一些石榴种子，作为纪念品带了回来。从此，由骊山“红宝石”变成的石榴，便开始在长安上林苑和骊山脚下定居繁衍，成为今日的临潼石榴。

临潼的石榴也因此在全国驰名，也因为石榴造福了种石榴的人们，让他们因石榴而过上了富足的日子。

笔记六　心悸

心悸反复五六年　审因施治病复原

心悸是心脑血管病发病的先兆

提及心悸，俗话常说心慌，相信很多人都不会陌生，因为每个人都曾经有过心悸的经历，受到过度的惊吓会心悸，剧烈的运动后会心悸，情绪过于激动了会心悸，因此，很多人对心悸都不太当回事。但是，很多时候，不少人遇到的心慌也可能是病理性因素引发的心悸，对于病理性心悸如果不重视，处置不得当，则可能引发严重的不良后果，甚至会危及患者的生命。因此，我们有必要再探讨一下心悸是怎么回事？

对于身体健康的正常人而言，我们的心跳速度虽然不是固定的，有的快、有的慢，不同的人心跳速度都有所不同，男性与女性的心跳速度不同，男性可能快一些；年轻人与老年人的心跳速度不同，年轻人可能快一些。但是一般对每个人来说心跳的节律是相对稳定的，而且是有规律的，大多数身体健康的成年人的心跳频率为每分钟 60～100 次，如果我们心跳的频率出现明显改变时，往往最明显的感觉便是心悸。心悸有的是因为正常的生理反应所引发，但有时可能是一些心脑血管疾病的征兆。近年来，因为心脑血管疾病特别是因为冠心病所引发的病死率直线上升，成了威胁人们生命健康的最大的疾患之一，因此，对于心悸我们必须要高度重视。

心悸给患者带来了恐惧与烦恼

1991 年 5 月 20 日，接诊一位心悸 6 年的患者。

翟某，男 65 岁，退休干部。

初诊病情：心悸 6 年。于 5 年前发生心悸，无明显发生因素，经常不定时感觉心中悸动不安，胸膺窒闷，隐痛，短气，冬春季节及阴雨天诸症明显加重；且每因情志不畅、受凉、劳累而诱发期前收缩及心动过速，心跳可达每分钟 150～180 次；睡眠时，于目合而将欲入睡之际，往往突发心跳加快而难以入眠。经心电图检查，心脏无器质性病变，西医诊为“房性期前收缩”“阵发性心动过速”。长期服用地西泮（安定）、普萘洛尔（心得安）、谷维素、维生素、复方丹参片、心血康等，曾用中药数剂成分不详，成药常用安神定志丸、天王补心丹、生脉饮等。虽经多处求治均无查出明显器质性病变，每天吃药一大把，均无显效，自己非常的恐惧和忧虑。

刻诊：身高体胖，神疲乏力、心悸、失眠、夜间常发生心跳加快、胸部隐隐作痛、口苦、吞酸、有时干呕、呃逆、苔白质红、舌边尖有瘀点，舌下静脉呈紫暗色，脉细涩稍促。分析辨为心阴亏损，痰瘀阻滞，脾胃不和之证，治宜滋养心阴，祛瘀通络，兼和脾胃。

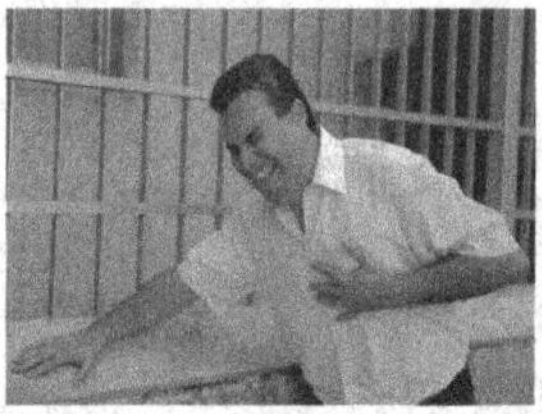

心悸发作

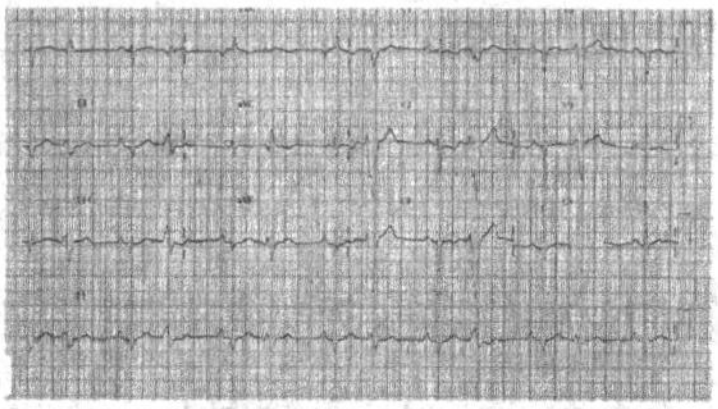

心律失常心电图

方药：炙甘草 9g，人参 6g，桂枝 3g，麦冬 20g，阿胶（烊、兑）9g，酸枣仁 15g，火麻仁 9g，大枣 6 枚，黄芪 20 g，五味子 5 g，土白术 20g，茯苓 10g，砂仁 6g，枳壳 6g，乌贼骨 10g。水煎服，3 剂。

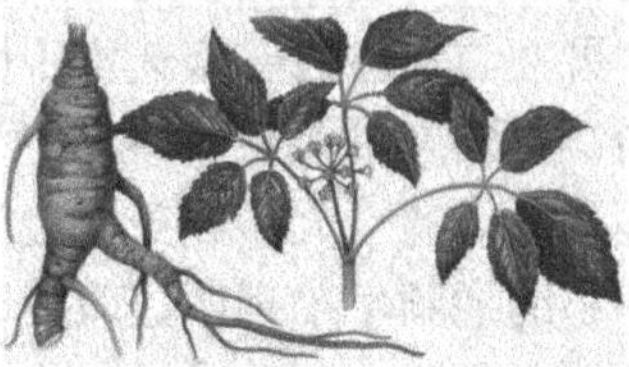

人参

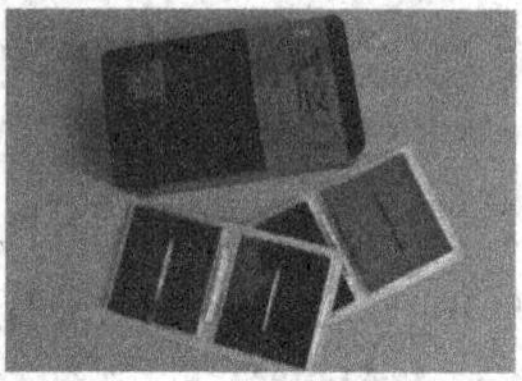

东阿阿胶

患者于 5 月 23 日，二诊，自诉心悸似乎好些，吞酸、干呕止，余症同前，原方加吴茱萸 6g，黄连 3g，又 3 剂。

患者于 5 月 26 日，三诊，看到患者表情淡漠，问起病情，自诉，口苦、吞酸均止，吃饭还不香，仍乏力、失眠，昨夜又发生心跳加快、胸憋闷、心烦，他还说，我的病是不是不治之症。查脉细涩，舌红苔白。

我说，你现在的病情不是已经减轻了吗！愈病心切是正常的，病情偶发也是病愈的过程，我们要坚定信念与疾病作斗争。

他说，是的。我工作的时候没有病过，几乎都没感冒过。现在身体成了这个样子，完全报废了，没有一点价值啦！还有我几个战友都是心肌梗死突然噩号传来，我觉得生命很脆弱！

我又对他说，老翟，咱们是老熟人，你工作的时候整天忙忙碌碌，你是公安局领导，大家都得听你的，也吃得香睡得甜，身体也没病。退休换了岗，环境突变小，整天在家，太太来领导，“鱼大水太小”，身体受不了……

他听了我的话，马上眉开眼笑，说，老伙计，你怎么知道我的心事……

于是我给他开了处方。用逍遥散合生脉饮加减：**柴胡 12g，当归 15g，白芍 20g，白术 20g，茯苓 15g，薄荷（后下）3g，党参 15g，麦冬 12g，五味子 12g，炙甘草 10g，赤芍 6g，丹参 10g，川芎 6g，陈皮 6g，半夏 10g，酸枣仁 20g，灵磁石（先煎）20g**。3 剂。并嘱咐他合理膳食，戒烟限酒，适量运动。服后，诸证大减，继服 10 剂，睡眠、饮食均正常，心悸未再发作。

半年后，他带家属来看病，他的心情愉悦，面部气色也好，主动地说，我现在生活有规律，吃得也香睡得也甜，心率每分钟 80～90 次，心悸再没犯。

按：本例心悸患者的发作无明显的诱因，检查亦无器质性病变，治疗初用炙甘草汤加减稍有小效，后用逍遥散加减施药，再加上心理调节效果才明显，充分说明发病与精神因素有关，治疗不能单靠药物，还需要心理疏导。

老师带进修生讨论心悸病时，还推荐了这个病案，作为学员认识心悸的资料。

学生小靳介绍完病历并谈了自己对心悸的认识。心悸是心系疾病的主要证候之一，有虚有实。虚证有心气虚、心阴虚、心脾两虚、肾阴虚、肾阳虚等；实证则有痰饮、瘀血。若为纯虚证或纯实证，治之不难。但临床所见者多为病程较长的虚中夹实或实中有虚之证，治之较为棘手。如本例心悸 6 年，此前没有器质性病变。一是在季节变化时发作，二与情志不畅有关。再加上长期服用镇心安神、补养心脾以及滋养心阴、温通心阳之方药而疗效平平，可见不是纯虚之证，而是虚中夹实之证。其主要原因还是第二方面，和情志有关。故对证施治才能有效。

学生小王：从患者舌象有瘀点、舌下静脉呈紫暗色等来看，夹有瘀血是很明显的。但老师还考虑到痰的方面，言其“痰瘀阻滞心络”，不知这“痰”从何处辨来?

老师：从整体上看，患者是长期忧思，精神情志抑郁，而心气郁结，气滞则血瘀，瘀久亦生痰动火，心神失宁而心悸。关于痰的问题，现象上似无痰可辨。但患者有一个特异症状：睡觉时于目合而将入睡之际，往往突发期前收缩而难以入眠。这一特异症状便是痰饮停于心下的指征。大家知道，人之所以能入眠，全赖心肾相交，即心阳下降交于肾，肾阴上升交于心，而成“水火既济”之状态。今痰饮停于心下，则心阳下交受阻，心阳不能下达于肾，必郁结而内陷，且化热化火，火热扰乱心神，则出现惊悸而不能入眠。此因心脏突发期前收缩之故也。况痰瘀为患，难分难解，这就提醒临证治疗心悸时，不仅要重视瘀血，而且还要注意胸中存痰。以前说过“病久必瘀”“瘀久生痰”，况且本例患者是思久伤脾，脾虚则生痰。治当理气解郁，祛瘀通络，佐以安神方可体现疗效。独一安神或滋补而效果不鲜。

学生小王：中西医都有心悸之说，临床遇到心悸是按西医辨病好，还是按中医辨证好?

老师：心悸，按西医说是心律失常，分为功能性与器质性两大类。功能性者多为自主神经功能失调，器质性者则是心脏病的合并症；前者易治，后者难疗。见到心律失常到底是功能性的还是器质性的，单凭中医传统的望闻问切四诊是无法确诊的，随着现代医学科技的发展，而必须参考心电图检查，有条件者也可使用超声心动图检查确诊。

学生小刘：我理解老师强调治疗心律失常时既要辨病，又要辨证。目的是为了明确诊断，做到心中有数，以便制订综合治疗方案，也能准确判断预后。治疗时还要发挥中医的"辨证论治"，绝不能单纯地使用"辨病施治"，会趋向片面。

老师：说得非常正确！要学会中西医两方面知识，诊断时要尽量利用现代医学的各种检查手段，但治疗时则要求辨病与辨证相结合，宏观要与微观相结合，专方专药要与辨证论治相结合，才能提高疗效。若患者之心悸并非经年宿疾，而是突发或偶发的新疾，在检查条件不具备时，单用辨证论治也可以。1988 年我下乡到农村，曾治一 50 岁妇女心悸。当时我住在乡镇卫生院，一日夜半，来了个急诊，卫生院几个大夫看了不敢接收，要让病人转院。夜半时分，翻山越岭交通不便，病人到卫生院还是 3 个小伙抬来的，家属和病人都再三请求不转院，无奈把我叫起来，让我想个办法。患者家属代诉：近 2 个月来犯过五六次，每次犯病就是心慌，大约持续半个小时就好了，不犯病一切正常，这次犯病比较厉害，已经 2 小时还没停止，患者心里非常恐慌，家里人也非常紧张。本次突然发病，心悸大作，伴有畏寒乏力，全身震颤不能自控，要用两手交叉贴紧胸口按压则舒服。平时有时胃脘痛，用热水袋暖一暖即好转，这次暖了也不管用。当时这个卫生院还没有心电图机，查心率每分钟 156 次，舌质淡红苔白，脉细数。我看到病人"两手交叉贴胸口"还有"心下悸"，突然想起《伤寒论》第 64 条"……，其人叉手自冒心，心下悸，欲得按者，桂枝甘草汤主之。"便开了处方：**桂枝 15g，炙甘草 10g**。1 剂，立煎顿服。服药 1 小时病情缓解，次日未再犯，又照方抓了 1 剂，第 3 天，病大减。查舌淡红，脉细。又开处方：**桂枝 12g，炙甘草 6g**，6 剂。让其回家服用。又过 6 天，患者和家属步行到卫生院来复查，我已经走了，卫生院大夫给我打电话，我问了病情，照方继用了 6 服，痊愈。

学生小刘：老师治疗心悸，方法很多，除了上述方法之外，是否还喜欢用张锡纯之方？

老师：张锡纯治心病有两首名方，一为定心汤，治疗心虚怔忡；一为安魂汤，治疗心中气血虚损，兼心下停有痰饮，致惊悸不眠。**定心汤以龙眼肉、枣仁、柏子仁、山茱萸、生龙牡、生乳没组成**。若心因热怔忡者，酌加生地黄数钱，若脉沉迟无力者，其怔忡多因胸中大气下陷，配合升陷汤治疗方效。**安魂汤，以龙眼肉、酸枣仁、生龙骨、生牡蛎、清半夏、茯苓片、生赭石组成**。对心中气血虚损，兼有痰饮，致惊悸不眠者，用之多验。

学生小靳：老师，学习心悸的时候还说到了惊悸和怔忡，这有什么区别，如何诊治？

老师：是这样，心悸中包含惊悸和怔忡。因惊而心悸者谓之惊悸，常时作时止，病情较轻；无所触动而心悸者，谓之怔忡，常发作无时，病情较重。一般怔忡多伴惊悸，惊悸日久可发展为怔忡。用现代医学话讲，都属于心律失常，心律失常却有功能性病变和器质性病变的区别。一般惊悸多是功能性病变，怔忡多为器质性病变。

因此在辨证论证时应明确是器质性病变还是功能性病变，即应分清是惊悸还是怔忡。惊悸多与情绪有关，可由骤遇惊恐，忧思恼怒，悲哀过极而诱发，多为阵发性，病来虽速，病情较轻，实证居多，但也存在内虚因素，病势轻浅可自行缓解，不发作时如常人；怔忡由久病体虚、心脏受损所致，无精神因素亦可发病，常持续心悸，不能自控，活动后加重，病情较重，每属虚证或虚中夹实。病来虽渐，不发时亦可见脏腑虚损症状。此类患者需要重视，否则预后不佳。治疗方案较复杂，以后再作专题论述。

现在我再给大家介绍一个常用方，治疗心悸效果也非常好。临床有一部分病人，在中老年女性中居多，临床多表现为心悸气短，头晕目眩，面色无华，神疲乏力，纳呆食少，腹胀便溏，失眠多梦，少寐健忘。舌淡红，脉细弱。此类患者属于心脾两虚型。故治疗上应予补血养心，益气安神为主。方选归脾汤。方药：**当归 12g，龙眼肉 12g，黄芪 30g，人参 10g，白术 20g，炙甘草 6g，茯神 10g，远志 12g，酸枣仁 15g，木香 12g**。水煎服，每日 1 剂，分 2 次温服。应用时会加减更好，对初入临床的不会加减只要对证，皆可有效。

今天的讨论会由学生小靳主持，他说：今天的讨论会气氛很好，同学们能积极发言，老师能认真讲解，一定会促进自己的临床水平不断提高。但由于时间关系，今天就讨论到这里，下周再进行探讨。

心悸自治靠极泉

中医特色治心悸有两好：**免求大夫不花钱，简便易行又安全**。就是自我按摩极泉穴治疗心悸。

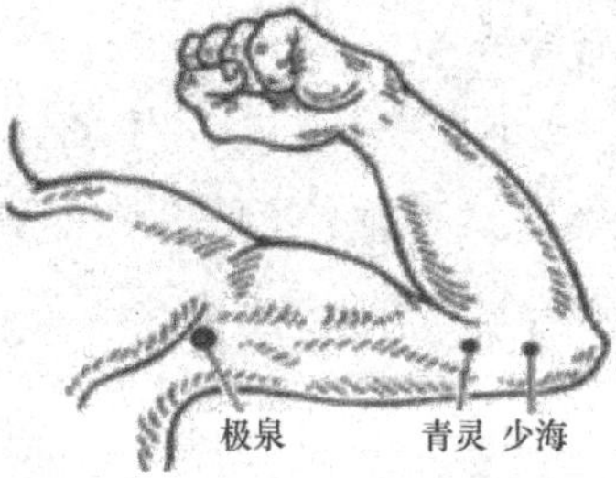

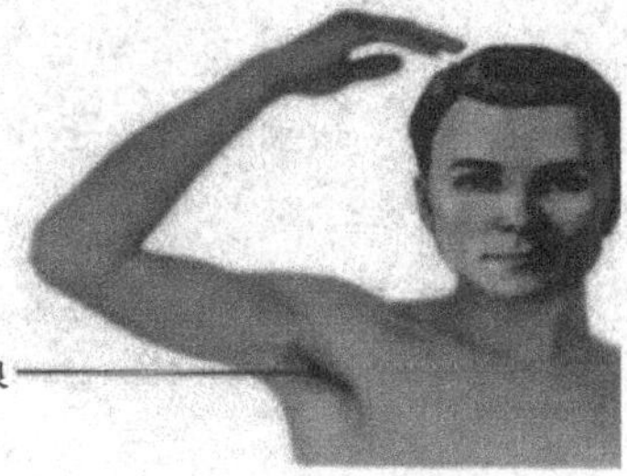

极泉穴是手少阴心经的穴位之一，位于腋窝顶点，腋动脉搏动处。对于心脑血管疾病有预防保健和急救治疗作用。如果身体中的血液通过极泉穴时通畅无阻，也就说明自身心血管方面的机制是健康的。

按摩极泉穴具有急救治疗和预防保健两大功用。一是急救治疗。当遇到有人突发心肌梗死或心绞痛时，抢救措施不便的情况下可以起到急救的作用，然后拨打“120”或采取急救措施，是个缓兵之计。平时按摩可以减缓心悸的发作同时也起到治疗作用；二是预防保健。平常轻度的按揉可以预防保健，这样做能对心脏起到保养作用。对于一些经常觉得胸闷气短、心前区不适、心悸、心慌的慢性心脏病，以及因为血压出现波动所产生的健康问题，进行极泉穴的按摩都有预防保健作用。

穴位功效及主治：具有宽胸宁神、强健心脏的功能。可治疗心脏病、心绞痛、心包炎、脑血管病后遗症、肋间神经痛、癔症、腋臭、肩周炎、颈淋巴结核等疾病。

取穴法：曲肘，手掌按于后枕，在腋窝中部有动脉搏动处取穴。

穴位按摩方法：按摩时，用对侧手的中指指尖按压另一侧腋窝正中的陷凹处，有特别酸痛的感觉；再用同样的方法按压另一侧的穴位；先左后右，每日早晚各按1次，每次揉1～3分钟。连续按2周可休息1天。常按对于心血管供血会有一定的改善，对肩臂疼痛、臂丛神经损伤、臂肘冷寒、肩关节炎、肋间神经痛等疾病，都有很好的调理和治疗作用。

张子和巧法治惊证

张子和是金元时期的著名医家，他善用攻法治病，人们常称他为“攻下派”。然而，他还是心理疗法的一代大师。

有个叫卫德新的人，其妻在一次旅途宿店时，当晚碰上一群强盗抢劫，吓得她从床上跌到地上。此后，凡听到些许声响，她便会昏倒在地，不省人事。诸医用药治疗，病逾1年而不见好转。

张子和经过细心观察、分析，认为属胆气伤败，应采取心理疗法。他让两名侍女抓住病妇的两只手，将她按坐在高椅上，然后在她的面前放一张小茶几，张子和指着茶几说道：“请娘子看这里！”话音未落，“砰”的一声，他用棍使劲打在茶几上。病妇见状大惊，张子和说：“我用棍子打茶几，你怕什么呢？”待她心神稍定，张于和又敲打小茶几，这回她果然不那么惊怕。张子和重复以上动作，并用手杖敲门，暗中让人划病妇背后的窗户纸。病妇渐渐镇定，笑问道：

“你这算什么治法呀!”张子和回答说:《内经》说:“惊者平之”。平，即平常的意思，见惯自然不惊。对受惊者，治疗时要设法让他对受惊的诱因感到习惯，觉得跟平常一样。”这一番解释，说得病人点头称是，当晚，张子和又派人敲打病人的门窗，通宵达旦地折腾她。

从这以后，病人即使听见雷响也不再惧怕了。

笔记七　失眠

欲治不寐有何难　常法选使是关键

何谓不寐

中医称不寐就是常说的失眠，以经常性不能获得正常睡眠为主要特征，是中医神志病中常见的一种病证。“不寐”病名出自《难经·第四十六难》。在《内经》中称之为“目不瞑”“不得眠”“不得卧”。中医古籍中亦有“不眠”“少寐”等名称。临证轻者入寐困难，时寐时醒，醒后不能再寐，或寐而不酣；重者可彻夜不寐。人体正常睡眠乃阴阳之气自然而有规律地转化结果，这种规律如果被破坏，就可导致不寐症。其病因、病机主要有虚实两方面，实者易治，虚者难疗。

若患不寐致反复发作，会让人备受折磨。中医治疗可以让我们尽快远离不寐的困扰，重获身心健康。中医治不寐的历史悠久，治疗方法颇多，可根据患者的不同情况辨证施治，疗效可靠。

中医治不寐有三大优势。

1. 不会有成瘾性　吃中药不会有成瘾性的问题，所以药不会有越吃越多的现象，不寐不会越来越重，也不会影响肝脏的变化或是加重肝脏的负担等问题。虽然目前西药第三代安眠药已经不像以前的药物有成瘾性及依赖性那么大，但多少还是会有的，而中医却不会有这样的问题。

2. 睡觉起来不会有头昏不适　吃安眠药或是镇静药，一般睡完觉起来人会感觉头昏沉，精神不清爽，必须经过一段时间精神才会好转。中药没有这种情况。

3. 中药治不寐不会给体质造成损害　中药最重要的目的是改善人体体质，对症下药，看是因心火、因肝郁等引起的失眠，而辨证施治，即使药物无效也不会给身体或精神造成危害，不影响正常活动，即是开车或是从事危险工作的人，仍然可以正常工作而不受影响。

据说贾老师诊治不寐有擎简弃繁选用药，施药可助效，临证可借鉴。

常法治寐当为先，捷效选使也关键

说到不寐的治疗，临床上是个常见病多发病，也是慢性危害人们健康的棘手病。现代人精神压力大，不寐导致睡眠品质差的情况愈来愈严重。据中国睡眠研究会公布的最新睡眠调查结果，中国成年人失眠发生率为 38.2%，高于国外发达国家的失眠发生率，但是求医者却不到四分之一，其中还有两成的人以“喝酒助眠”，问题会更严重。值得注意的是，睡眠障碍患者只有不到四分之一的人会向医师求助。据调查，多数是因为担心吃药会过度依赖、上瘾，所以不肯吃药，因此有两成的患者，自求办法治疗，其中有一部分人对酒精的依赖最严重；另外则有些人以拼命“运动、阅读”等方式“助眠”，都可能相反造成生物钟破坏，弄巧成拙，更影响生活质量。

那究竟如何治疗不寐呢？看老师怎么教我治失眠。

阳亢选大黄

大黄在《中国药典》中云，味苦，性寒。归脾、胃、大肠、肝、心包经。有泻热通肠，凉血解毒，逐瘀通经之功；在《药性解》中载，味苦，性大寒，无毒，入脾、胃、大肠、心、肝经。性沉而不浮，用走而不守，夺土郁而无壅滞，定祸乱而致太平，名曰“将军”故而。

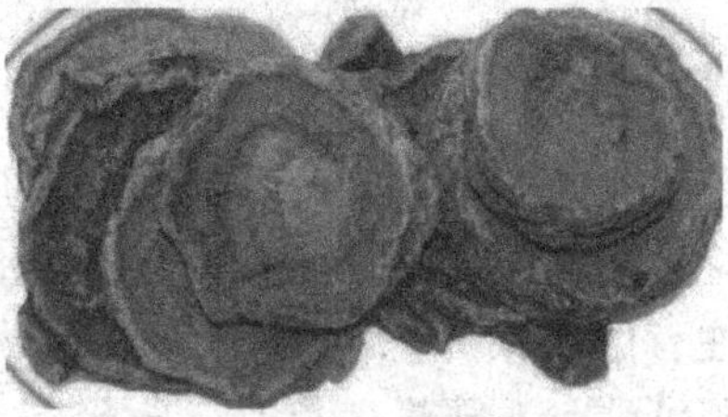

制大黄

大黄治不寐，昔云甚少。多云大黄入脾胃、大肠，人所解也；其入心肝，人多不究。《内经》有“胃不和则卧不安”经典之说，结合大黄有解除实热便秘，积滞腹痛，泻痢不爽，湿热黄疸之效。余用于治疗不寐曾有捷效。

如李某，男，45 岁，不寐 3 年，在多处诊治无器质性病变，常用地西泮维持睡眠，近来失眠加重，服地西泮也难奏效。故来找中医诊治。自觉，心烦不寐，入睡困难，头晕耳鸣，口干咽燥，纳呆健忘，便秘。查舌红苔少，脉细数。诊为心肾不交。拟用交泰丸加味治疗，药用，**黄连 6g，肉桂 3g，制大黄 8g，夜交藤 10g**。水煎服。服 3 剂后，便溏、诸证好转，入睡也稍好。上方大黄减半，又 3 剂，药后，诸证减，身体爽。夜眠能在 6 小时以上。

按：本患者长期不眠，体质较弱，表现阴虚火旺，心肾不交。病本不实，乃因口干便秘，是虚火之象。笔者施以交泰丸合大黄治之。因体虚选制大黄，制大黄泻下力缓，其虽有通便之功，又有清热通腑之效。使得心肾得交，三焦调达，肾水上通，虚火被抑，睡眠得成。大黄常用量 3～30g，用于泻下时不宜久煎，治他证且无妨。

虚者选枣仁

酸枣仁，甘，平。入心、脾、肝、胆经。有养肝、宁心、安神、敛汗之功。治疗虚烦不眠，惊悸怔忡，烦渴，虚汗。酸枣仁，《本经》主治烦心不得眠。朱震亨："血不归脾而睡卧不宁者，宜用此（酸枣仁）大补心脾，则血归脾而五脏安和，睡卧自宁。"至于用量《伤寒论》载，酸枣仁汤用量为2升（约为180g），但今用明显量小，与传统用量差别较大。余在临证治疗不寐用量多在30g以上显效。且无毒副作用。

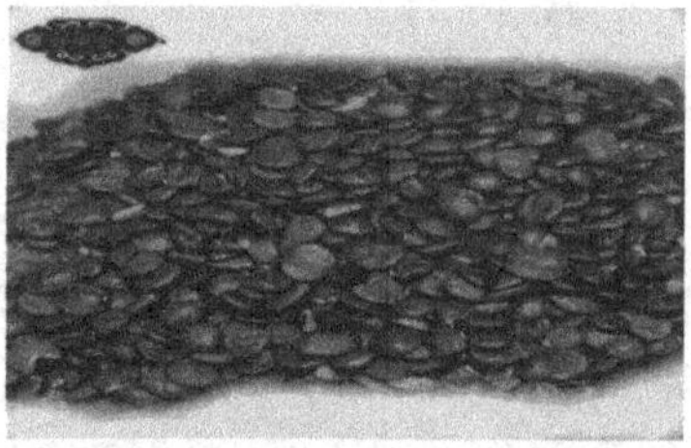

酸枣仁

葛女士，61岁，不寐3年余。经多处用中西药物治疗，睡眠仍是时好时差。近来不寐加剧，连续5天彻夜不眠前来就诊。刻诊，自诉：彻夜不眠，上半身出汗，下肢不温，时有心慌，夜尿2～3次，大便尚可。舌淡苔白腻，质偏暗，舌下静脉青大，脉弦数。既往有甲状腺功能减退症。西医诊为，甲状腺功能减退症，失眠症。中医诊为，不寐证。分析病机，乃为心肾不交，心神失养。治宜交通心肾，养心安神。方取交泰丸合酸枣仁加减施治。药用：**黄连20g，肉桂6g，炒枣仁80g，山茱萸20g，五味子10g，煅龙牡各20g（先煎）**。水煎服，6剂，出汗减少，心慌，下肢畏寒亦减轻，可睡眠3小时左右，还睡不实，多梦易醒。大便仍稀。查舌仍暗，苔薄黄，脉沉细。分析安神力欠，需加强养心安神之功。上方枣仁加至100g，又6剂。出现乏力思睡感，余无不适，停药保养。

按： 说到炒枣仁一药，《本草备要》谓"补而润，敛汗，宁心，甘酸而润，专补肝胆，敛汗宁心，疗胆虚不眠。"因其补心胆功著，故选作治失眠之主药。但酸枣仁用量宜大，《金匮》中的酸枣仁汤，枣仁用二升。看来枣仁是药食同源之品，大剂量应用无过。凡虚劳不得眠者，均可施之。临床验证，用量多为60～90g之间效果明显。若遇疑难重症者，还可逐渐加量使用。如本病例用100g，辅以交泰丸交通心肾之引经作用，故治疗不寐效果颇佳。

肝郁选丹参

"丹参"在《全国中草药汇编》记载：味苦，性微寒。归心、肝经。有祛瘀止痛，活血通经，清心除烦的功能。世人用于治疗月经不调，经闭痛经，癥瘕积聚，胸腹刺痛者不鲜。用于治疗心烦不眠少矣，老师常用此治疗不寐。

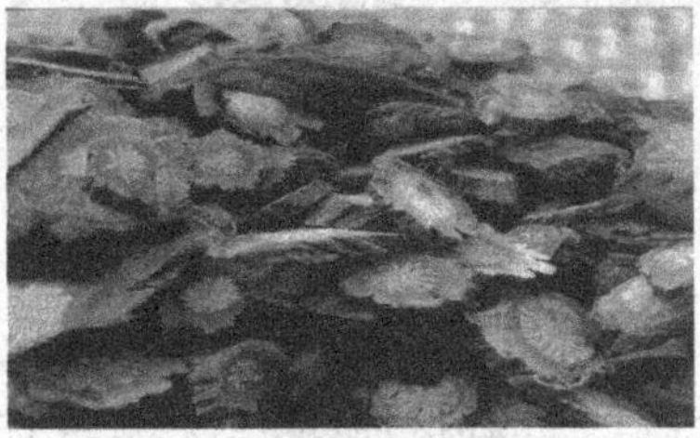

丹参

曾治耿某，男，55 岁。于 1 年前因工作受到指责（后查明是受委屈），尔后失眠 1 年多，经常彻夜不眠，曾用中、西药物、针灸等方法治疗均无明显效果。目前只能用地西泮控制，且每天用 3～4 片才能睡 1～2 小时。工作效率明显下降。无奈前来求治。自述：胸胁烦满，头晕目眩，口苦咽干，脉弦细数。分析：仍为肝郁化火，心肝血虚所致。仍宜疏肝解郁，故拟丹栀逍遥散加丹参治之。处方：**柴胡 10g，当归 10g，赤芍 6g，白术 10g，茯苓 10g，甘草 10g，生姜 3 片，薄荷 4g，牡丹皮 10g，栀子 10g，丹参 20g**。3 剂始能入睡，10 剂，睡眠正常。

按：《内经》云："寐本乎阴，神其主也，神安则寐，神不安则不寐"。老师治疗本例患者，第一，乃由情志不遂，肝气郁结，肝脾血虚，化火生热，郁热搅乱而心神不安，丹栀逍遥散疏泄郁热，神安则寐，诸症可除。

第二，如此严重的失眠，老师有其独到的见解。余问为什么不用龙骨、牡蛎、炒枣仁？师曰：肝应疏泄，今肝疏泄失职，应疏其肝而郁散病解，若重用重镇之药会抑其疏达之性，则郁者更甚则病乃难解，故仅予疏肝理气而不用龙骨、牡蛎、炒枣仁也。

第三，凡由肝郁化火，邪火扰动，心神不安等因素而不寐者，丹栀逍遥本可治之，何增丹参呢？因肝郁必有气滞，气滞乃致血瘀，本方加丹参并易白芍为赤芍意在祛瘀通络为其一；其二方加丹参，取其清心除烦的功能。且治疗心烦不眠可达速效。用量宜大，量小欠佳。一般为 10～20g。

湿热选苦参

苦参是性味苦，寒，入心、肝、胃、大肠、膀胱诸经。具有清热燥湿，祛风杀虫，利水退黄、明目止喘等功效，可单味或入复方中煎服，亦可外用，运用得当，疗效明显。思其能入心，能清热燥湿，试用于治疗不寐且效佳。

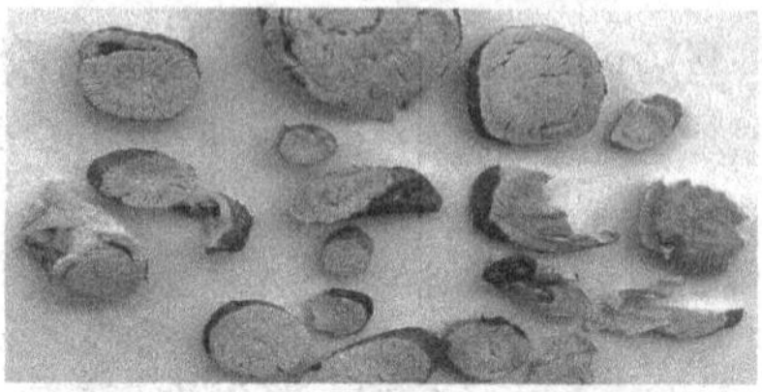

苦参

曾治一男士，40岁。患失眠已3年之久，加重3个月。曾多处更医求治，疗效不佳，长期靠服地西泮维持，每晚口服地西泮3～4片，才能睡眠2～3小时。刻诊：患者形体壮实，面白色暗，头晕出头汗，口干口苦，胸闷心烦，咽塞有痰，食欲尚可，二便正常。舌红，苔黄腻，脉滑数。辨为痰湿内扰。拟以清热化痰，和胃安神。予温胆汤加减治之。方药：**橘皮10g，半夏10g，茯苓10g，枳实10g，竹茹10g，夜交藤30g，甘草6g，生姜10g，大枣5枚（擘）**。每日1剂，水煎服，服完6剂后，痰少纳增，不寐疗效不显。查脉舌如故，分析仍有湿热内扰，宜加强清热燥湿之力，在上方的基础上加苦参10g。又服6剂，失眠有明显好转，不服地西泮也可睡眠4小时左右。余症均改善。效不更方，继服15剂，以善其后，病愈。

按：苦参治不寐，古代文献记载不多，在《别录》中云其所能，"安五脏，定志益精"，《本草经百种录》中谓其可"去心腑小肠之火"，虽未直言可治不寐，然从药效分析，却不难知晓，有"去心火，安神志"的功效。

再说不寐一证，不外虚实二端，虚证多系心失所养，实证多为实邪扰心，故无论虚实，皆与心系有关。从苦参的功效以推之，其理亦明。现代医学研究认为，本品所含之苦参碱有麻痹或抑制中枢神经的作用，此亦为本品治不寐提供了可靠的药理学依据。

余通过临床观察，本品用于不寐证之治疗，取效之关键在剂量。小剂量（6～10g）疗效一般，大剂量（15～30g）方可显效。惟本品系苦寒之药，易伤中阳，故凡脾胃虚寒者忌用。

善后须调理，才能有体健

常言道，"创业容易，守业难。"长期不寐的人通过治疗，睡眠有了改善还要巩固疗效，才能提高生活质量。下面介绍5个注意事项会有效调理善后。

坚持安时作息

大家都知道人体通过夜间睡眠的各个不同时段，进行主要的休整、调节。所以晚上最好在11时前进入睡眠。早上也不宜晚起，特别是不入睡的赖床其实会让人更易疲劳。中午有条件可以午睡，但时间最好控制在 1 小时左右，且最好不要再在下午 3 点后再睡觉。规律的作息，不仅仅有益睡眠，同时能使你的注意力集中，工作效率得到提高，记忆力提升。即使对于繁忙的职业人，要坚持规律的作息时间也并非不可能，关键在于你自己是否有毅力坚持。

养成良好习惯

毫无疑问，饮食习惯对于睡眠是有一定影响的。首先早、中、晚餐的规律进食对人健康是有益的，特别是晚餐对睡眠的影响较大，晚餐吃得过饱、太晚，都会对胃的功能造成负担，而影响睡眠。另外睡前少喝水，否则频繁的如厕也会影响睡眠。还有平日不要过多摄入含咖啡因、尼古丁和过量含酒精的食物，这些因素都会影响睡眠质量。此外可多吃点红枣、小米、牛奶等助眠食物。最后可遵医嘱适当补充钙、镁、硒、复合维生素 B 等微量元素。

适时的体育锻炼

锻炼有助于身体健康，能保持较好的身材，还能改善睡眠。每天抽出一点时间，最好在下午 4 时或 5 时左右进行最少半小时锻炼，锻炼项目要因人而定。这将有助于夜晚的睡眠，同时对缓解疲劳也有一定的作用。

睡前要精神放松

睡前是否还在进行着剧烈的脑部活动?那会使你不能立即入睡，而且容易多梦，所以睡前 1 小时应抛开一切思绪。同时最好用热水泡泡脚或者冲热水浴，都会使身体放松、睡眠质量提高。

选择合适的睡眠环境

有了舒适的床铺，才会有舒适的睡眠。将卧室整理的干干净净是必要的，睡觉时心情也舒畅。睡眠时，最好保持弱光或夜间熄灯睡觉为好。如果有条件可在卧室放一些绿色植物，如千年木、常春藤、吊兰、文竹、绿萝等，改善一下空气质量，提高一点负离子浓度。另外就是外围环境，卧室不能选在马路边、夜市旁、霓虹灯下等环境嘈杂的场所，这些都会影响睡眠质量。

不寐误区有三

一是，目前很多人认为不眠已经成为现代人的通病，也不是什么大不了的病，治不治没关系。其实不是这样，如果不治疗，待严重时治起来也更困难，还可以导致很多疾病。如果不寐前期，选择服少量的药物就能治愈，或不用药通过食疗也可治愈，省事又安全。

二是，很多人都是长期不寐，既不就诊也不治疗。这也许是某种疾病首发的先兆，可能昭示着身体某种疾病将要发生，应当予以重视。

三是，还有一部分人，自己给自己开药，听别人吃什么药，他就吃什么药。或是专门找艾司唑仑片，若找不到就用多塞平等，这都不正确，都会引起不良后果，需引起注意。

食疗也可助睡眠

下面介绍两个治不寐的食疗方。

酸枣仁粥

取材：酸枣仁 20g，粳米 60g。

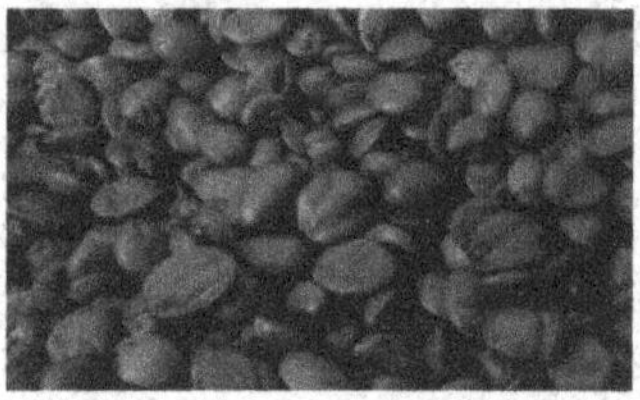

酸枣仁

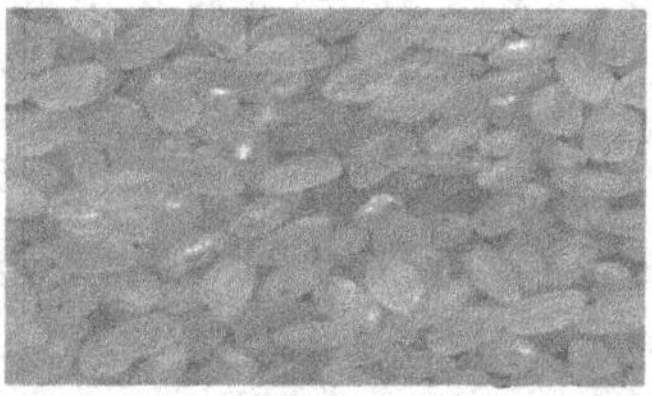

粳米

制法：先将酸枣仁捣碎，煎取浓汁；再把粳米，淘净煮粥，待米熟时加入酸枣汁同煮，粥成淡食，加糖食亦可。作为每日晚餐温食之。

功效主治：酸枣仁甘酸性平，能够滋养心脾，补益肝胆，是治疗虚烦不得眠的良药。此粥对神经衰弱、失眠多梦疗效甚佳，不眠无论新久，皆能使用。

丹参冰糖水

取材：丹参 30g，冰糖 10g。

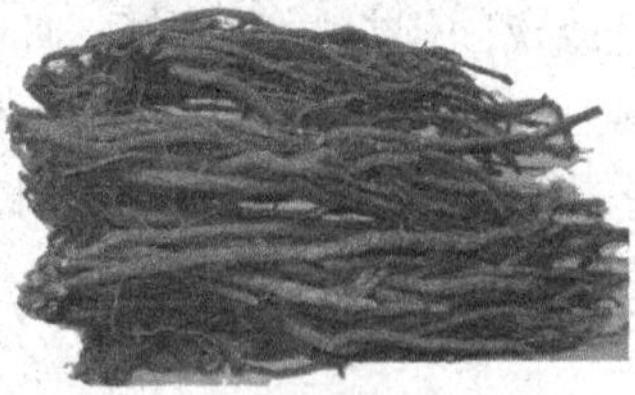

丹参

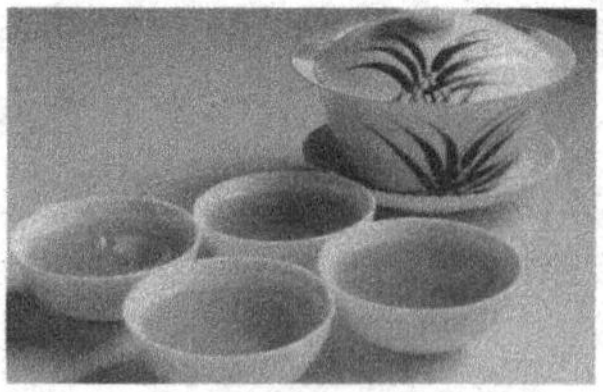

丹参冰糖水

制法：将丹参放入容器中加水 300ml 浸 30 分钟，用文火煎煮 20 分钟，去渣，加冰糖再稍煮片刻，分次代茶饮用。对于各种慢性睡眠障碍均适用。

功效主治：丹参苦微寒，活血安神，对长期失眠者有安神助眠作用。

总之，不寐是多种原因引起的精神障碍疾病。主要原因包括饮食不节、情志失常、劳逸失调、思虑过度、病后体虚、年老虚弱等，导致心神不安，神不守舍，不能由动转静而致夜不能寐。只要能够改善不良习惯，即使有顽固的不寐，能正确辨证合理施治，也能够完全改善睡眠。对于治而无效反而病情加重者，应予以重视，以防恶性病变的发生。

大黄的传说

谈到宫廷用药，人们总会想到人参、鹿茸（代）、燕窝等高级补品，其实有一味人们熟知的泻下药也常被使用，它就是大黄。

大黄在宫廷中的使用历史可追溯到南北朝时期。当时有一位叫姚僧坦的名医，用单味大黄治好了梁元帝的心腹疾病。在清宫医案中，大黄应用之广泛，炮制之讲究，剂量之斟酌，用法之多样，配伍之精当，堪称之最。从宫廷处方的档案证实，宫中上至皇帝、太后，下至宫女、太监，不论是花甲老人还是垂髫小儿，凡有里滞内存（积食），或实火血热，或瘀滞经闭等症状，御医在处方时常将大黄作为重要的药物。

御医每为皇后、嫔妃、宫女治疗月经、月经延期等，所开处方药中常用大黄。慈禧常服的“通经甘露丸”也有熟大黄成分。光绪三十三年，慈禧太后已经年逾古稀，御医们仍照用大黄不误。在清宫医案的脉案医方中，还记载清朝末代皇帝溥仪 6 岁时因病曾用过大黄；道光皇帝的七公主，5 岁时发高热血热未清，处方中的大黄用量竟达一两；光绪帝因患眩晕，御医张仲元以宣郁化滞之法医治，并用元明粉一钱（后煎），酒炙大黄一钱五分为引。

笔记八　嗜睡

多寐嗜睡岂当然　及早治疗无遗憾

幼听故事不为然

我记得，小时候我常睡在妈妈的怀抱中，她轻轻地拍着我的屁股给我讲故事哄我入睡。她说：曾有个“挑担子睡觉的人”，从前，人们外出都是步行，没有什么交通工具。走的道路也没有现在这么平整，普通老百姓特别是生意人肩上都挑个担子，尤其是逢集赶会时，人们出去挑上自己家的东西，回来再把自己要买的东西挑回来，非常辛苦。一天，在一条平整宽敞的道路旁有个人肩上挑着担子站在那里一动也不动，远看，人们以为是他累了要换肩，近看却闭着两只眼睛，路人一个个都从他身边走过，有的议论“这是什么人!”有的人在看热闹，有个好心人把担子从他肩上卸下，他就站在那里睡了大半天，有的赶集的人都回来了，说“这人怎么还在这里站着”，路人才把他叫醒!

还有个故事：“站着睡觉的老头”。夏天，小麦收割完以后，正是农田要耕耘的季节。一天，路人在经过一片田地时，很多人都在自己田地里赶着牛马耕地，唯有一个老头站在地头上手扶着犁拐一动也不动，前面卧着一头大黄牛。种庄稼的内行一看不对头，要说是休息也不正常。正常休息是到了地头把牲口调回头再休息，他是牲口在地边没有调回头，而是在地里头。路人好心叫喊他，他也不理睬，别人告知说“老头睡着了，他经常这样的!”

小的时候，听妈妈讲的故事我不以为然，尤其是姐姐告诉我，“妈妈逗你玩”。我就越不相信妈妈讲的故事是事实。直到我上了中医学校，听老师讲内科病“多寐”时，有个例子说“司机多寐惹大祸”的故事。我才突然想起妈妈给我讲的故事，恍然大悟，确有其事，实有其人。多寐如此重要，但世人了解甚少。据调查，多寐的人大多是吃得好睡得香，就是干活懒。所以，多数人不认为是病，而认为是好逸而恶劳的“懒汉病”，但不予治疗就会延误病情。

多寐嗜睡是何缘

多寐病也叫嗜睡症，多眠症，是指不分昼夜，不分场合地点，随时可以入睡，但呼之能醒，醒后又复睡的病证。中医认为：多系阳虚阴盛、气血虚损、湿邪困脾所致。《内经》认为睡眠现象和阴阳二气有关，清醒是阳气盛的表现，入睡是阴气盛的结果，多寐的病机是阳虚阴盛。如《灵枢·寒热病》篇曰："阳气盛则瞋目，阴气盛则瞑目"。阳主动，阴主静，故阴盛多寐。《灵枢·大惑论》又说，"夫卫气者，昼日常行于阳，夜行于阴，故阳气尽则卧，阴气尽则寤。"仲景亦宗此说，认为心阴不足则多寐。如《金匮要略·五脏风寒积聚》提出："心气虚者，其人则畏，合目欲眠。"后世医家根据脾主四肢肌肉的理论，提出多寐嗜卧与脾胃病有密切关系。金代李东垣观察到多寐常见于脾胃虚弱的患者。清代沈金鳌《杂病源流·犀烛》认为多寐属心脾两虚。《丹溪心法·中湿》指出："脾胃受损沉困无力怠惰好卧。"可见多寐病的病因病机多为阴气盛，脾虚湿盛所致。

常见多寐有哪般

在某些热性病或慢性病过程中出现多寐，每为病情严重的预兆，应予以重视，另作专题探讨。单论多寐，有虚、实之分，实则易治，虚者难疗。亦有五脏寒、热之别，辨治繁杂，小郎中初施难解。今以师承经验，按照男女老幼之别区分嗜睡。概例常见多寐之证治，以飨同道。

学不上进是何缘

1992 年以来，我在门诊遇到好几例儿童多寐证，由家长带着来看病，他们说，"我的孩子原来学习挺好，在班里老是名列前茅，现在一天天在落后，到底是什么病在作怪？"

5 月 20 日，遇到一男生，15 岁。由其父母带之前来就诊。候诊时他趴在母亲的怀里不一会儿就睡着了。

排队轮到他就诊了，其母代诉：这孩子上课打瞌睡已两个来月了，从 3 月份开始，每天吃饭不少，老是困乏没精神，据他说每天不论上下午，一上课总是打瞌睡，后来几乎坐下来就瞌睡，曾在几个医院诊治，花费近万元检查费，没有查出病因。现在夜间睡眠也不宁，恐惧，梦多易醒，倦怠，口干，喜冷饮。刻诊：查其形体肥胖，舌质淡红、边有齿痕，脉沉细。西医认为：特发性嗜睡症。中医诊为：多寐。证属：脾虚湿阻。治宜：健脾化湿。方以香砂六君子汤加减。方药：**木香 5g，砂仁（后下）6g，陈皮 10g，法半夏 10g，云苓 30g，苍术 15g，黄柏 6g，川牛膝 15g，薏苡仁 30g，藿香 10g，佩兰 10g，滑石 30g，白术 20g，党参 10g，炙甘草 6g**。6 剂，每日 1 剂，水煎分 2 次温服。

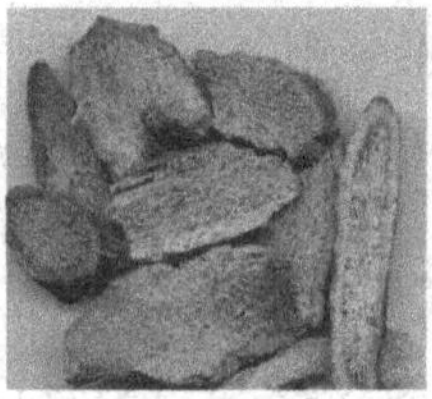
广木香

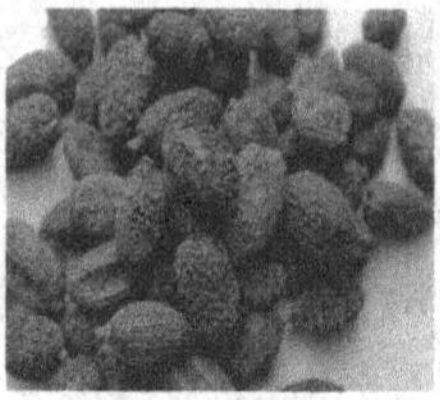
砂仁

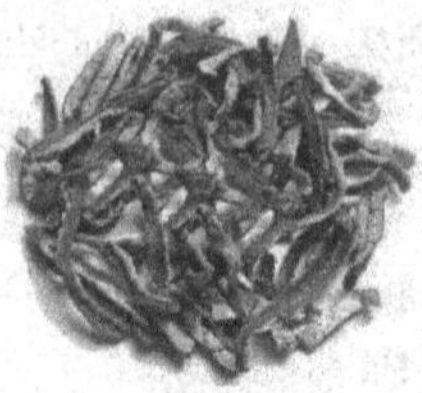
陈皮

5月26日，二诊：服药后，白天嗜睡明显好转，上午上课不打瞌睡，下午上课仍有短暂嗜睡，夜间睡眠还不十分安宁，仍有恐惧，梦多易醒，已无倦怠，仍口干，喜冷饮。苔薄白，脉沉细。

分析：已无倦怠，嗜睡明显好转说明脾健痰湿渐化，上方去党参、白术。仍口干、夜寐不宁，恐惧，梦多易醒，痰热内扰心神，故改温胆汤清热化痰，合四妙散清利湿热治之。

木香6g，砂仁6g，竹茹10g，枳实10g，陈皮10g，法半夏10g，云苓30g，苍术15g，黄柏10g，川牛膝15g，薏苡仁30g，藿香10g，甘草6g。又6剂，水煎服。

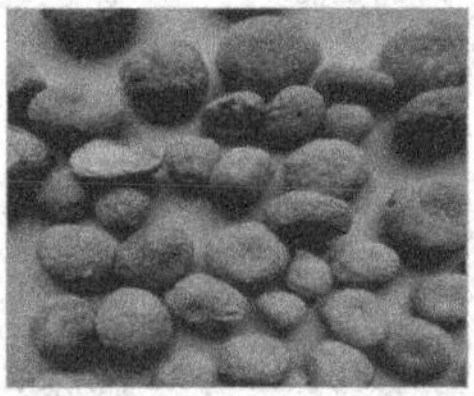
法半夏

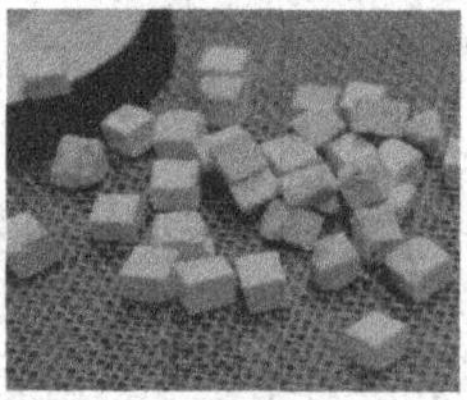
云苓

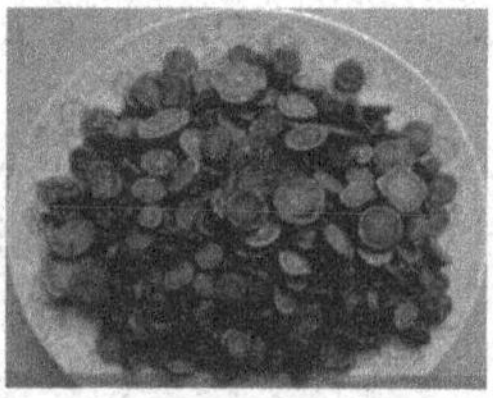
炙甘草

6月3日，三诊，嗜睡不再发作，乃体胖懒动，夜寐梦多，口稍干，舌质淡嫩，苔白腻，脉沉细。

分析：嗜睡虽不再发作，但仍梦多，口干，痰热未能尽清，故方改黄连温胆汤加减清化痰热，宁心安神治之。

黄连3g，竹茹10g，枳实10g，法半夏10g，陈皮10g，苍术10g，云苓20g，生山楂30g，薏苡仁30g，炙甘草6g。6剂，水煎服。药尽，病愈。

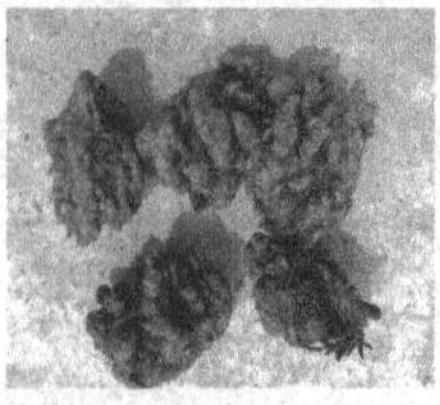
川黄连

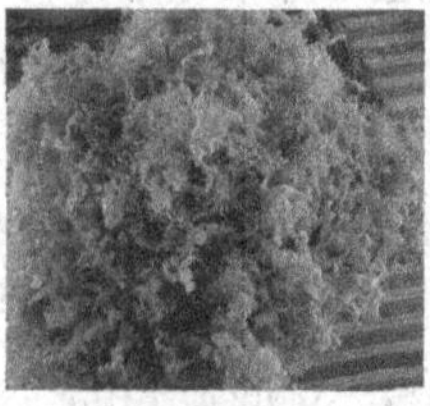
竹茹

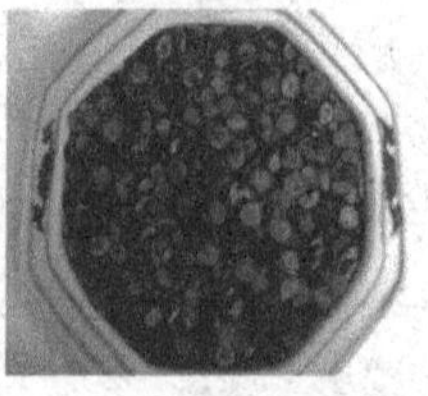
炒枳实

半年后，学生刚放寒假时，其家属到门诊送来感谢锦旗，上面写着“当代华佗，妙手回春”，他爸爸非常高兴地说，患儿嗜睡未再发作，感谢你们解除了我们全家最大的忧患，期末考试，孩子的学习成绩也有明显的提高。

按：查其多寐源流，《脾胃论》说："脾胃之虚，怠惰嗜卧。"《杂病流源·犀烛》则认为"多寐，心脾病也，一由心神浑浊，不能自主；一由心火虚衰，不能生土而健运。"对此类患者的治疗，总结前人的经验，"肥人多痰湿"，得出"体胖或浮而多寐，湿胜也。常用以平胃散加防风、白术治痰湿；食乃困倦欲卧，脾气弱，俗名饭醉，宜六君子汤加三仙；四肢怠惰而多寐，气弱也，宜用参术之类施治"。

该患者形体肥胖、嗜睡，倦怠，舌质淡红、边有齿痕，脉沉细。为脾虚不能健运，痰湿内盛，阻遏气机，蒙蔽元神。夜间睡眠不宁，恐惧，梦多易醒，口干，喜冷饮，乃痰湿热化，上扰心神，以致心神不宁。法当健脾运湿，清热醒神，方以四君子汤健脾益气；二陈汤加苍术燥化痰湿，木香、砂仁、藿香、佩兰芳香醒脾；体内湿有热化之象，故以四妙散清利湿热，等方法治疗而病愈。

经行嗜睡岂当然

妇女每个月都会有几天"特殊的日子"，这是正常生理现象，但在这些日子里身体感到不舒服，轻者觉得神疲乏力，重则头晕头痛，四肢无力，甚至不分昼夜，时时昏昏欲睡。明知刚起床没多久，可一会儿又犯困要睡觉，这种现象多数人也觉得很正常，也包括一些非专科医生在内，这种认识有欠妥当。

中医把这种现象称之为"经行嗜睡"。以前发病者多为40岁以后的女性，当今，由于生活节奏的加快和社会经济带来的自身危机，女性承受的压力越来越大，使得现在很多20多岁的女性也出现"经行嗜睡"等症状。经行嗜睡是指妇女每遇经行前后，或适值经期，不分昼夜，时时欲睡，呼之能醒，醒后复又欲睡的病证，又称经行多寐，周期性睡眠过多症等。

笔者从临床上接触到的这些病人看，这种病象的出现与妇女的体质禀赋有一定关系，主要与肝阴不足有关。

肝阴不足也多眠

妇女肝阴不足会有全身无力，经行时多数伴随嗜睡、剧烈痛经、焦虑烦躁、精神不集中、行为改变等多种症状，有的情绪低落甚至想自杀。之所以会出现上述症状，总的来说，与这些女性肝阴不足有关。

中医认为，肝是女子先天之本，肝的经脉绕阴器上行，走两胁，绕过乳房上行，由耳前上巅顶。女性发育后，无论是月经、妊娠、生产、哺乳，都会消耗大量阴血。如果阴血消耗过多，没得到及时补充，精血不能充养脑髓，就会出现嗜睡、头晕、头痛乃至烦躁、焦虑等症状。如果肝经在运行时受到阻碍，就会出现乳房胀痛、腰酸背痛、痛经，严重者甚至呕吐、大汗淋漓等，每经历一次月经和生一场大病差不多。如果对这种现象没有正确的认识，不能早期干预，合理治疗，势必影响未来，造成未老早衰，轻者形成痴呆，重的会有慢性缺血性脑梗死等。故应当予以早期治疗。

调理肝肾祛多眠

具体说来，经行嗜睡者主要表现为气血两虚、肝肾阴虚、肝气郁结、脾肾阳虚几种情况。由于社会在发展，人们的饮食结构改善，与10年前相比，和营养缺乏有关的气血两虚以及脾肾阳虚的患者已经越来越少，但因为工作压力增大引起的女性肝气郁结及肝肾阴虚者则越来越多。其证治如下。

余曾治农村老家邻居一小女。13岁月经来潮，起初月经两三个月来潮一次，每于经来少腹作痛，伴有乏力嗜睡，此事常告其母。其母训其女，这是女人的常事，暖暖肚子睡睡觉就好了，幼女照其做。后来随着年龄的增长，病情日趋严重，再加上一犯病就不能上学，请假回家休息。无奈母带女在当地就诊，起初小医生给点索米痛片，严重时打一针阿尼利定，腹痛减轻了，但精神疲惫还要睡几天觉，这个月过去了，下个月仍依旧。1992年9月，小女已上高中了，高中离县医院不太远。因为和我是老乡，9月10日她特意到门诊找我，要求再给她打一针阿尼利定。我把了脉，问了病情。

自诉：现在月经将来即出现乏力、口干咽燥、头痛烦躁、忧郁嗜睡，甚至无原因地哭泣或大怒；严重者不愿意理睬人，卧床不起，还伴有乳房胀痛、小腹胀痛感，午后下肢肿胀等症状。

我问她，你这种情况有多长时间了。

她说，时间可长了，并且也越来越严重。

我告诉她，这个问题不是小事，要认真对待。我建议你要采取根治的措施，不能火烧眉毛只顾眼前！

她说，那怎么办？

我说，你应当奔着三点去做。

哪三点？她又问。

我说，实惠，省钱，不怕苦三点。

她问，那具体怎么做？

那就是吃中药。我说。

她说，我最害怕药苦。为了解决病苦，那只能如此了，我相信你！

于是我给她开了**逍遥丸加生地黄30g，延胡索10g，女贞子10g，墨旱莲10g，生枣仁30g**。3剂，水煎服。并嘱咐在下一次月经来前1周，再喝几剂药最好，估计按照此法，再用两个月问题就不大了。

10月3日，小女又来找我，她说，上次吃了药，情况很好，肚子胀痛减轻，月经较顺利，量也比以前多了，身体稍有困乏，口干头痛、烦躁嗜睡均好转，没有休息，也没有耽误学习。估计月经再有 1 周就要来了，今天我又来找你看看。

我又把了脉，脉虚弦，舌淡红苔薄白。于是在上方的基础上减延胡索，又开 3 剂，服用照前法。并嘱下月照服中药巩固。

11 月 4 日，小女即来就诊，很高兴地说，服药后效果非常好，就是还犯困，其他诸证均不明显，犯困的问题平时也有。

我又诊了脉，脉仍虚，查舌淡苔薄。又在上方的基础上加党参 15g，黄芪 30g。6 剂，巩固善后。

寒假见其母，诉其女一切良好。

按：本证主因肝气郁结及肝肾阴虚所致多寐。乃用逍遥散疏肝解郁，健脾养血。肝主疏泄喜调达，体阴而用阳。脾统血调气，统调水道，以养五脏，脾虚气弱则统血无权，肝郁血虚则疏泄不利，所以经期乏力嗜睡，痛经不适。故用逍遥散疏肝解郁合拍；另有口干咽燥是肝肾阴虚的表现，故加二至丸生地黄以补肝肾；加延胡索以理气止腹痛；加生枣仁以解嗜睡。

但因每个人体质不同，病情轻重有异，胖瘦有别，适用的药物分量也应有别。一般来说，偏胖的人当然比偏瘦的人药物分量应多一些为好。

一般说来，有行经嗜睡的妇女，还要注意合理膳食，适量运动，结合及时中药治疗，都可以取得满意的治疗效果，不会遗留后患。

老年嗜睡惕中风

一般的老年人睡觉时间会有所缩短，但是有些老年人，反而更加嗜睡，经常打瞌睡。对于这部分老年人来说要引起注意，很可能将有心脑血管疾病发生。观察发现患缺血性脑血管病的患者，发病前都会出现哈欠连天和嗜睡的表现。再加上其步态异常，步履蹒跚，走路腿无力，并伴有肢体麻木时，都是发生脑血管病的预兆，绝不可轻视。通俗地说，此类人群临床检查常发现有高血压、脑动脉硬化的表现，由于动脉粥样硬化、管腔变窄、血管壁弹性降低，致使流向大脑的血液量减少。当大脑缺血缺氧时，会引起哈欠频频，昏昏欲睡。据调查，目前此类患者逐年呈上升的趋势，并且越来越年轻化，不得不引起人们的重视。

1992 年秋，余接治了一胖小伙，董某，工人，年 48 岁，由同事搀扶来门诊就治。自诉：8 年前开始出现间断性的头晕体困，并无其他明显异常感觉，不影响干活，未引起注意。到 1989 年，头晕逐渐严重，每天昏昏沉沉，但不胀不痛，同时出现瞌睡多，记忆力明显减退。经多处治疗均无明显效果，且缓慢加重，但仍能工作，也就未引起足够的重视。

时至今天，1992 年 9 月 8 日，休息喝水，睡意绵绵，水杯从手中滑落，而被同事送至门诊求治。诊见身体偏胖，表情淡漠，神志清楚，对答切题，无口眼歪斜，无口角流涎，动作缓慢，似睡非睡，有健忘，反应迟钝，自觉左侧上下肢酸麻乏力，但四肢活动如常，肌力正常，走路平稳。查血压 142/94mmHg。脉细弱，舌胖淡暗苔稍腻。分析证候，属气虚血瘀。治宜补气活血通络。药用：**黄芪 60g，归尾、赤芍、桃仁、红花、川芎、地龙各 10g，川牛膝 20g，天麻 5g，人工牛黄 0.5g（吞服）**。水煎服，每日 1 剂。服 6 剂后精神爽快，头晕、健忘、嗜睡也明显减轻，左侧肢体仍有乏力。守方继续调治 15 天后诸症消失。

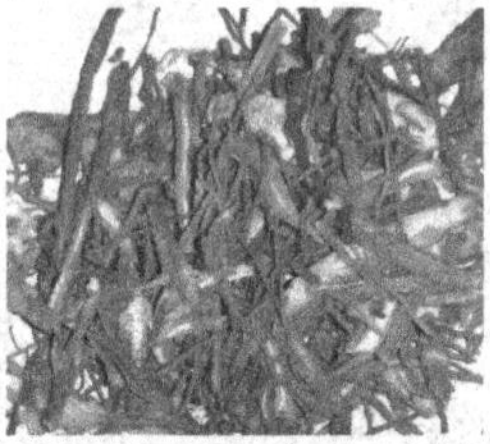
当归尾

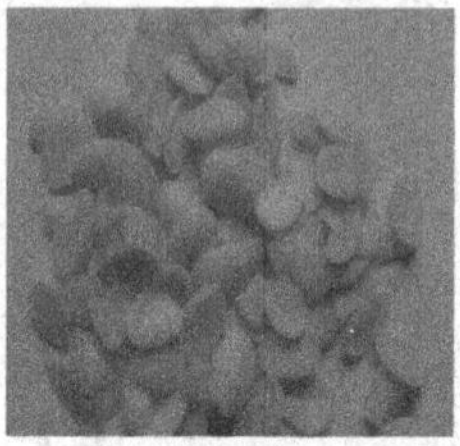
桃仁

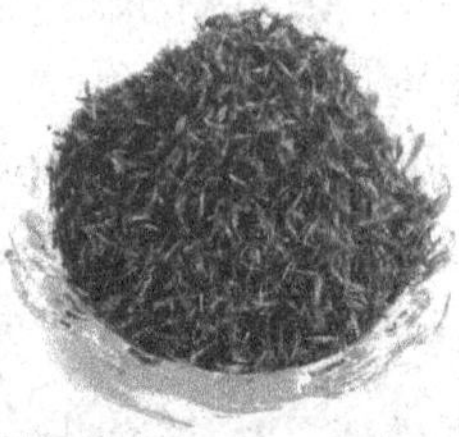
红花

按：该患者属气虚血瘀证，方用补阳还五汤治疗。本方出自清代王清任《医林改错》，具有补气活血、通络等功效，是治疗气虚血瘀所致中风后遗症的有效方剂。患者虽未发生中风，更无中风后遗症，但审其原因，仍因气虚血弱，推动无力而致血瘀脉中，脉络失养，脑部失养，而致头晕健忘嗜睡，阻滞脉络而致肢体酸麻乏力，舌质紫暗或略紫暗，脉细涩乃血瘀之征。补阳还五汤治疗本症符合病机，笔者经验，在此方的基础上加人工牛黄。牛黄能清心豁痰，开窍息风，凉肝解毒之功效。治疗中风痰迷有独到之处，现代研究牛黄有通透脑屏障的作用，临证故能取得满意效果。

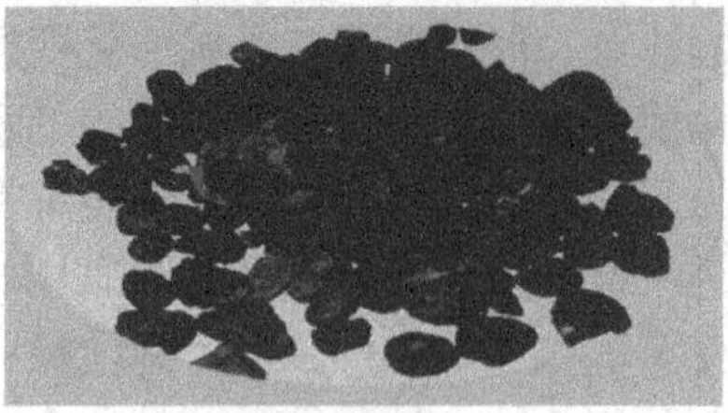
天然牛黄

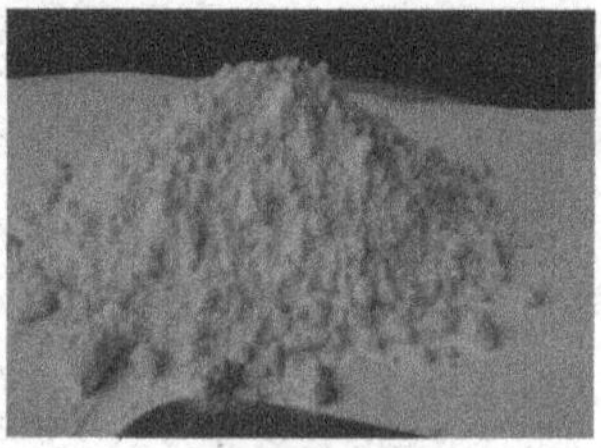
人工牛黄

牛黄的传说

战国时期，名医扁鹊在渤海一带行医。一日，他正从药罐中取出炮制好的青礞石，准备研末为一位名叫阳文的邻居治疗中风偏瘫。这时，门外传来一阵喧闹声，扁鹊问其究竟，原来是阳文家中养的一头十几年的黄牛，不知何故，近来日渐消瘦，以致不能耕作，故阳文的儿子阳宝请人把牛宰杀了。谁知，阳宝发现牛胆里有块石头，扁鹊对此颇感兴趣，嘱阳宝把石头留下，以便进一步研究。阳宝笑了："先生莫非想用它做药？黄牛之病源于结石，这结石乃病根也，哪能治病？"扁鹊一时也答不出来，随手把结石和桌上的青礞石放在一起。

正在这时，阳文的病又发作起来，扁鹊赶到，只见阳文双眼上翻，喉中辘辘痰鸣，肢冷气急，十分危急。他一边扎针一边叮嘱阳宝："快！去我家把桌上礞石拿来！"阳宝气喘吁吁地拿来药，扁鹊也未细察，很快研为细末，取用5分给阳文灌下，不一会，病人停止了抽搐，气息平稳，神志清楚。扁鹊回到自己的屋里，发现青礞石还在桌上，而牛结石不见了，忙问家人："何人动了牛结石？"回答是："刚才阳宝过来取药，说是您吩咐的呀！"这个偶然的差错却给扁鹊带来了深思："难道牛的结石也有豁痰定惊的作用？"于是，第2天他有意识地将阳文的中药里的青礞石改换为牛结石使用。3天后，阳文病势奇迹般地好转，不但止住了抽搐，而且偏瘫的肌体也能动弹几下，喜得阳文连声称谢。扁鹊说："不用谢我，还得谢谢你的公子吧。"于是将阳宝错拿牛结石代礞石的经过讲了一遍，并说："此石久浸于胆汁中，苦凉入心肝，具有清心开窍、镇肝息风之效。"阳文问道："这药叫什么名字呢？"扁鹊思索片刻："此结石生于牛身上，凝于肝胆而成黄，可称它为'牛黄'"。然后又说："牛黄有此神效，堪称一宝，牛属丑，再给它取个别名，叫'丑宝'吧。"

笔记九　慢性咽炎

梅核气病不大　一旦患了压力大

黄女得了梅核气（慢性咽炎）

1992 年秋我认识了一位黄女士，纺织工人。原籍是上海人。后来因开发内地棉花资源在闻喜建立了上海国棉分厂。当时从上海调了一批设备和技术人员。把 24 岁的黄女士从上海调到山西工作。黄女士是技术能手，原计划 3 年轮换，后来因工作需要自己要求留了下来，30 岁在本单位找了对象，就在这里定居了，小日子过得还不错，但就是没有生子女。1988 年秋，丈夫一次外出出车祸身亡，这对黄女士来说是一次致命的打击，尽管有本家的弟弟和亲戚关照，黄女士还是吃不下饭，睡不好觉，整天老觉得害怕，身体也消瘦了，病休了 3 个月才上班，后来身体一天天好起来。但反复失眠，食欲不振，咽部有东西吐不出来，也咽不下去，内心老觉得和别人不一样，为了生活坚持上班。后来，工厂不景气，不料到了 1990 年，工厂彻底破产，黄女士也下了岗。在家里待了一段时间，为了生存张罗了一个和本行有关的针织品小摊，干了半年，由于本小利薄周转慢，再加上同行嫉妒拉客户，也没有赚多少钱，可是身体越来越差。经常咽痒咽痛有灼热感，咳嗽痰多，口干咽燥，声音嘶哑，心烦失眠，食欲缺乏，腰酸背痛，精神疲惫。后来生意停了病情也未减轻，就到处求医治病，几年来，曾到过上海、北京等地，也经过系统检查，西医诊为：慢性咽炎；中医诊为，梅核气。用了中西医多方治疗，均未见明显好转。黄女士认为自己患了不治之症，对于治病已丧失了信心，思想压力越来越大，病情就越来越重。1992 年秋，在亲戚的劝说和督促下抱着试试的态度来我处就诊。

疾病不愈很心烦

1992 年，黄女士来我门诊时，刚 50 岁。中等个子，身体消瘦，穿一身退了色的工人服，无精打采，满脸沧桑，看起来像一个饱经风霜的老太太。由她弟弟带来，还带来了原来在上海、太原等地看病的一些资料。

我看过她的资料，从胸部 X 线片、胃镜、心电图、血常规、肝功能、二便等项检查均未查出明显的器质性病变。唯喉镜检查：咽后壁淋巴滤泡增生，局部充血，有少许黏稠痰，淋巴结未肿大。西医诊断为：神经衰弱症，咽部神经官能症，或称咽癔症、癔球病，慢性咽炎等。中医诊断为：郁病，梅核气，喉痹证等。西药曾用土霉素、红霉素、维生素 B_1、谷维素、黛力新、慢咽片等，中药大部分用的健脾除湿、理气化痰和镇静安神的方药。

询问病情，自诉：咽有异物感5年。近来加重，有时咽部有虫爬感，老觉得有异物堵塞，吐之不出，吞之不下，近来感冒，心情很不好，易发脾气，头晕目眩。觉得口干咽燥，心烦不安，失眠多梦，时有“吭”“喀”清嗓动作，有时吐出黏稠白痰。胸闷叹气，大便干燥，小便黄少。我的病老治不好是不是癌症，在各地检查大夫老不说实话瞒着我。今天来就是想让您说句实话……

她说了半天，有一个关键问题没说。我问她，黄女士我问你一下，你说咽部有东西堵塞，吐不出来，也咽不下去。那你吃东西能不能咽下去？

她说，那倒是没啥影响！

我笑着对她说，黄女士，根据你说的情况不会有什么大病。你既然来找我，一定是相信我，我尽力给你想办法（治疗），但我有个要求，一定要搞好合作，你得配合好，才能成功！否则，你的病没治好，也丢了大夫的脸！

我为什么给她这样讲呢？因为我看了资料和情况以后，我心里有了底，考虑还是梅核气。又想起了林黛玉是因多思善悲为患。黄女士是由于在4年前精神受到刺激，形成多愁善感、郁郁寡欢、感物伤怀、整日都双眉紧锁、不愿意与人交流，心情如此忧愁压抑，怎能不生病呢？为了给她治病，先要做心理疏导。给她讲了一些开心的事！

她脸上露出了笑容，好像看到了希望，高兴地说，只要能治好我的病，您说咋办就咋办！

于是，给她查了血压，100/70mmHg，诊了舌脉，舌淡胖苔白腻，脉弦滑。

我郑重地告诉她，黄女士，你是个要强的能干人，也是个明白人，咱们商量一下。一是你刚做了那么多检查，今天时间也有点晚，咱们不再做辅助检查，以前的检查结果可以参考，也能省点费用。二是，你肯定要问是什么病，我初步考虑不是什么大病，从西医考虑应该是神经性咽炎。三是，这个病也好治，用中医办法治疗，考虑效果也不一定慢。四是，需要你配合好。不仅要按时吃药、扎针；还要按时作息，合理饮食，更主要的不能再看老皇历，也就是说不能老想过去的琐事，要减掉思想压力，考虑过去的事情不能解决今天的需求，是没有用的。只有把握好今天的健康，才有未来，这比什么都重要。最后一点，我给你开三剂中药，再给你扎一针，考虑明天就会有效果。你看这样可以吗？

黄女士，喜笑颜开，频频点头，您说得对，我听了您的话现在就觉得轻松多了，就按您说的办，谢谢您！

我又对她说，你客气了，谢得太早了。要说的话，我也得谢谢你的配合！

于是，我给她开了3剂中药后又给她扎了一针。

对证病愈并不难

先说针灸，令黄女士坐在椅子上，手放在桌子上，让护士拿出针灸针，并对其右手进行消毒。在此过程我问她，你以前扎过针吗？

她说，没有。

我说，今天让你尝试一下，我今天给你用最小的针很快扎一下，不会痛，只有点酸麻感觉就好了。这是我师傅的经验，当年就用这种办法一针就治好了几十例比你还严重的病人，今天我也给你用这个方法。我刚才说过平时不让你多想你的病，但今天扎针的时候你要想你的病。先长呼吸一口气，再咽一口唾液，体验一下你咽部的东西大小和难受程度，针扎上以后有什么感觉再说出来！你准备好了吗？

她说，好了。

我在她的右手刺了一针。采用快进针，强刺激，不留针的办法。扎完了我让她再呼吸一下，咽一下唾液。她马上高兴地说，好了，轻松多了，一点都不难受了。回头她又告诉家人，我向来都没有这么轻松过！好像放下了千斤担，呼吸通畅了心里也舒服多了。

我给她扎的是梅核气穴，这是老师临床专治梅核气的经验穴，据不完全统计近 3 年，老师用该穴治疗梅核气 30 余例，都不同程度地取得了一定的疗效，有 65%的患者都是一次治愈。

穴位：在手掌劳宫穴稍下，掌面示指中指缝后 1 寸处。

功能与主治：具有疏肝理气，化痰利咽，镇静安神等作用，为专治梅核气的经验穴。

取穴及手法：宜男左女右。针刺 3～5 分。多用快进针，强刺激，不留针的方法。多数患者一针见效。

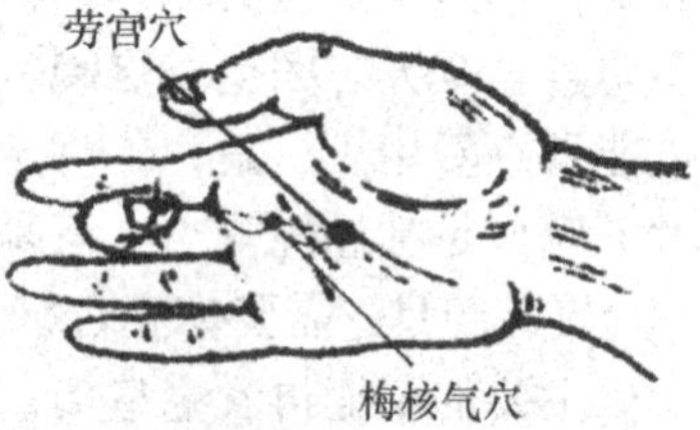

梅核气穴：示指中指缝后 1 寸处。

按：这个穴位的开发是近年来在生物全息论的思想指导下研究出来的。穴位所在的部位正是手诊的肝区相对应的部位，治疗癔症效果很好。对于胆囊炎、胆结石、慢性肝炎也有一定的疗效。另外通过该部位的临床经验观察，还可以了解病情的新久缓急，以便更好地采取有效的防治措施。慢性咽炎的病人这个地方一定有些发黑色暗，新病其色不变，仅供参考。

另外给黄女士开了中药，辨证使用经方半夏厚朴汤加减。常用药物有：**半夏 18g，厚朴 9g，茯苓 12g，生姜 9g，苏叶 6g，绿萼梅 6g**。3 剂，水煎服，早晚各 1 次。

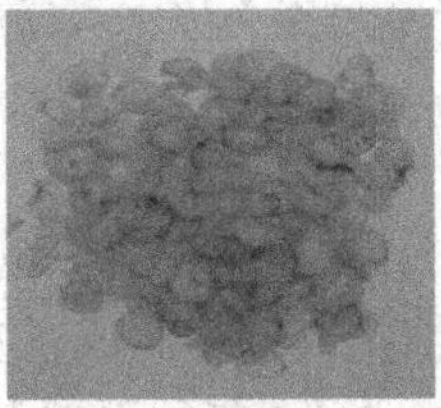

半夏

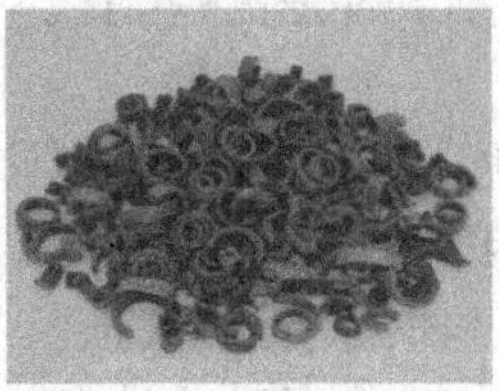

厚朴

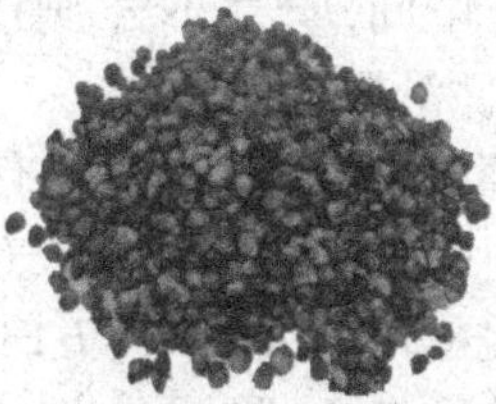

绿萼梅

3 天后，黄女士和弟弟夫妇又来门诊。弟媳妇说，嫂子这次是主动要求来就诊，原来是催她都不动！

黄女士非常高兴地告诉我，我的病已经好了，您挽救了我，给我增添了信心，又使我看到了希望！非常感谢您，原来老想去外地求医，不知身边就有当代华佗。从大前天扎针后我的嗓子就不太难受了，又吃了中药，咽部也不觉得有东西堵了，现在心不烦吃饭也香，睡觉也好多了，就是还有点做梦，走起路来感觉腿有点乏力。您再给我做一下巩固治疗吧！

我又给她诊了舌脉，舌仍淡胖有齿痕，苔薄白，脉虚滑。本来想给她再开 3 剂中药，由于她的强求，按上方加黄芪 15g，当归 10g，又抓 6 剂，巩固疗效。

又 1 周后，黄女士一人前来门诊，反映一切良好，唯恐复发前来复诊。我给她介绍了个单方予以巩固。方药：**绿萼梅、合欢花各 3g，枸杞子 5g**。开水冲泡，代茶饮。

1 年后，遇其弟来门诊看病，问起黄女士的病情，他说嫂子自前年治疗后未再复发，身体也胖了，现在在一家纺织厂当技术经理。

掌握技巧很关键

梅核气是中医的一个病名，类似于西医所说的“慢性咽喉炎”或“喉返神经官能症”。了解梅核气的历史渊源及古代医家论治梅核气的经验，是我们更好地认识和治疗梅核气的重要途径。

梅核气有关病证记载最早见于《灵枢·邪气脏腑病形篇》：曰“心脉大甚为喉介”。又见于宋代《太平惠民和剂局方·卷四》，云：“四七汤，治喜怒忧思悲恐惊之气结或痰涎，状如破絮，或如梅核，在咽喉之间，咯不出，咽不下，此七情之所为也”。在宋代，亦有杨士瀛《仁斋直指方》中云：“七气相干，痰涎凝结，如絮如膜，甚如梅核，窒碍于咽喉之间，咯不出，咽不下，每发欲绝，逆害饮食”；《古今医统大全·卷二十七》徐春甫云：“梅核气者，似饱逆而非饱逆，似痰气窒塞于咽喉之间，咯之不出，咽之不下，如梅核之状，故俗谓之梅核气”。对梅核气的症状进行了较完整的描述，得到后人的认从。

“梅核气”一名最早见于宋代《南阳活人书》云：“梅核气……塞咽喉，如梅核絮样，咯不出，咽不下”。而又以梅核气命名者，在明代，朱崇正《仁斋直指方·卷5》中有“梅核气”之论述；此外，《赤水玄珠》：“梅核气者，喉中介介如梗状，……痰结块于喉间，吐之不出，咽之不下者是也”。清代《医宗金鉴》乃正式命名为“梅核气病”，沿用至今。

对梅核气的病因各家亦有论述。隋代巢元方《诸病源候论》指出：“咽中如有炙肉者，此是胸膈痰结，与气相搏，逆上咽喉之间结聚，状如炙肉之脔也”。明代龚廷贤之《万病回春》卷五曰：“梅核为病，大抵因七情之气郁结而成。或因饮食之时，触犯恼怒，遂成此症。唯妇人女子患此最多”。清张璐《张氏医通》曰：“凡嗝咽之间，交通之气不得降者，皆冲脉上行逆气所作也”。清唐宗海《血证论》亦云：“冲脉亦挟咽中。若是冲气上逆，壅于咽中而为梅核”。

最早述及梅核气治疗方药的为汉代张仲景。《金匮要略·妇人杂病脉证并治》指出：“妇人咽中如有炙脔，半夏厚朴汤主之”。宋代《太平惠民和剂局方》，“四七汤，治喜怒忧思悲恐惊之气结……或如梅核，在咽喉之间”。乃二方至今临床应用方效。

医事心悟舒感言

通过对梅核气的治疗，有以下几方面感悟。

第一，梅核气的形成，究其原因主要因情志不畅，肝气郁结，循经上逆，结于咽喉，是因七情所伤，情志不舒。这就要求我们要做好心理调节，首先让患者对疾病有正确的认识，解除不必要的忧虑，其次是坚定战胜疾病的信念，以正确配合医务人员进行有效的治疗。

第二，梅核气中医治疗，采用疏肝理气解郁、降逆化痰、和胃利咽之法，使痰化结散而达到治愈疾病的目的。一是针灸治疗，几年来由于采用生物全息疗法，简便安全，行之有效，也就大大地提高了对梅核气的治疗效果，既缩短了疗程，又很快减轻了患者的痛苦。二是古方的运用，本着尊古不泥古，适时又发展，安全又佳效的原则，对经方半夏厚朴汤进行研究应用。本方源自于《金匮要略》，是主治咽喉部有异物感的专方。《金匮·妇人杂病脉证并治第二十二》指出：“妇人咽中如有炙脔，半夏厚朴汤主之。”所谓“炙脔”，中医常用以比喻堵塞咽喉中的痰涎，吐之不出，吞之不下，古人称之为“梅核气”，女性尤其多见。表现为有咽喉中异物感，吞吐不得，情志不畅，胸闷，舌苔白腻，脉弦滑。此证多见于现代医学的“咽神经官能症、慢性咽炎”等疾患。方中半夏化痰散结，降逆和胃，为君；厚朴下气除满，促半夏散结降逆；茯苓甘淡渗湿，促半夏以化痰，共为臣药；生姜辛温散寒结，和胃止呕吐，为佐；苏叶芳香行气，理肺疏肝，为使药。诸药合用，共成行气散结，降逆化痰之功效。对于抑郁痰核，梅核之气有很好的疗效。但方中多有辛温枯燥之品，阴虚火旺者不宜使用。**余在临床应用发现凡遇确认梅核气者，加上绿萼梅起效更捷**。在《全国中草药汇编》

中介绍：绿萼梅味苦、微甘，性平。归肝、胃、肺经，有疏肝解郁，开胃化痰之功效。适用于治疗梅核气。一般用量，内服 3～6g。外用酌情增加。近 3 年，用该方加减治疗梅核气 30 余例，均获得满意的疗效。

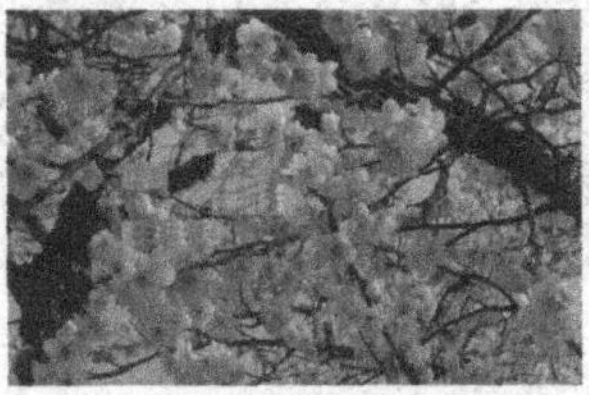

绿萼梅鲜品

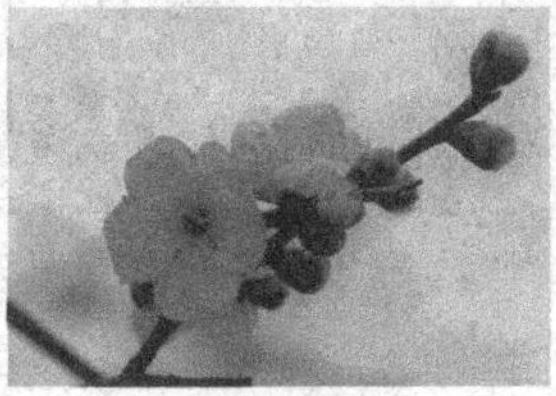

绿萼梅鲜品

第三，梅核气治疗得法，很快即可治愈，善后需要很好调理才能巩固成果。临床所见到的梅核气患者不是一日患病，也不能一日治愈，根本原因用中医来讲，还是正虚。所以愈后还需扶正巩固成果，才能确保身体健康。还要注意几个方面。一要放弃一些不良饮食习惯，如戒烟、戒酒，不食刺激性食物，少食油炸、腌制食物。要养成良好的饮食习惯，生活习惯和心理调节。比如，多吃一些新鲜的蔬菜，如白萝卜、黄花菜等；多吃一些富含维生素的水果，像猕猴桃、无花果、西瓜等水果中的佳品；按时作息不熬夜；心理调节不攀比，不嫉妒别人。二要注意不良环境因素的影响，随着工业化的发展，人们的生产、生活环境发生了巨变，在优化人们生活质量的同时也给人们自身的健康状况带来了一些负面的影响。如不能长期在空调开启的房间里；卧室也要保持经常空气流通；对于装饰不久的新居，不要及早入住；要尽量避免在有化学气体或粉尘含量较大的环境中工作，只要做好这方面的自我保护，才能确保身体健康！

笔记十　胃痛

常见胃痛细慎辨　临证施治很简单

反复胃痛整三年

1992 年 10 月 8 日，我和老师都在门诊，高师傅抱着肚子，一副愁眉不展的面容，又慢步来到门诊。他很随便地挤在候诊的 3 个病人前面坐下，候诊的病人用惊讶的目光看着他，看到他痛苦的面容又伴有消瘦体格，都觉得他的病较重，也没人和他争座位。

等把诊桌前的病人处理完，他对我说，老袁，赶快给我开药吧！

高师傅和我熟悉了，他叫我老袁，我也叫他老高。

我说，老高你又喝酒了？

他说，甭问，赶快开药！

我说，开什么药？

他说，还是老方——良附丸吗，我还要什么药！

他的病已 3 年多了。差不多每个月都到医院来两三次，医院很多人都认识他，都知道他是老胃病，可以说是常客。

老高是个工作上一丝不苟生活上马大哈的人。说来话长，老高原籍是山东聊城，出生在山西，从技校毕业后又跟父亲在县农机修造厂工作，是机修能手，特别是内燃机修理有绝招。随着形势发展，改革开放以后，修造厂生意不景气，正好也允许下海，他在县城交通要道办了个摩托修理门店，还收了 10 个学徒工，他的生意特别红火，每天吃饭没规律。再加上他爱交友，朋友也经常请他吃饭，他又喜欢喝酒，因此经常犯胃病。

老高的胃痛一犯就来找我师傅，给他开 3 剂加减良附丸就好了。我也学会开这个方子，后来，他就老找我给他开方。所以，今天他又叫我来开方。

我告诉他，今天正好老师在，让老师再给你看看，为什么你的病总不好。

于是，老师给他诊断后，开了个方子。

方药：黄芪 30g，桂枝 10g，白芍 15g，炙甘草 6g，延胡索 10g，吴茱萸 6g，生姜 9g，大枣 4 枚，饴糖 30g 。3 剂，水煎服。

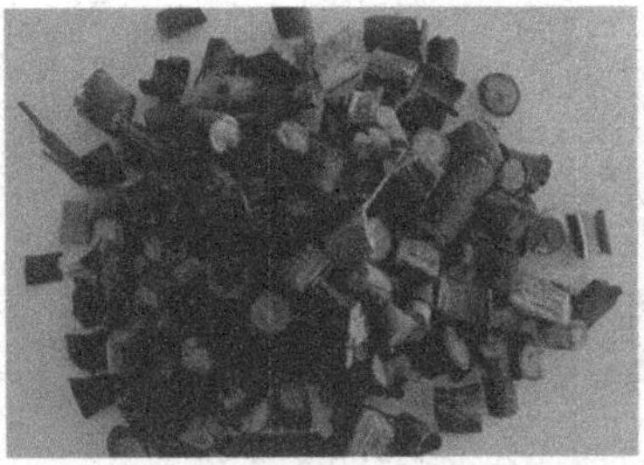

桂枝

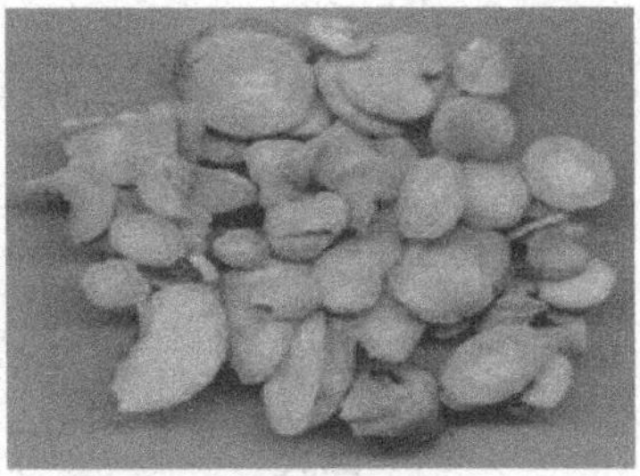

白芍

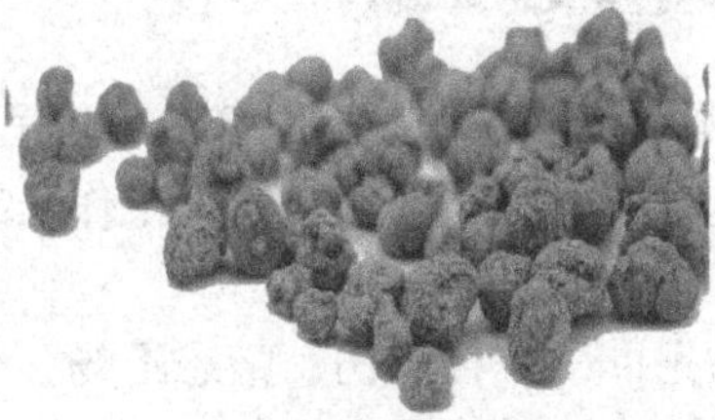

延胡索

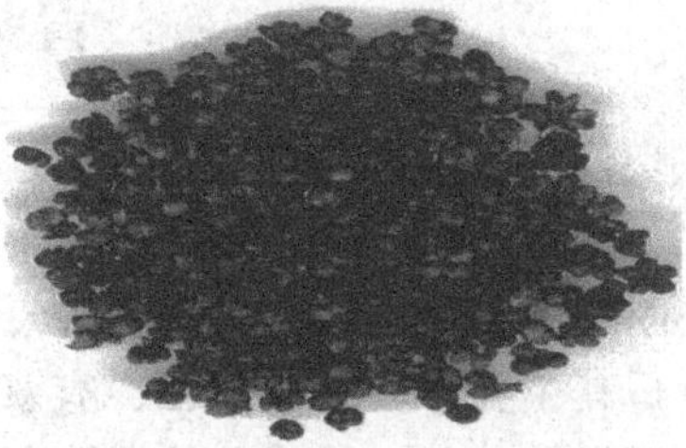

吴茱萸

老师嘱咐他，小高，你才 50 岁出头，正是干事业的黄金时代，但要记得身体是本钱。你一定要接受病痛的教训，注意按时吃饭，空腹限酒，才会减少胃病的发生，才能有身体健康，有了健康的体魄，干事业才能有保证！

3 天后，他又来门诊，说他吃药前的胃脘隐隐作痛，畏寒喜暖，食少纳呆，食后腹胀，经常便溏，背困乏力，诸证均减，稍有乏力，活动出汗，要求巩固治疗。

老师又给他查了舌脉，舌体胖淡，苔薄腻，有齿痕，脉细。在上方的基础上，**去延胡索、吴茱萸，加了党参 10g，白术 10g，茯苓 10g，陈皮 6g，半夏 10g，6 剂。水煎服。**

老高自从上次看病后好长时间没见他。半年后，他带父亲来看病才见到他，身体也胖了。他说，从上次看完病，下定决心听医生的话，按时吃饭，定时定量，不乱吃有刺激性的东西，自己的胃一直很好再也没犯过胃痛！

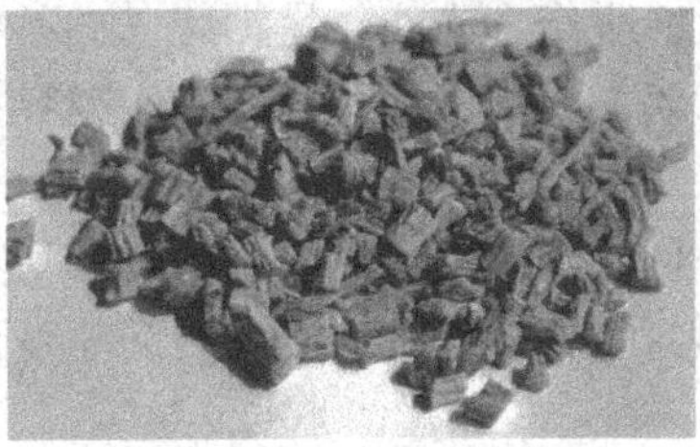

党参

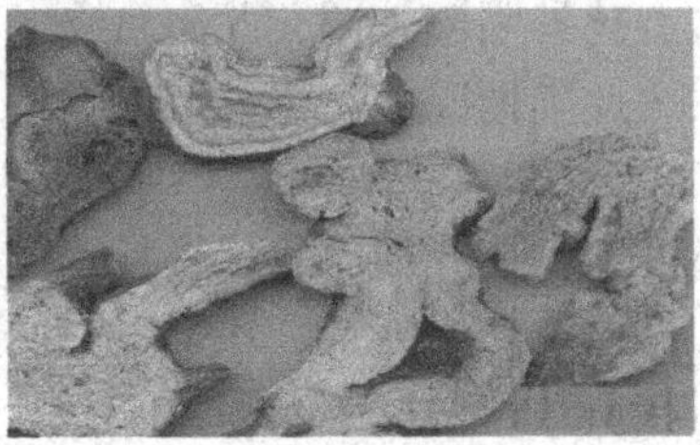

白术

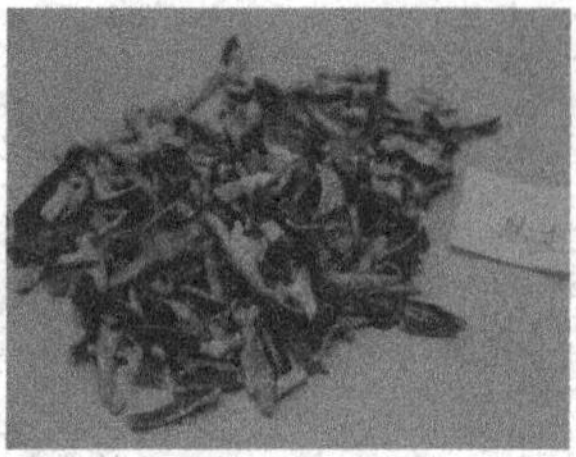

陈皮

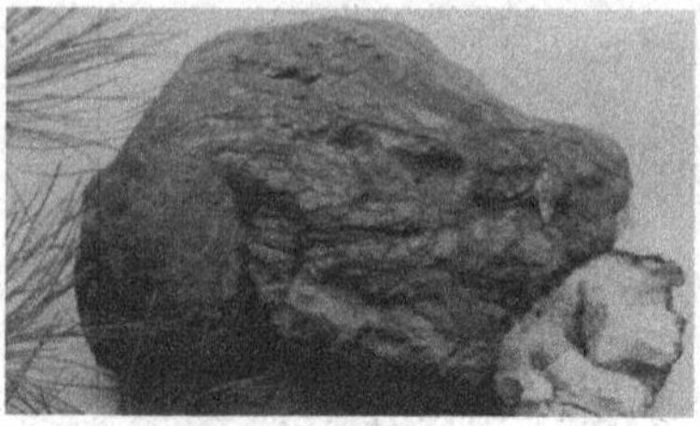

茯苓

胃痛增多必有缘

在现代社会里，人们的生活节奏加快，工作效率提高，工作紧张程度的增加，人们除了加班加点之外，很多人忙得连吃饭的时间都用来讨论工作。结果造成肠胃病不断发生，若不认真对待它将会伴随一生。

分析其主要原因有 4 方面，有寒邪犯胃，饮食所伤，情志不畅，久病体虚。常见的还是前 3 种，最多见的是饮食所伤，包括以下几个方面。

1. 暴饮暴食，如果胃纳过多，则脾不健运，日久则宿食停滞，胃失和降，气机郁阻，故生胃痛。早在《素问·痹论》云："饮食自倍，肠胃乃伤。"又如《杂病广要·胸痹心痛》引孙文胤所说"饮食过多，不能克化，伤呼胃脘，病根常在，略伤饮食，即闷闷作痛。"

2. 过食生冷，或食后受凉，寒积胃脘，则形成胃寒而痛。在《医方考·腹痛》篇，有记载"客寒犯胃，胃脘当心而痛……盖客寒犯胃，多是饮食寒冷，或因食后呼吸冷气所致……"的论述。

3. 过食肥甘厚味，或辛辣，或饮烈酒，以致湿热中阻，或宿食不化，郁而化热，使胃失和降，气机阻滞，故见胃热而痛。如《医学正传·胃脘痛》所说"致病之由，多因纵恣口腹，喜好辛酸，恣饮热酒煎熬……日积月深，故胃脘疼痛。"

4. 饥饱失常，进食无规律，饥饱不匀，以致胃失和降，脾失健运，日久损及脾胃，脾胃气机不和，遂成胃痛。

总之，饮食所伤，包括暴饮暴食、过食生冷、饮食嗜偏、饥饱无常等。久而当伤胃气，脾胃阴阳失调，此病乃成。七情所伤，亦能伤胃损脾，亦不可除外。临床观察，此类情况多见于上班族和打工族，而且情绪越急躁的人越容易患这种疾病。

上述病因往往叠加而致，脾胃元气一旦损伤比较难恢复，所以反复发作，病难速愈。但不论什么因素，均是脾胃失调，而后成病，故脾胃的健旺是防治本病的关键所在。

有了妙招治不难

简单地说，老师治疗胃痛**先分急慢，后施验方**。

老师说，急性胃痛多因饮冷受凉而致，自觉脘部冷痛拘急，常以手抚脘部，畏冷喜温，小便清长，便溏或伴腹泻，舌淡无苔或苔白，脉弦紧者，可用良附丸加减治疗。良附丸有好多名字，现代成药中有一种叫“胃气止痛丸”，实际就是良附丸。

良附丸出自《良方集腋》，由酒良姜、醋香附二药为末，以姜汁、米泔为丸。现代用法，作散剂或水丸，每日 1～2 次，每次 6g，开水送下。

临证加减可作汤剂应用，本方具有行气疏肝，祛寒止痛的良好效果。**高良姜温中暖胃，制香附行气止痛**。二药相合具有行气疏肝、祛寒止痛的效果。而胃病以虚寒性居多，这个方子治疗胃寒痛、胃气痛，作为基础方很好。**用它加香砂六君子汤，可治疗虚寒性胃痛效果不错；如果有反胃吐酸加瓦楞子；若寒甚重用高良姜或加干姜、桂枝；气滞甚重香附或加青皮、木香；气逆加沉香、厚朴；血虚须加当归**。像高师傅就常用这个方子加香砂六君子获益，“久病成医”，用多了也就记住了，所以他一犯病就要求开这个方子！

说到这里，我问老师，临床见到反胃吐酸是否加海螵蛸也可以？我看您对这类病很爱用瓦楞子，有什么经验？给我们讲一讲！

老师说你问得很好，我也正想告诉你们一下。反胃吐酸水是胃液分泌较多，**为了减少胃液分泌用煅瓦楞子比海螵蛸好**，我们不要认为瓦楞子只是止酸药，把它的其他一些性能忽略了，它属于温性，还具有温通理气活血的作用。临床见到有不少人是慢性胃炎或者一些萎缩性胃炎，胃黏膜是增厚的，它的胃酸分泌并不多，但自诉反酸，并不吐酸，或者说胃灼热胃脘不适，不能理解为全是酸所致，还有气滞血瘀的因素，用瓦楞子就比海螵蛸好。具体运用时还要看情况对待，胃酸偏多用煅瓦楞子，胃黏膜增厚的用生瓦楞子为好。还有一点，临床用这个方子时，止痛不一定要用延胡索，温中散寒就能达到止痛的目的，也可减少用药的品种。

又一学生问，老师，是不是见到急性胃痛都能用这个方子吗？

老师说，前面说过，本方只对于胃寒痛效果较好，所以应该注意对于胃部灼痛，口苦便秘之胃热者不适用；有高血压、心脏病、肝病、糖尿病、肾病等慢性病而有胃痛者应当慎用；孕妇虽有气滞寒凝之胃痛者亦须慎用；或有胃出血者忌用。

老师说，慢性胃痛，日久会见到像高师傅那样，胃脘隐隐作痛或慢性不适急痛发作，喜温喜按，疼痛因劳累加重，饮食不振，四肢无力，倦怠，或自汗，或盗汗，或身重，或手足不仁，面色萎黄，大便溏，舌淡，苔薄白，脉弱者，反复发作，久治不愈。最后老师选用黄芪建中汤治疗而愈。

黄芪建中汤源于《金匮要略·血痹虚劳病篇》，原文曰“虚劳里急，诸不足，黄芪建中汤主之”，论述了阴阳两虚，气虚亦甚者的病证论治。老师多年来运用黄芪建中汤治疗胃脘痛取得了较好的疗效。

原方药：**桂枝去皮，三两（9g），炙甘草二两（6g），芍药六两（18g），生姜切，三两（9g），大枣擘，12枚，胶饴1升（70ml），黄芪一两半（4.5g）**等组成。

上七味，以水七升，煮取三升，去滓。内饴，更上微火消解。温服一升，日3服。呕家，不可用建中汤，以甜故也。气短，胸满者，加生姜；腹满者，去枣，加茯苓一两半；及疗肺虚损不足，补气加半夏三两。

学生问，老师，本方既然是由小建中汤加黄芪而成，它们有什么不同？

老师说，本方是由小建中汤加黄芪而成，就是在小建中的温中补虚，和里缓急的基础上加了“诸不足”3个字的含义，意为虚之更甚，所以宗“虚者补之”“劳者温之”之旨，加甘温升阳之黄芪，以增强益气建中之力，以解小建中之力不足，使阳生阴长，诸虚不足者得益，里急亦除，在小建中证的基础上有微汗者更宜。

学生问，临证加减如何掌握？

老师说，一要先知方义，方中黄芪补益脾胃，建立中气，益气生血。胶饴补益脾胃，生化气血，缓急止痛。芍药养血补血，缓急止痛。桂枝温阳化气，辛散升举。生姜温暖脾胃。大枣、甘草，补益脾胃，和合中气。使阳生阴长诸虚不足之证自除，故病向愈矣！只要能够正确掌握黄芪建中汤证，本方可作为主治脾胃虚寒证为基础方，临床可以随证应用。

再谈随证加减问题：若气短、胸满因于寒气充斥，壅滞气机运行者，加大生姜用量，以散寒和中；若腹满因于湿邪阻滞，当去大枣之壅涩，加茯苓，以健脾渗湿，使湿有所去；若肺气不足者，加茯苓健脾益肺即培土生金；若湿邪阻滞中气，中气因湿而生成不足者，加半夏，以燥湿理脾和胃，以达补气之效。

学生问，老师，临证应用该方应当把握哪些要点？

老师说，临证使用黄芪建中汤，一要了解方性，本方适用于脾胃虚寒证以气虚为主者，方中用黄芪大枣益气补虚，用桂枝生姜辛散升举，治疗脘腹疼痛因劳累加重者最为适宜。二是要审证：根据脘腹疼痛的性质，辨喜按，体倦乏力，气短，舌质淡，苔薄白，脉浮或弱者，为用方审证要点，用之无疑。

学生问，老师，现在都搞中西医互通，学习中西医两种知识，那本方适用于西医哪些病种？

老师说，本方可用于西医的慢性萎缩性胃炎，慢性浅表性胃炎，胃黏膜脱垂，胃大部切除后倾倒综合征，胃轻瘫综合征，胃、十二指肠球部溃疡，慢性肝炎，乙肝等。只要合理运用黄芪建中汤指导中医辨证与西医辨病，还可进一步扩大范围，无论是治疗消化疾病，还是治疗心血管疾病等，都必须符合黄芪建中汤主治病变证机与审证要点，以此才能取得治疗效果。临证选用黄芪建中汤治疗西医疾病还可用于：血液及心血管疾病的室性期前收缩、心肌缺血、心绞痛，再生障碍性贫血等；还可用于其他疾病：带下症，崩漏，过敏性鼻炎，慢性化脓性中耳炎，以及血卟啉病等。

学生问，使用黄芪建中汤有没有注意事项?

老师说，临床见到阴虚火旺者或脾胃湿热证忌用，用之易致实实之弊!

临证胃痛要慎辨

老师告诉我们，有些患者就诊自诉我心痛，是把胃痛说成心痛；反而有些说我胃痛，却把心痛说成胃痛，医者必须详审之，细辨之。

胃痛应与心痛来相别，后者疼痛常在左侧胸膺部，每为突然发作，疼痛剧烈，或如锥刺，或心胸闷痛窒塞，难以忍受。这种疼痛可以向左肩背或左臂内侧放散，即所谓的“心痛彻背”，病情比较严重。如《内经·灵枢·厥病》云，“真心痛，手足青至节，心痛甚，旦发夕死，夕发旦死。”其部位、症状以及预后与胃痛显然不同，主要特征是发作突然，疼痛剧烈，有濒死感，常发生于劳累后或深夜及凌晨，部位可无定处，且不可混为一谈。此外辨心痛以外的疼痛，从部位和疼痛的性质看，胁痛是以两胁疼痛为主证，而无胃痛之证；肝气犯胃之胃痛，虽有胁痛之证，但以胃脘部疼痛为主；腹痛则以胃脘部以下、耻骨以上整个部位疼痛为主，与胃痛部位有所不同。但多以持续性的钝痛为主。因胃处于中部，与腹相连，故个别病例胃痛可以影响及腹，而腹痛亦可牵连于胃，必须根据具体症候的孰轻孰重而仔细辨之，才能无过!

熏蒸治疗柳中风

南北朝时期，许胤宗在南陈新蔡王手下做官时，柳太后突然患中风说不出话来，请遍名医治疗都没有效果。柳太后因为口噤不能服药，眼见病情一天比一天加重，新蔡王更是心急如焚，精通医药的许胤宗提出用热汤气熏蒸法为太后治病。于是用黄芪、防风两味药煮汤数十斛，放到柳太后的床下，药汁弥漫，烟雾缭绕……不想，柳太后当天晚上就能说话了，经过一段时间调理，柳太后便康复同以前一样了。

柳太后猝患中风，全因年老体弱、气血失调。而黄芪性温，善补气升阳、固表行滞；防风性微温，善散风，胜湿止痛。二者相伍，既能补气固表，又能散风行滞，恰中病理。再加上热气熏蒸，既能温通经络，促进气血运行，又能润肌肤、开毛窍，促进药物成分的吸收，故能在较短时间内收效。

笔记十一　妊娠呕吐

孕妇呕吐很常见　轻不为然重难办

喜樱樱身怀有孕

有个美女叫樱樱，因她能歌善舞，初中毕业就上了艺术学校，艺校毕业到地方剧团工作，工作很出色，很快成了著名演员。23岁结了婚，婚后3年一直没有怀孕，家里老人很着急到处求医，很快两年过去了，小两口的身体也没查出什么异常结果。后来，小两口四处打听觉得还是中医治疗效果好，下决心再找中医试一试。于是，经介绍找到我们医院中医科就诊，经诊断为气血郁滞月经不调，治疗方法是每月在经来前半个月吃中药6剂，随证加减连续治疗4个月。后来月经正常来潮，3个月后突然停经。又到医院检查hCG检验（+）。她丈夫高兴地告诉家人，"樱樱真的身怀有孕了！"

愁樱樱吃不下饭

樱樱已经怀孕3个多月了，家里人都为她高兴，对她的衣食住行都格外照顾，给她开小灶，还给她买孕妇专用的维生素、精制蛋白粉等，生活很不错。但在1个月前出现饮食不正常，起初有些挑食，想吃点酸的，有时也想吃一些甜食，后来出现呕吐，当时认为饮食品种不当，或食物热冷有关。继而，呕吐日渐加重，其婆婆带儿媳前往某医院妇产科检查，胎位正常，认为此乃妊娠呕吐是常事，未加处理。又半月过去了，呕吐不断加重，影响进食，每天早餐仅能喝一碗稀粥，稍多则吐，中餐和晚餐进食，不论多少，食入即吐。先吐食物，食物吐完后，即吐黄苦水及黏稠痰涎。曾到几家医院妇产科就治，曾用葡萄糖和维生素B_6等静脉注射，初用有效，后来反复发作治疗无效。也找过中医，疗效也不明显，于是全家人跟着发愁。

1992年8月10日。家人忽然又想起樱樱原来治疗不孕症的事，故急来我院就诊。来诊时，患者呕吐症状同上，形体消瘦，皮肤干燥，面色㿠白，精神疲乏，动则心慌，头昏，晕时呕吐也加重，但腹中无所苦。胸脘痞满，四肢不温。唇舌色淡，苔白而滑，诊其脉象偏细，但滑象明显，脉证合参，属虚寒之象。余乃以老师的经验方：恶阻汤（自拟）治疗，1剂证减，3剂病痊。

方药：**党参 10g，陈皮 5g，半夏 10g，茯苓 5g，干姜 6g，生姜 3g**。水煎服，每日 1 剂。一般 1～3 剂即愈。

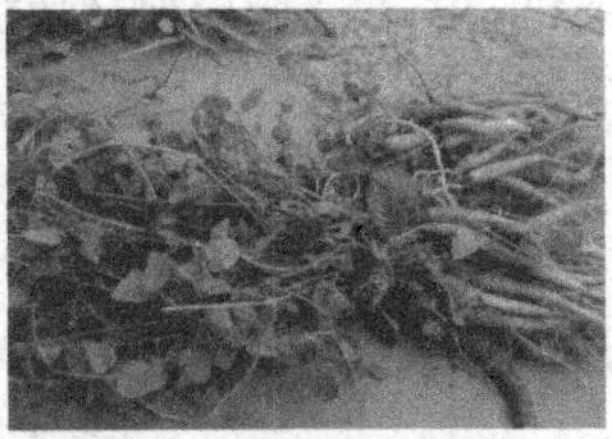

党参

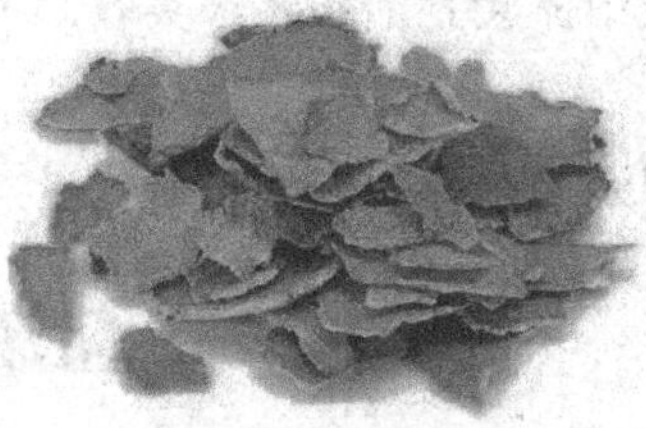

陈皮

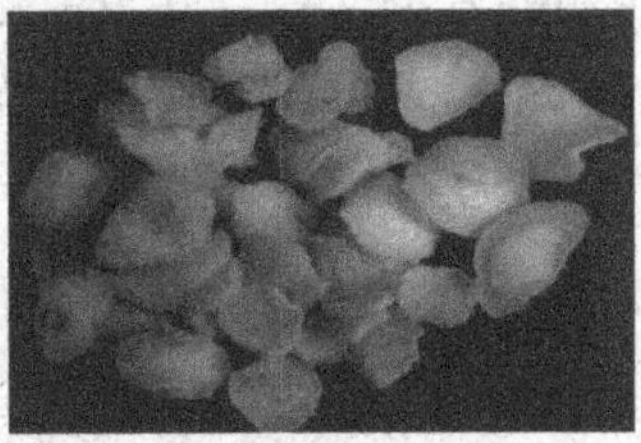

半夏

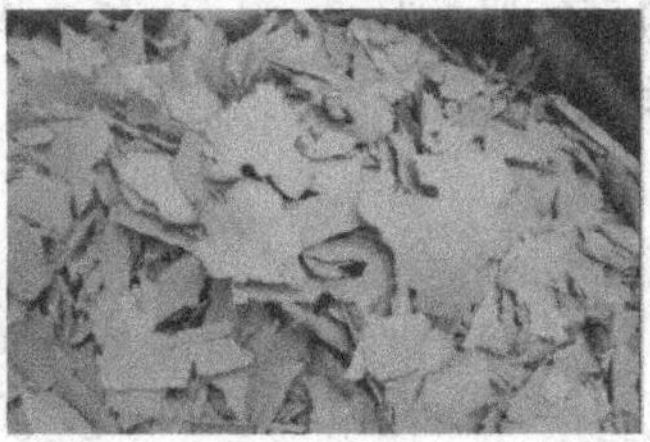

茯苓片

何谓妊娠恶阻

对于妊娠恶阻的认识，我们学员都还是初步了解，又和老师作了专题讨论。

老师说，妊娠恶阻是中医的名称，是指妊娠后恶心呕吐、饮食受阻而言。西医称谓妊娠呕吐，一般在妊娠早期多见，也有少数病例症状一直持续到妊娠后期。本病会损耗一定的体力，日久必致气血俱虚，势必影响胎儿的发育，如欲母子双痊，故须早期控制妊娠恶阻为上策。

导致妊娠恶阻的原因不外正虚邪实两个方面，正虚多为胃气虚弱，胃阳不振，或胃阴不足；邪实多因肝火犯胃，饮停胃脘。然病因虽不相同，但其主要病变机理，均属冲脉邪气亢盛，上逆犯胃，导致胃气不降所致。

老师又讲了妊娠恶阻的治疗还应从脾胃的生理功能与病理变化说起。在《医宗金鉴》中云："妊娠呕吐谓之恶阻。恶阻者，谓胃中素有寒饮，恶阻其胎而妨饮食也。"又在《临证指南》中指出："纳食主胃，运化主脾；脾宜升则健，胃宜降则和。"这充分说明了脾胃的升降功能对人体饮食的受纳和运化起着重要的协调作用。若脾胃受病，必导致升降功能失司。胃不降，则浊气上逆而为呕吐；脾不升，则中阳不运而为腹胀。同时，脾不升，可引起胃不降，胃不降，亦可导致脾不升。它们两者之间在病理变化中是相互影响的。通过不断学习和多年的实践，治疗妊娠呕吐，主要以安其胃气为本，使阴阳升降平衡，呕吐之病，顺而得愈。

老师又介绍说，妊娠恶阻历代的治疗，最早记载见于汉代《金匮要略》，隋代

《诸病源候论》首载恶阻的病名。元代《丹溪心法》指出此病病在脾胃。明代《景岳全书》对“孕妇三月余而呕吐”的发病规律已经有了明确的认识，治疗也各有特征。在实践中体会到治病要求实效，不应局守成方，而应把握病机，辨证施治为宜。

老师在临床中，研制了“恶阻汤”，临证每用皆效，凡遇此证皆用无妨！

恶阻汤是经验方

查阅1991年3月至1993年3月的病案资料，据不完全统计，共治疗妊娠恶阻12例，均有较好的疗效。病程在2周以内的7例，3～4周以内的2例，4～6周的3例。均用恶阻汤治疗，服1剂治愈的占4例，病程长达6周的患者服药6剂而愈。

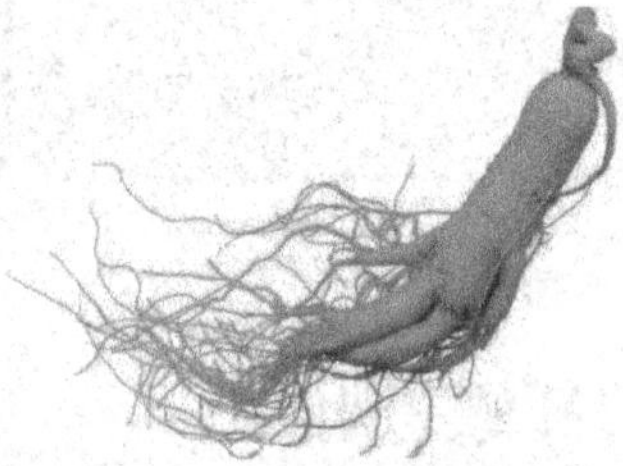

人参

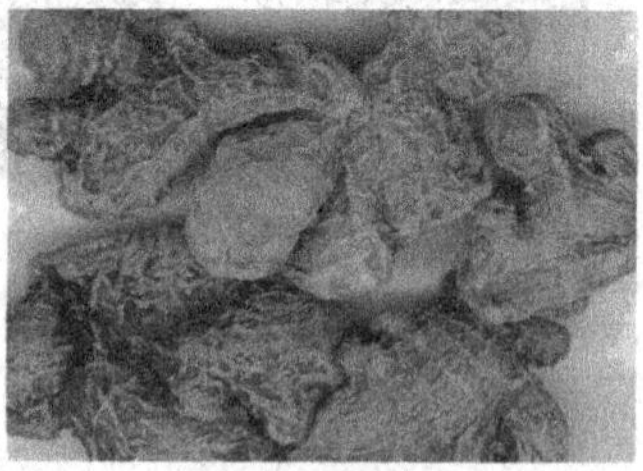

干姜

恶阻汤是由人参、陈皮、半夏、茯苓、干姜、生姜组成，方中人参可以党参代之，用量可加大一些。其性平温味甘，大补元气，补脾益肺，生津安神。用于体虚肢冷，脾虚食少，久病虚羸；陈皮，味苦辛，性温，理气健脾；半夏，辛，温，归脾、胃、肺经。具有燥湿化痰、降逆止呕的作用，今取其治疗呕吐反胃，胸脘痞闷作用，宜用姜半夏而降逆止呕。茯苓，味淡，性平，今取其健脾宁心的作用。用于治疗脾虚食少，心神不安；干姜有温中散寒、回阳通脉、燥湿消痰的作用。今用于治疗脘腹冷痛、呕吐泄泻，肢冷脉微；生姜，辛，温，归肺、脾、胃经，有解表散寒、温中止呕的作用，老师认为，生姜味辛主开主润，为止呕圣药，用于治疗胃寒呕吐效果良好。在《中国药典》记载：“将生姜洗净后打烂，绞取其汁入药。”主要用于恶心呕吐及咳嗽痰多等症。一般用量为3～10滴，冲服即可。

有学员问，老师半夏是妊娠禁忌药，你为什么治妊娠恶阻还用半夏?

老师说，是的，妊娠禁忌药中是有此说，关于妊娠应用半夏的说法古今不一，古有妊娠忌用半夏之说。考其根源，在仲景时代，并没有明确提出妊娠禁忌的药物，而在以后的《品汇精要》中，称半夏“妊娠不可服”，《本草求真》亦称“……孕妇并禁用。”盖始于金元时期之张元素，他说：“半夏动胎，妊娠忌之，用生姜则无害。”可事实上历代许多医家对“半夏动胎”之说多持否定态度。继于汉代《金匮要略》:“妊娠呕吐不止，干姜人参半夏丸主之”。如《金匮要略直解》引“……娄全善曰：余治妊阻病，屡用半夏未尝动胎，亦有故无殒之义，临床之工，何必拘泥。”在辨证明确的情况下，用于治疗妊娠期的疾病，药适其用，则“有故无殒也”。近人何时希氏在《妊娠识要》一书中对 24 种记载妊娠忌用药物的书籍进行统计，其中有 18 种书籍提及半夏，可见半夏是历代妊娠忌用药物中比较集中提及的。因此，后人曾对半夏的毒性进行研究，而其结果，亦迥然有别。根据个人经验，临床按常规用量，对于胚胎并无不良影响。又特别提及的是用半夏配生姜，一能减少半夏的不良反应，二可增强温中健脾止呕的效果，三可减轻病情同时还有安胎的效果。

本方“恶阻汤”取用半夏，是在《金匮要略》:“干姜人参半夏丸”的基础上，结合古方“二陈汤”的功效研制成功而施于临床，每用皆效，有故无殒也。诸药合用，具有温中散寒，降逆止呕，固胎安神的功效。

很多学员用之皆效，都说，“恶阻汤是经验方，临床用之效果甚良!”

三分吃药七分养

妊娠调养也很重要，老师又说了几点。

妊娠恶阻常出现在妊娠 6～12 周间，一般多在早晨起床后发生呕吐，是早孕反应的表现。多数孕妇的妊娠呕吐症状较轻，对生活和健康没有多大影响。一般多在孕后 12 周前后，症状逐渐消失。但有少数孕妇妊娠后恶心呕吐比较严重，一天呕吐多次或持续剧烈呕吐，伴头晕厌食，甚至食入即吐，这就是一种病理状态了，为了减轻妊娠呕吐，避免症状进一步加重而影响孕妇和胎儿的健康，不但需要治疗，而且在生活饮食起居等方面调理也特别重要。

首先，孕妇应该保持乐观愉快的情绪。情绪要稳定，忌忧郁恼怒，避免精神刺激。不要总担心胎儿不正常及惧怕分娩疼痛等。

其次，饮食应注意，要少吃多餐，宜用清淡、易消化食物。少食油腻及难消化的食物，避免过食辛辣、煎炸、香窜等刺激性食物和臭、腥等刺激性气味的方便食品。许多家人鼓励进食，不要为了考虑营养去吃使自己不愉快或不易消化的食品；也不要因为担心吃得少会影响胎儿而勉强自己进食，以免加重胃肠负担，反而加重症状；更不可因为害怕呕吐而不愿吃东西。食入即吐时，可予以小米粥水或白面汤少量多次进食以养胃气。呕吐减轻后，应适当吃一些低脂肪、高蛋白、高维生素和富含矿物质的食物，如瘦肉、鸡蛋、豆制品及各种新鲜蔬菜，以增加营养。晨起时如果有恶心感或泛酸，可吃点咸饼干。如果服中药，也宜少量多次频服。

再次，孕妇的生活起居要考虑按时作息，劳逸适度，不可过于劳累，以防损伤脾胃。呕吐频繁剧烈者应静卧休息，方能取得良好的效果。

总之，人常说，有病“三分吃药七分养，减少痛苦母又康!”因此说，妊娠恶阻，只要能很好调养，大病能化小，小病可调好！

简易疗法治恶阻

临床见到不少妊娠恶阻的患者一提起喝中药，都很头痛，说来也怪，有不少人宁愿打针不愿意吃药，宁愿打吊针也不愿意吃中药。对于这类人来说可以采用以下几种经验方法。

1. 艾灸也可把吐止

取穴：中脘，在上腹部，前正中线上，当脐中上 4 寸。足三里在小腿前外侧，当犊鼻下 3 寸，距胫骨前缘一横指（中指）。

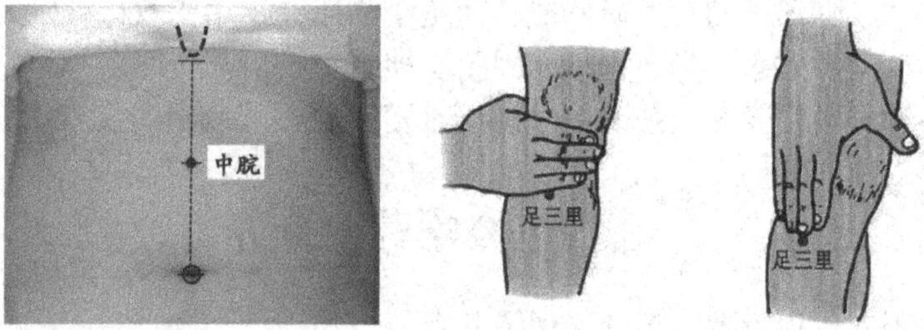

治疗方法：用艾条灸，每穴灸 5～10 分钟，轻者每天 1 次，重者每天 2 次，1～3 天可见效，无任何不良反应。

功效及主治：二穴共起健脾和胃，降逆止呕之功效，可治疗：胃痛、腹胀、呕吐、反胃、吞酸、纳呆等，对于妊娠恶阻治疗有较好的疗效。

2. 中药敷脐把吐疗

用料：砂仁各 15g，半夏 20g，生姜 30g，蜂蜜 6g。

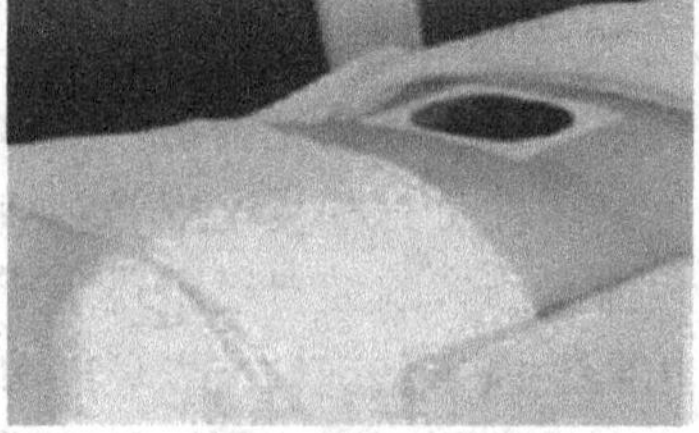

敷脐疗法 1

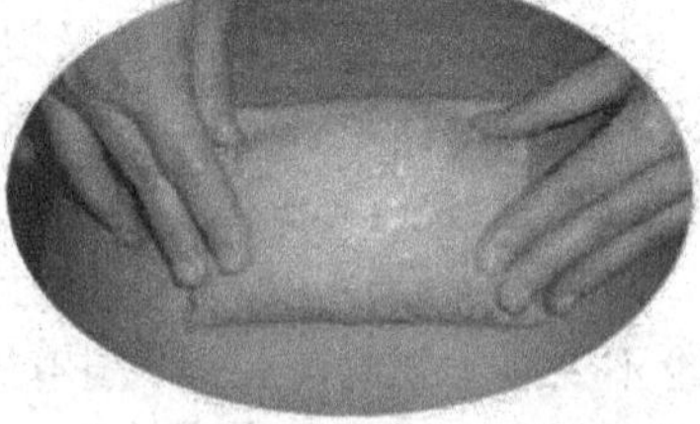

敷脐疗法 2

制法用法：将前二味共研成细末，再合生姜共捣烂如泥，最后以蜂蜜调成糊状。敷于肚脐上，用纱布和胶带固定，每天换药 1 次。

功效：砂仁，辛温，化湿开胃，理气安胎。用于脾胃虚寒，呕吐泄泻，妊娠恶阻。半夏，辛温，可燥湿化痰，降逆止呕。生姜，辛温，善温中止呕。蜂蜜，甘平，能补中润燥解毒。诸药相合，共起温中散寒，降逆止呕，治疗妊娠恶阻有较好的疗效。对于不善施中药者及宜适用。

3. 生姜乌梅制药膳，孕妇喝了吐不犯

用料：乌梅肉、生姜各 10g，红糖 6g。

制法用法：将乌梅肉、生姜、加水 200g，煎 15 分钟，去渣留汤，汤中入红糖调匀，每服 100g，每日 2 次。

功效：乌梅肉可生津止渴，生姜能降逆止呕，红糖善温中缓急，合而治疗肝胃不和之妊娠呕吐效果较好。

生姜解半夏毒的故事

在我国宋朝，有位判官杨立之回到楚州时得了喉痈，白天吃不下饭，晚上痛得睡不着觉，异常痛苦，请了许多医生，吃了许多中药都没有效。

恰好这时名满朝野的太医杨吉老来楚州办事，杨立之的两个儿子听说后，赶快把他请了过来。杨吉老仔细诊察了杨立之很久后才对他的儿子说道："你父亲的病非常蹊跷，必须先吃 1 斤生姜片，才可以用药，否则便无法可治！"说罢就去办自己的事了。

杨立之的两个儿子听后，感到很为难，说："喉咙已经溃烂、疼痛不止，怎么能吃生姜呢?"但也没有别的方法了，只好试一试。结果杨立之吃了生姜后并没有什么异样，也没感到什么辣味儿。在他吃够半斤生姜的时候，疼痛、肿胀就有所减轻，等到吃够一斤生姜的时候，脓血就完全消失了。这时他觉得生姜也有辣味儿了，吃饭、喝汤已经无碍，喉痈已经好了。

第 2 天，判官亲自去拜谢杨吉老，感谢他的救命之恩，并奇怪他是如何将自己的病治好的。杨吉老说："你在南方做官，很爱吃鹧鸪，鹧鸪爱吃生半夏，而生半夏有较小的毒性，你吃鹧鸪吃得多了、久了就容易引起生半夏中毒。生姜能解生半夏的毒性，所以仅用生姜就把你的病根儿除了，也不用再服其他的中药了。"

笔记十二　打嗝

呃逆顽固成负担　师傅妙招有二三

说到呃逆，俗称打嗝。人们都觉得是个名不见经传的小病，轻者多不需治疗可以自愈，或者喝点热汤便可治愈，但是有时候呃逆反复发作，也没明显的疾患和明确的诱因，长时间频繁发作，闹得头昏脑涨，寝食俱废，久治不愈，却成了患者的负担。

我师傅治疗顽固性呃逆有三招。

寒盛热少病难痊

1992 年 3 月 11 日，我和老师接诊一位姓石的患者，56 岁，自诉患呃逆 3 年了，曾多处治疗，时轻时重，未能治愈。

妇人代述，3 年前夏天的一个中午，和几个朋友在一起饮了不少啤酒，次日晨起无明显诱因突然出现呃逆，呃呃连声，难以控制。遂到当地医院就诊进行针对性检查头、胸 CT、心电图等无明显改变，排除脑、胸、膈肌等器质性病变的可能。经对症处置，呃逆仍连续不断，难以控制，进食困难，有时伴有泛酸、恶心、呕吐，经山莨菪碱（654-2）肌内注射呃逆症状暂时停止，过了两天仍然发作，再次肌注山莨菪碱也不太管用，只是症状稍有缓解，不能有效控制。后来经多处更医，都是只能暂时控制，未能治愈。他平素身体尚可，近半月来呃逆不已，胸闷心满，昼不能吃饭，夜不能眠，整天头昏脑涨，他心情紧张恐惧，身体愈发疲惫，在当地医院诊为反流性食管炎，依赖输液症状还是不能缓解，我觉得不是回事。经我朋友推荐贵院老中医有妙招故来此延医。

他老伴拿出他以前看病的部分检查结果和药方。检查结果没有明显异常。西药用的很多，有口服的，有穴位封闭的，也有静脉点滴的，药物有哌甲酯、维生素 B_6、甲氧氯普胺（胃复安）、盐酸氯丙嗪、苯妥英钠、地西泮、东莨菪碱、盐酸丙米嗪、多塞平、盐酸利多卡因、磷酸可待因、卡马西平等 20 多种，应有尽有。中药方中有丁香散、丁香柿蒂汤、旋覆代赭汤、竹叶石膏汤、逍遥散、苏子降气汤、柴胡疏肝散，还有不少单方等，用过以后有的能暂时缓解，有的也仍然依旧。

于是我们开始给他诊断。

只听得老石呃呃连声，呃声低沉有力。

老师问，石师傅，最近打嗝加重多长时间了？

他上气不接下气地说，我—打—嗝—加—重有—半个—月—了。

老师又问，你还有什么不舒服？

他用手比划着——结巴地说，身体总怕冷，胃脘胀满不想吃东西，食后更胀满，还有恶心、呕吐、泛酸、心口嘈杂不适，吃点热饭或晚上得热则缓解，早上遇寒则甚。

老师一边问一边给他把脉，脉沉细迟缓，查得舌质淡苔薄白。

诊后，老师认为此乃胃气虚寒证，清阳下陷，浊阴上逆。治宜温中益气，降逆止呃。

实习生小李问，老师，看他的方子里也用过温中降逆的药，为什么没有效果，现在该怎么治，用什么方子呢？

老师说，你们再看看他用过的方子，结合病情，再分析一下，以前的治疗方案有些也不错，之所以小效或无效，一是病情胃气虚寒证的程度估计不足；二是用药原则温中降逆的力量有些不及；三是标本兼治的措施有些不得力，以致病情未能得到控制。今老石的病是中寒过甚，用药量微温中不够，我看还应该用丁香柿蒂汤加减来治疗。

于是开了处方：**人参、白胡椒各 3g，丁香 6g，柿蒂、生姜各 9g**。水煎服。每日 1 剂。

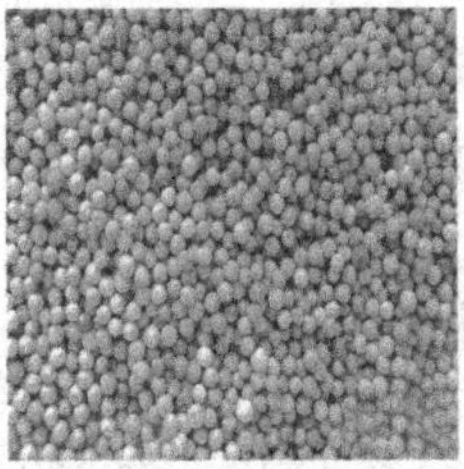
白胡椒

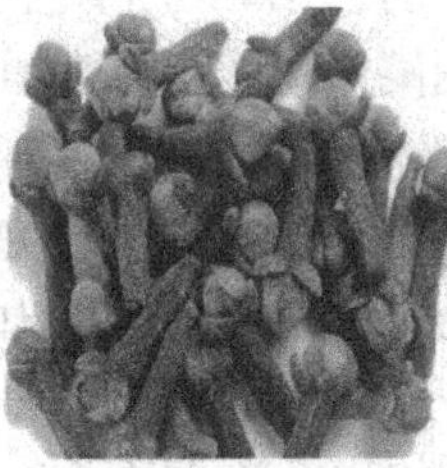
丁香

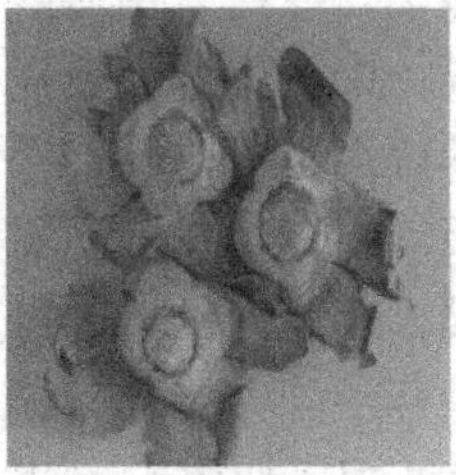
柿蒂

小李又问，老师，丁香柿蒂汤不是治疗急性呃逆的方子吗，呃逆时间长了也能用吗？

老师说，我们诊病主要是辨证施治，有是证用是药，不能只论病之新久，本例患者虽病已久但仍是正虚邪实，而其因病情反复导致中焦虚寒更甚，清阳下陷，浊阴上逆。使用本方所治呃逆，皆因胃气虚寒，胃失和降所致者正合其证。根据虚者补之，寒者温之，逆者降之的治法，治当降逆止呃，温中益气。方中丁香温胃散寒，降逆止呃，为治胃寒呕吐、呃逆之要药；柿蒂苦平，长于降逆止呃，两药相配，温胃散寒，降逆止呃，共为君药。生姜温胃散寒止呕，与君药相合，增强温胃降逆之功；人参甘温益气以补其虚，共为臣佐药。因其胃寒之甚方加散胃寒之胜药，白胡椒温中散寒，下气逆，消寒痰，解拘挛为使药。诸药相合使温中散寒之力增。

按：古方丁香柿蒂汤为治疗胃气虚寒、气逆不降之呃逆的常用方。临床应用以呃逆不已、舌淡苔白、脉沉迟为使用依据。故老石呃逆之证正适此方脉证，乃服药1剂后呃逆立减，2剂能进食，3剂基本痊愈。

呃久因瘀病难痊

1992年7月12日，又遇到一位30岁鲍女，呃逆半年。

鲍女夙有痛经，半年前有过闭经，后经治疗来经量多且久，经尽之际受到寒凉，此后每天持续性打嗝达半年之久，打嗝声音很大，发作频繁，每天晨起加重，持续数小时，晚上入睡即止，常于感寒或心情不舒时加重。曾经多家医院做过检查，胃肠镜显示正常，且吃过不少中西药，初有小效，良久打嗝依旧。近来既有头顶怕冷时痛，胸闷，胃区堵得慌，食少纳呆。

及时刻诊，脉沉迟，舌边色暗，苔薄白。

诊后，老师问我，你觉得鲍女之病是何证型？

我说，我觉得有气滞也有血瘀，是否肝郁而致气逆。

老师说，你分析得不错，那用什么方法治疗？

我说，是否用血府逐瘀汤可以。

老师说，为什么用血府逐瘀汤？

我说，由于患者呃逆伴有胸闷，情志不舒加重的诸证。

老师说倒也可以，但不确切，除此还有头痛和病程较久的症状，是阳虚清窍不通，阳气不升，浊气不降，是不是先通通阳窍为好。

我说，还是老师考虑得周全，那就用通窍活血汤。

于是开了药方：赤芍3g，川芎3g，桃仁9g（捣），红枣7个（去核），红花9g，老葱3根（切碎），鲜姜9g（切碎），麝香0.2g（分冲）。用黄酒250ml，将前7味煎至150ml，取麝香0.1g同服，每天2次。

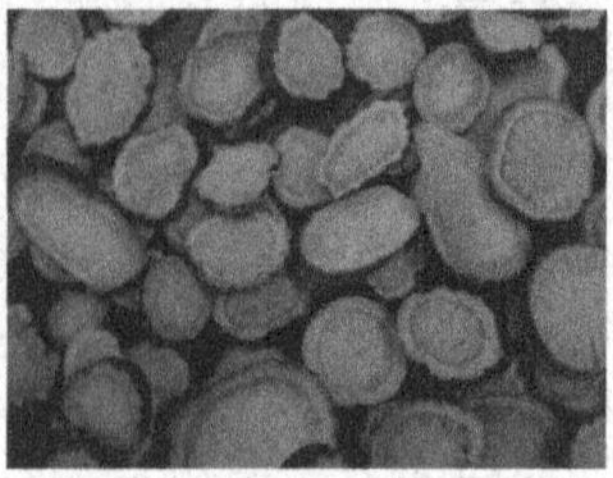

赤芍

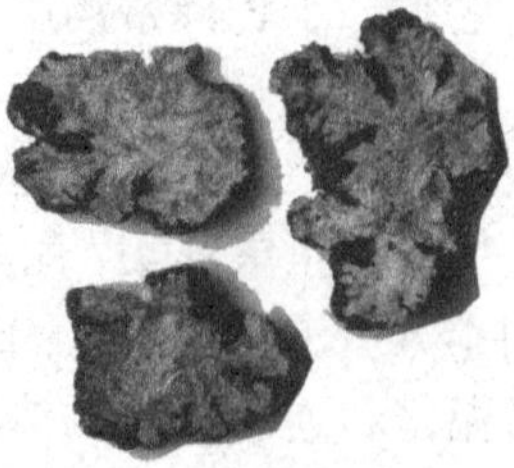

川芎

鲍女服药3剂证大减，又3剂痊愈，次月来经亦无腹痛。

按： 本例呃逆的治疗，老师推崇王清任所谓“久呃有血瘀的理论，”常用开窍降逆法，以通窍活血汤治疗呃逆屡见捷效。应用的关键在于活血化瘀，通窍活络。桃仁、红花、川芎、赤芍，均能活血祛瘀止痛，配伍麝香、老葱促通阳开窍，使活血通窍之力更强，故使阳升浊降呃止。

艾灸也能疗顽呃

1993年3月18日，我跟随老师到农村巡回医疗，在一个村卫生所遇到了顽固性呃逆患者，35岁的男士。于半年前因受凉患呃逆至今，时轻时重反复发作未愈。

患者自述，病初在某医院行胃镜检查有慢性浅表性胃炎，经服西药治疗未见明显效果，且有加重之势，后来又用中药治疗稍有好转，到处求医，也用过单方，时轻时重反复不愈。近两个月来于晨起、饱餐、受凉及情绪波动时均会出现呃逆发作。卫生院有我一个亲戚今天给我捎信，说有县医疗队专家来了，我急来求治。

老师问患者，你还有什么不舒服吗？

患者说，犯病了有点胸闷，别的没有什么了。

老师又问，晚上能睡觉吗？

患者说，睡觉不脱衣服还能睡，脱了衣服就会犯病。

我和老师查了舌脉：舌质略暗，苔薄白，脉弦。诊为，脾胃气虚，肝气上逆。

那时，老师正在传授简易疗法，老师便说咱们先用一用简易方法治疗，既无痛苦还少花钱，看看怎么样！

老师问我，该选什么方法？

我说，应当选治逆要穴——中魁。

我又问老师，老师是针还是灸啊？

老师说，灸也不错，无什么刺激，先灸灸吧！

于是，准备了器材，让患者平卧，精神放松，两臂伸开，手背向上平放，选中双侧中魁穴，在中魁穴上涂少许凡士林，再放上一小块玉米大薄姜片，然后置麦粒大小艾炷点燃，连续5壮，当一壮点完，症即大减，五壮尽则约半个小时许，一切完好。

患者和家属非常高兴，以前治疗从未这么见效……今天终于恢复了！

老师告诉他，今天的效果不错是偶然的，是因为准备工作做得充分，你也配合得好。一是换了新疗法，二是这种方法是古人实践经验的结晶，应当有这样效果。但是还需要巩固成果，不可能一次见效。由于这种疗法具有易学好掌握、材料简单、效果好的特点，你回家自己再巩固治疗，每天1次，5～10天，可能就差不多了。

患者的妻子问，我们每天来这里治疗可以吗，怕自己做不好影响疗效，还是麻烦你们费点事吧！

就这样他们坚持治疗了10天，在治疗的第2天晨起发作了1次，但症状很轻，持续了约2小时就没事了。

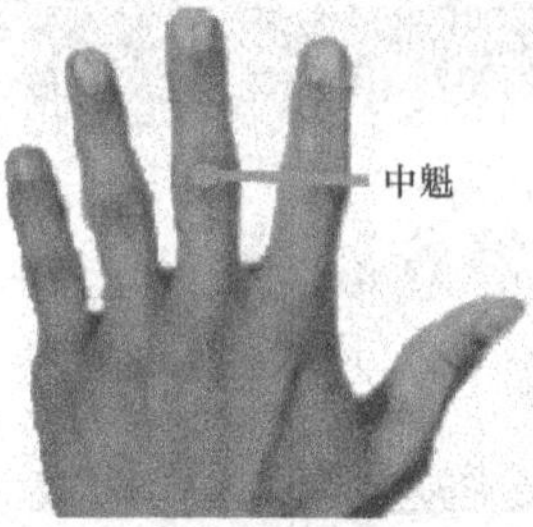

中魁穴

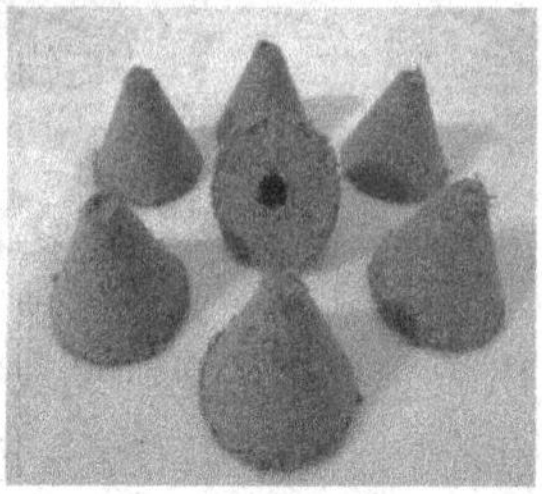

艾灸炷

按： 中魁穴为经外奇穴，因其位于中指背侧第二指关节处，为其他四指之魁首，故名之。取穴，是在中指背侧近侧指间关节横纹中点处取之。

中魁穴具有通调三焦经气、降逆和胃作用。古代医家多用于治疗噎嗝、反胃、吐食、鼻衄等症。如《诊则》云："主反胃噎嗝及崩衄"，《玉龙歌》曰："若患反胃并吐食，中魁奇穴莫救偏"。老师经临床研究中魁穴是治疗顽固性呃逆的要穴，也具有治疗胃脘疾病的重要作用。笔者学习应用此法治疗呃逆6例，全部有不同程度的效果。

具体应用，除了灸外也可用针刺，其特点是浅扎（0.2～0.3寸）、强刺、不留针；如果病情有反复，可配合攒竹、翳风、太渊，可增加效果。

笔记十三　结肠炎

王小泄泻几十年　始为经验不可传

儿大自然知当家

有一个真实的故事，发生在40年前，还得从头说起。

我老家有个叫王小的小伙，从小娇生惯养，好逸恶劳，每天最早也得睡到10点来钟才起床。刚满20岁时娶了媳妇，一下变得勤快了，不睡懒觉了，每天天一亮就起床，甚至天不亮就起了床。久而久之王小早起床已养成习惯，自己也觉得也是个好事。每天吃饭也不少就是身体吃不胖，转眼10年过去了，身体越来越瘦，而且容易疲乏，坐下来就打盹，他的家人包括他自己都不明白是什么问题。

无奈，只有去医院看医生。医生诊为慢性结肠炎，从此就和医院结了缘。

王小患了结肠炎

王小勤恳多年的原因是他每天清晨5、6点钟左右，被腹痛和肠鸣弄醒，下床直奔卫生间。这个习惯已经跟随他10多年。这么多年他还觉得养成这个习惯不错，但慢慢地他发现这个规律也在一定程度上影响了他的睡眠，清晨正是睡眠很香甜的时候，可他却不得不起床，而一旦醒来就没法再睡了，所以他早早就去干活。时间长了他也觉得有问题，想努力改掉这个习惯，想多睡一会儿也不行，始终没办法，身体越来越瘦，精神也越来越差。到医院西医诊为慢性结肠炎，用了好多药也打过点滴，初有疗效后又如旧。也找过中医，诊为“五更泻”。初用四神丸效果不错，过了一段就又复发，后来又开汤药也是一用药就有效，停药就复发。

于是他在当地医院住院治疗，胃镜检查有慢性胃炎；肠镜检查是慢性结肠炎，肠易激综合征；血常规检查，白细胞 7×10^9/L，红细胞 4.5×10^{12}/L；B超、X线检查未发现异常，有慢性营养不良性贫血等，经治疗身体有所好转，过几个月又如从前。

王小为治好五更泻，跑了好多医院，不断更医，后来觉得中药治疗能好一些，曾坚持用中药治疗一二年，还是反反复复屡发屡治，屡治不愈又过了30年。

到了1992年王小已近60岁了，他的五更泻还没治好。

3月10日，突然发现大便有血，在当地诊所就诊认为是痔疮出血，用了一些槐角丸和马应龙痔疮膏，过了1周王小的便血没少反而更多，急来我院就诊，经肛肠科检查患了直肠癌，建议他到外地再进一步检查，由于各种原因患者愿意留在本院治疗。

王小泄泻需调研

王小住院以后，做了全面检查，中医科也参加了会诊，一致认为还是直肠癌早期，应积极地采取中西医结合的方案治疗：首先及时手术切除病灶，善后用中医调理。和家属协商，家属也非常同意，即配合照办，术后3天即转中医科调理。

王小晨泻几十年，老治不愈细调研！

我们中医科作了调查。多年来王小发病往往在黎明之时，肠鸣即泻，泻后则安，有时伴有肚脐周围疼痛，泻后痛止。正是发生在黎明前（五更）的泄泻，故得名为“五更泻”。王小日积月累已成了习惯，初觉得不错，时间长了伴有全身怕冷、腹部畏寒、四肢较凉、腰膝酸软、神疲乏力、食欲不振、小便偏多等一系列阳气虚衰的表现，觉得很烦恼。到处求医，治疗中感到中药还有些效果，故间断地坚持用中医治疗。

就中医治疗王小的病来说，有几个阶段，起初王小泄泻腹不痛，除了每天按时晨便，便后则安外，常因饮冷、多餐或油腻难消化的食物则立即排便，或稍有饮食不慎或劳倦过度时泄泻复发，继有食后脘闷不舒，面色萎黄，倦怠乏力，中医治疗常从脾论治，常用参苓白术散加减治疗，初用确实效果不错。后来伴有腹痛则泻，泻后痛减，中药治疗在前方的基础上方加痛泻要方治之，初用效果也可以。复发时又更医。

由于王小的泄泻多在晨起，五更泄泻，完谷不化，小腹冷痛，腰酸肢冷者，大多中医认为，这种慢性腹泻多属肾虚所致，故按“肾泻”论治。初用四神丸治疗非常有效，用药期间大便的时间改了，大约有3个月没有晨便，后来仍照旧。无奈又更医，这时王小伴有全身怕冷、腹部畏寒、四肢较凉、腰膝酸软、神疲乏力等症状，又医给他用桂附地黄丸加减治之，亦有小效。也曾用中西药内服及灌肠多种方法治疗，症状也是暂时缓解。

王小几十年的病程延绵，每于早晨五六点钟泄泻，初无症状，近10年伴有腹痛，少腹坠胀，坠迫即泻，泻后即快，有时连续泄泻2～3次，大便质溏已成习惯，因为不影响正常饮食和工作，自己也不在乎！由于泄泻反复不愈，又发现多在情志不舒时泄泻发作或加重，常伴腹痛肠鸣即泻，泻后痛减，矢气频作，胸胁胀闷等症状，自己却不以为然，中断治疗有2年，病情有些发展。在1年前出现过大便时干时稀，自以为病情减轻。后来追查总结王小出现了四大主症：①腹胀、腹痛，在中下腹部，多为隐痛或胀痛，还有渐渐加重的趋势。②便血，多呈鲜红色或暗红色，且往往是血便分离。③表现神疲乏力面色萎黄，临床检验有血红蛋白减少出现贫血现象。④大便次数可增多，但每次排便不多，甚至根本没有粪便，只是排出一些黏液、血液，且有排便不尽的感觉。大便上还附着一些血丝。出现大便习惯和性状的改变。肛肠探查有 2cm × 3cm 息肉样赘生物改变。

王小术后又调理了 20 天痊愈出院。以后每一两个月来复查 1 次，用中药调理巩固疗效，1 年后每半年复查 1 次，2 年后随访一切正常。

以上所述是王小泄泻几十年治疗的大概经过。

任何事物的发展都不是无缘无故的，成功是有经验的，失败是有教训的！

王小的五更泻久治不愈而且不断恶化值得思考！

病情恶化有三缘

“五更泻”的病机，不少医家多主肾虚，甚至以“肾泻”“脾肾泻”名之。在现代医学中属于肠易激综合征中的一种临床表现。肠易激综合征是消化道疾病中一种常见病、多发病。古今资料报道，急性泄泻治疗不当可转化为慢性泄泻，其恶化者资料尚鲜。然王小的五更泻久治不愈而且不断恶化初步考虑其因有三：

首先，认识不足，延误治疗。

起初自以为“五更泻”不算病，不能正视自己的病情，延误了治疗时机。说到这里我讲一个古代故事，就是小学课本里的《扁鹊见蔡桓公》的实例。

话说，扁鹊进见蔡桓公，在桓公面前站着看了一会儿，扁鹊说：“您在肌肤纹理间有些小病，不医治恐怕会加重。”桓侯说：“我没有病。”扁鹊离开后，桓侯说：“医生喜欢给没有病的人治病来捞取功劳。”过了 10 天，扁鹊又进见桓侯，说：“您的病在肌肉里，不及时医治将会更加严重。”桓侯不理睬。扁鹊离开后，桓侯又不高兴。又过了 10 天，扁鹊又进见桓侯，说：“您的病在肠胃里了，不及时治疗将要更加严重。”桓侯又没有理睬。扁鹊离开后，桓侯又不高兴。又过了 10 天，扁鹊在觐见时远远看见桓侯就转身跑了。桓侯特意派人问他，扁鹊说：“小病在皮肤纹理间，用热水焐和药物敷就可以治好；病在肌肉和皮肤里面，用针灸可以治好；病在肠胃里，用火剂汤可以治好；病在骨髓里，那是掌管性命的神的事情了，（医生）是没有办法医治的。现在病在骨髓里面，我因此不再请求为他治病了。”又过了 5 天，桓侯身体疼痛，派人寻找扁鹊，扁鹊已经逃到秦国了。于是桓侯就病死了。

通过记叙蔡桓公因讳疾忌医最终致死的故事，告诫人们要正视自己，有病要及早医治，防微杜渐，对症下药，及时医治，防止延误病情造成后患。

其次，治标不治本。

王小的治病不断更医，其因是不能全面分析病情，综合治理，造成治标不治本，病情越治越严重。

正如有个寓言故事所云：很久以前有一天枭遇到了鸠，鸠曰：“子将安之？”

枭曰："吾将东移。"鸠曰："何故？"枭曰："乡人皆恶余鸣。""可矣，不能更鸣，东徙犹恶子之声。"

而这则故事主要讲：枭遇到鸠后，鸠曰："你要去哪里？"枭曰："家乡的人要我走，他们讨厌我的鸣叫声，所以我要向东迁移。"鸠说："你若是改变了你的叫声还可以，但如果你不改坏习惯，向东迁移，那里的人照样会讨厌你的鸣叫声。"

这则故事的重点是"治标"与"治本"的问题，如果这只枭它永远不会改变自己的坏习惯鸣叫声，一次又一次地搬家的话，那将会以失败而告终。

这个例子虽然不太确切，但说明治病一定要标本兼治才能根治无恙，否则隐患重重终告失败。

第三，认识到久病难病从郁。

分析王小的治疗经过。"五更泻"传统认为多属脾肾阳虚，后阴不固，治疗多遵温肾固泻之法，以"四神丸""痛泻要方""参苓白术散"等为代表方。治疗方案也正确，觉得只是对症治疗，缺乏全面分析，与老师教诲的久病疑难病多郁有关，以至于劳而无果，终告病危。

因为，临床也常常会遇一些特殊情况，其病位并不在于脾肾，而涉及于心、肝、肺等脏，病性亦并非虚或寒，而为实或热或虚实错杂等。所以，临证且不可拘泥脾肾阳虚一说，必须审证求因，随证治之，老师推崇久病难病不愈者宜"从肝从郁施治"。

"五更泻"属肝郁脾虚而致者，临床也较为常见。通过学习清代叶天士《临证指南医案·泄泻门》中论及的9例晨泻，其中4例竟属于本证。均用扶脾抑肝而痊愈。验之于临床，果然有桴鼓之应。从而进一步认识到"五更泻"已久和"郁"有关。

王小出院月余后，仍有"五更泻"，查其舌脉：舌苔薄白，两脉弦缓。乃属肝强脾弱，木郁乘土，痛泻发于黎明即五更寅卯之时少阳之气萌动，阴气衰少而不能内守，阳气始发而不能固，正邪交争，传化失常，亦作痛泻。施治乃以柴芍六君汤合痛泻要方化裁，以抑肝扶脾，肝脾统调。

方药：**柴胡10g，白芍20g，党参15g，白术15g，茯苓15g，陈皮10g，防风10g，焦山楂15g，炙甘草6g，生姜6g，大枣5枚**，水煎服。3剂症减，又6剂晨泻基本痊愈，为防复发继10剂巩固疗效。

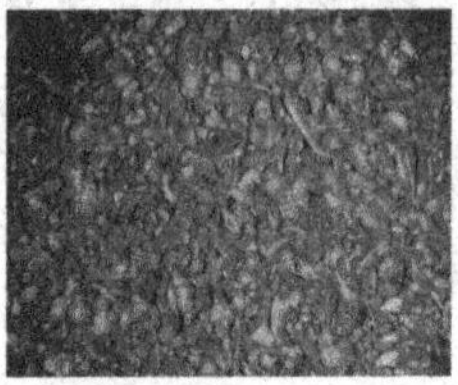

柴胡

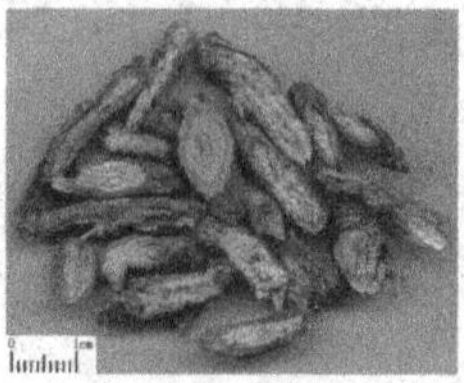

防风

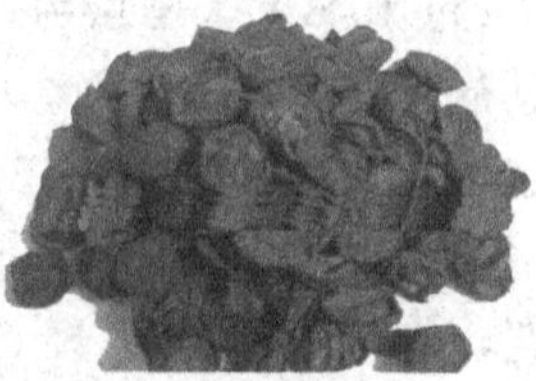

焦山楂

半年后复查，身体变胖，精神焕发，亦再无晨泻，其他多项检查均未发现异常。

按：上述所治之“五更泻”，在治法上，虽殊于温补脾肾之常法，乃可获效。充分说明，五更泻虽发于黎明，但其病机多端，故临床治疗要尊古且不能泥古。必须重视辨证，审因论治，知常知变，方可提高临床疗效，终获攻疾制胜之功。

临床体会：“五更泻”属于此类者临床也较多见，久病难病从郁，亦是老师的临证经验结晶，余仿效临证其效如鼓，故以飨同道。

应用须明两点：一为明因证，多由土虚木乘，肝脾不和，脾失健运所致。证见，泻必腹痛，泻后痛缓，脉弦缓。二为施治，以补脾柔肝，祛湿止泻。

方中柴胡，微苦，和解表里，疏肝升阳；白芍，酸寒，柔肝缓急止痛；党参，甘，平，补中益气，健脾补虚；白术，苦温，补脾燥湿；茯苓，甘淡，利水渗湿，健脾除湿。用于脾虚食少，便溏泄泻；陈皮，辛苦而温，理气燥湿，醒脾和胃；防风，燥湿以助止泻，为脾经引经药；焦山楂，酸甘，消食健胃，行气导滞；炙甘草，调和诸药；生姜，辛温，温中健脾；大枣，健脾养血补虚。诸药相合，共奏补脾柔肝之功，使痛泻乃止。

偏方也可治泄泻

曾用偏方治一48岁男士的黎明泻。

患者是柳护士的亲戚，柳护士带其前来找老师治疗。患者得黎明泻5年，吃不进中药，一喝中药就吐，用过不少中西成药，久治不愈。经询之兼肛门潮湿、阴囊寒冷，验其舌苔白滑，脉象沉紧。证属阳虚寒湿不化，治以温肾固肠之法。经做思想工作，用以下单方治疗。

内服：用补骨脂15g，石榴皮10g，生姜10g，大枣7枚，煎水服。每日服1剂，每剂药煎2次，早晚各服1次，坚持常服达到治愈。便秘时停用。

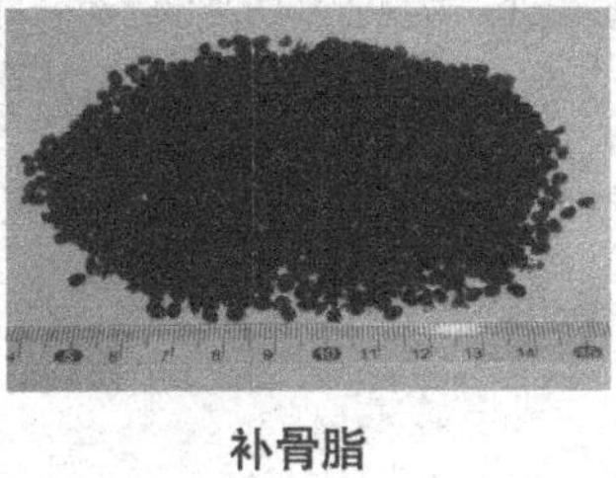

补骨脂

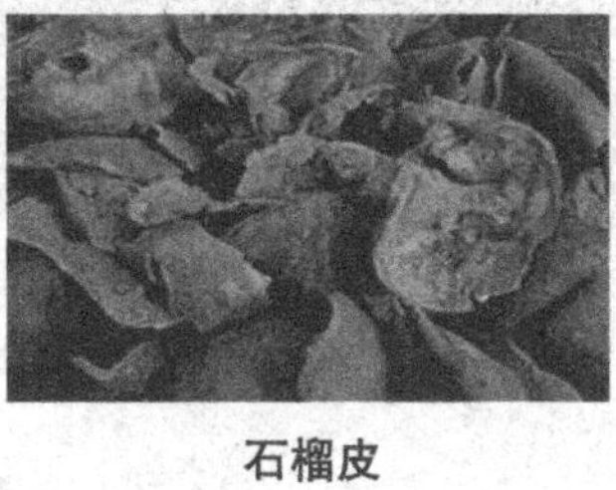

石榴皮

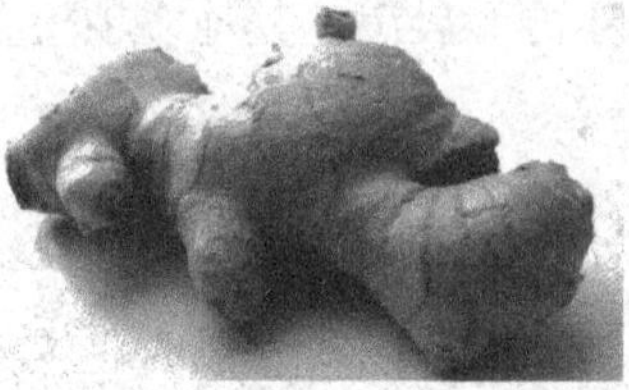

生姜

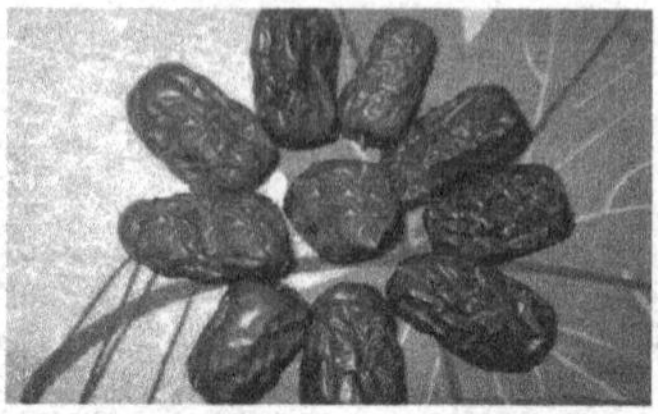

大枣

外敷：五倍子10g，干姜5g共研细末，用米醋调成糊状外敷神阙穴，外用纱布辅料覆盖，胶布固定，两日换药1次，无不良反应可坚持使用，直至痊愈。

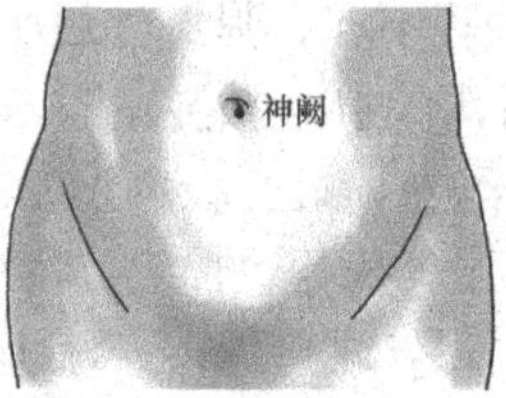

神阙穴

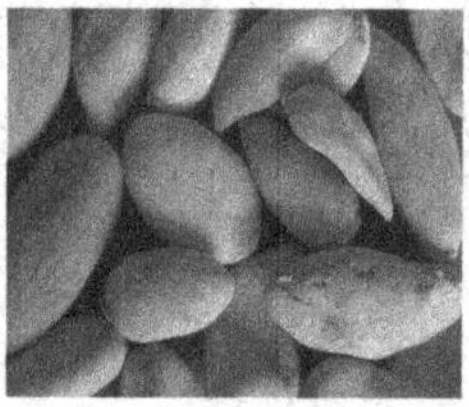

五倍子

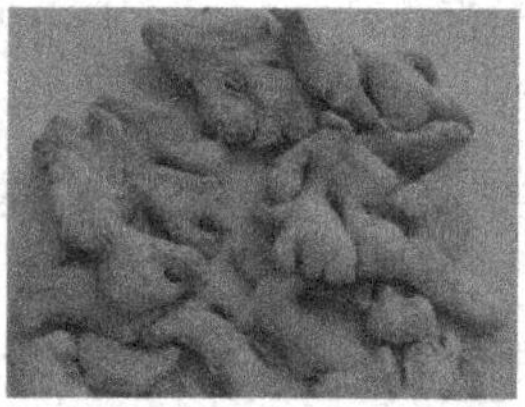

干姜

另外，注意合理膳食，忌食生冷、辛辣、油腻、不易消化的食物，也不宜暴饮暴食。

患者照上法使用一周诸证大减，2周后基本痊愈。

方解与功效：方中补骨脂，辛、苦，温，以温肾助阳，纳气止泻。《中华本草》记载，治疗肾虚五更泄泻有特效；石榴皮，酸、涩，温，具有涩肠止泻功效，用于治疗久泻，久痢；生姜，辛，微温，用于温中散寒；大枣，甘，温，能补脾益气，用于脾虚泄泻；五倍子，酸、涩，寒，能涩肠止泻，可治疗久泻久痢；干姜，辛、热，有温中散寒的作用，用于脘腹冷痛，呕吐泄泻较好。诸药并用，内外兼治共起温中助阳，固本止泻之功，用于治疗脾肾两虚泄泻有较好的疗效。

按：本法是老师多年的临床经验，用于治疗脾肾两虚泄泻，具有经济实惠、疗效独特的优点，余用于临床治疗6例，年龄最小的15岁，最大的65岁，均有疗效。体会之不同的是疗程不一，年龄大的疗程要长一些；用量不同，年龄小的用量要小一些，用量稍大容易上火。

笔记十四　痛经

行经腹痛苦难言　抓住郁瘀痛可散

小莉痛经羞难言

1993 年秋，遇到一位 19 岁女学生，同学陪她到中医科就诊，同学们叫她小莉莉。

小莉莉自 13 岁月经初潮以来，每于经前小腹作痛，起初自以为是女人的事，羞不可言。每于腹痛时吃一些索米痛片，或用热水袋敷一敷。严重时在诊室打一针阿尼利定，这个月的痛苦就过去了，到下个月月经来时仍依旧。小莉莉对自己的这些事非常苦恼。虽经治疗，从未减轻，近半年来变本加厉，经来腹痛难忍，痛不欲生。后来她回忆在学生理卫生课时听老师说过中医治疗效果好，昨日来经，无奈抱着试一试的心态前来中医科就诊。

自诉：本次发作腰酸腹痛较前更甚，伴泛恶纳减，夜不成寐，致两胁作痛，头痛目眩，口燥咽干，神疲乏力，乳房胀痛。查舌红苔薄腻微黄，脉弦虚。

学习老师的经验辨证认为：肝郁气滞，治宜：疏肝理气，化瘀止痛。

对于肝郁气滞痛经的患者，方用逍遥散加减。

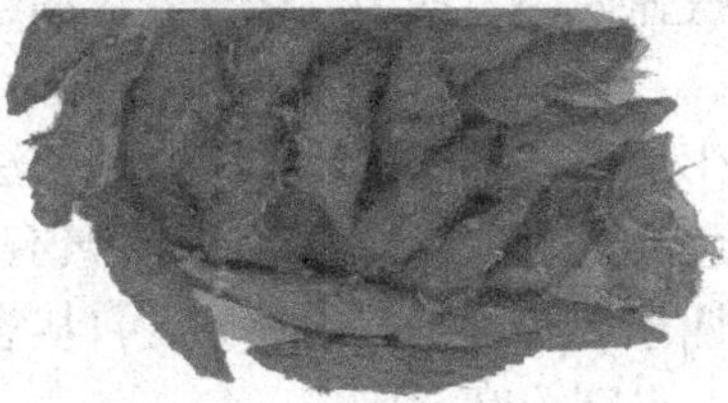

香附

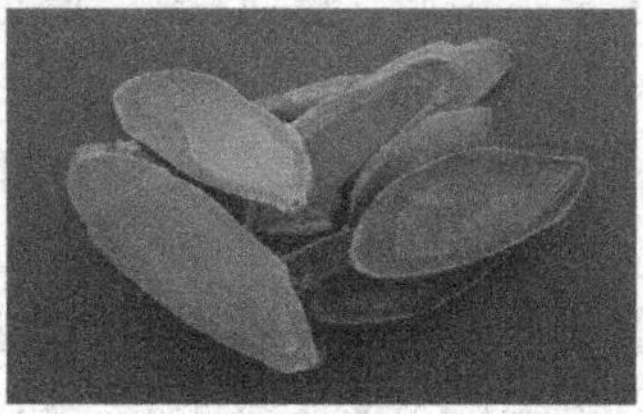

郁金

方药：**当归 10g，白芍 10g，柴胡 10g，茯苓 10g，炒白术 10g，生姜 3g，薄荷 3g，炒栀子 6g，香附 10g，郁金 10g，川芎 6g，炙甘草 6g**。3 剂，水煎服，每日 1 剂。药后，其症大减。为善其后，续服 3 剂，诸证消失。半年后随访未再发作。

王女士痛经好多年

1993 年秋，门诊还遇到一位 35 岁王女士。每月经期前二三日腹痛，已 10 多年，曾多处就治，时轻时重，屡治没有明显效果，近来 3 个月加重。3 个月前在经期第一天登山，下山时下了一阵大雨而受淋，此后月经来潮小腹冷痛加剧，痛甚时脸色苍白，大汗淋漓，月经量偏少，色暗有块。近日月经将潮，小腹隐痛又作，急来求诊。诊察：舌紫黯、苔薄腻，脉沉细。

分析：证属寒湿内闭，气滞血瘀。治宜：温经散寒，化瘀止痛。

对于气滞血瘀的痛经患者，按照老师的经验，方用少腹逐瘀汤加减。

方用：**小茴香、干姜、没药各 5g，肉桂 3g，延胡索、当归、赤芍、茯苓各 15g，川芎、生蒲黄、五灵脂各 10g**。3 剂。水煎服。

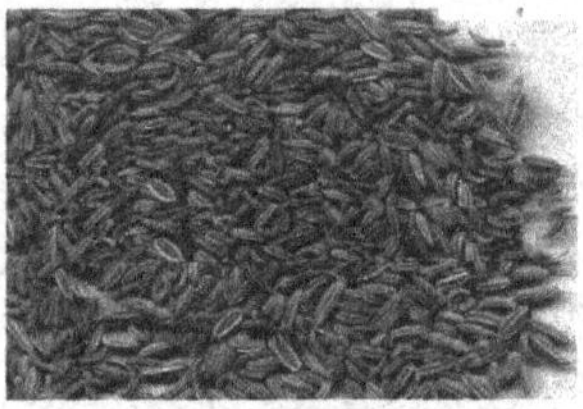
小茴香

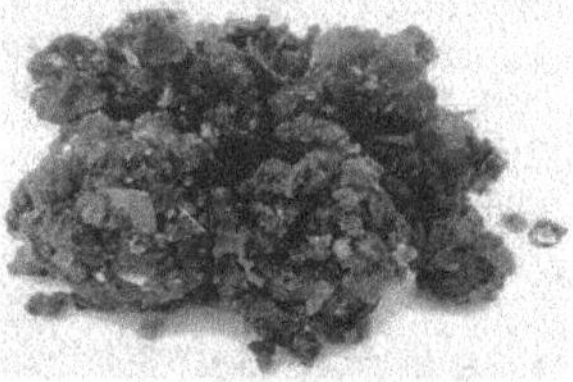
没药

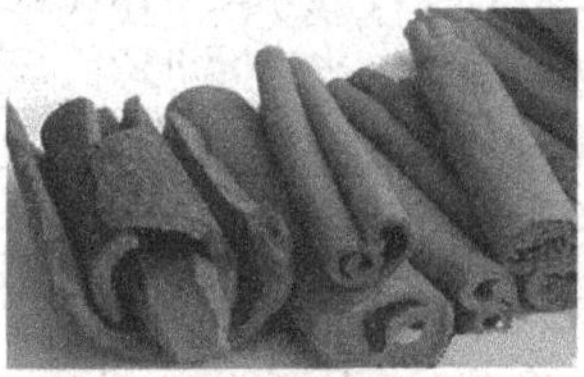
肉桂

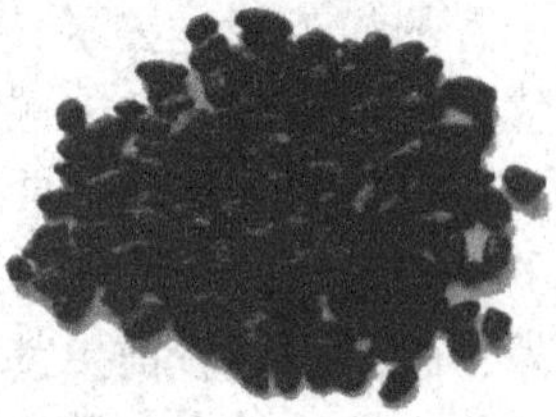
五灵脂

二诊，药尽经水及至，本次行径腹痛显著减轻，经量中等，夹小血块，觉头晕神疲，舌紫、苔薄，脉沉缓。分析：气血两虚，即用八珍汤养血调经，6 剂，诸证减。

为善后巩固，并嘱患者次月行经前 1 周需照前法施治。王女士依法照做。半年后，王女士带亲戚来就诊。见到我，还没认出她，她主动说，“您不认识我吧，我是半年前肚子痛的那个病人，非常感谢您，解决了我的烦恼，自从您看了之后到现在一直很好！今天又给您带个病人，再麻烦麻烦您！”

行经腹痛如何辨

关于痛经辨证，又请指导老师作了专题讲解，老师说，行经腹痛最早见于《金匮要略·妇人杂病脉证并治》。其云：“带下，经水不到，少腹满痛，经一月再见。”此后，《诸病源候论》立“月水来腹痛说。”认为“妇人月水来腹痛者，由劳伤血气，以至体虚，受风冷之气客于胞络，损伤冲任之脉。”《景岳全书·妇人归》云：“凡妇人经行作痛，夹虚者多，全实者少，即如以可按据及经前经后辨虚实，固其大法也。然有气血本虚而血未得行者亦每拒按，故于经前亦常有此证。此以气虚血滞无力流通而然。"

行经腹痛是妇科常见病，多发于年轻妇女。凡在经期或经行前后，出现周期性小腹疼痛，或痛引腰骶，甚至剧痛晕厥者，称为"痛经"，亦称"经行腹痛"。西医学把痛经分为原发性痛经和继发性痛经，前者又称功能性痛经，系指生殖器官无明显器质性病变者，后者多继发于生殖器官某些器质性病变，如盆腔子宫内膜异位症、子宫腺肌病、慢性盆腔炎等。功能性痛经容易痊愈，器质性病变导致的痛经病程较长，缠绵难愈，严重者可影响工作和生活质量。

中医认为本病的发生与冲任、胞宫的周期性生理变化密切相关。主要病机在于邪气内伏或精血素亏，更值经期前后冲任二脉气血的生理变化急骤，导致胞宫的气血运行不畅，"不通则痛"，或胞宫失于濡养，"不荣则痛"，故使痛经发作。常见的分型有肾气亏损、气血虚弱、气滞血瘀、寒凝血瘀和湿热蕴结。

当前还有一些客观因素，随着生活节奏的加快，压力增大，加上活动减少，空调的过度使用，嗜食冰冻食品，导致人体经络不通，寒凝经脉、寒凝胞宫，不通则痛，而发痛经，临床上发现此类患者，近年来有明显增多的趋势，如果没有得到及时治疗，或者有些人乱用消炎药、止痛药，就会把一些简单的问题复杂化，急性病人慢性化。

老师又说，我们作为临床大夫，还是要看临床效果，若想效果好关键在辨证。

本病以伴随月经来潮而周期性小腹疼痛作为辨证要点，根据其疼痛发生的时间、部位、性质、喜按或拒按等不同情况，再复习一下明辨其虚实寒热。一般痛在经前、经期，多属实；痛在经后、经期，多属虚。痛胀俱甚、拒按，多属实；隐隐作痛、喜揉喜按，多属虚。得热痛减多为寒，得热痛甚多为热。本病的关键在气血，具体就是要掌握气滞和血瘀。痛甚于胀多为血瘀，胀甚于痛多为气滞。也得了解一下经络脏腑，痛在两侧少腹病多在肝，痛连腰际病多在肾。其治疗大法以通调气血为主，佐以随证加减，即可收到立竿见影的效果。

痛经治疗有何难

老师说，临床只要不是闭经加腹痛，前面说过把握"郁、瘀"二字，治疗痛经并不难。

行经腹痛临床常见的还是气滞血瘀型较多，孰轻孰重有所不同，故治疗也应当有别。

首论气滞。临床见到行经前或经至腹痛，伴两胁作痛，头痛目眩，口燥咽干，神疲食少，乳房胀痛，舌红苔薄腻微黄，脉弦而虚者。乃肝郁较重，宜疏肝解郁，常用逍遥散加减治疗，常可取得一定的效果。

根据《傅青主女科》云："经欲行而肝不应，则拂其气而痛生。"又云："夫寒湿乃邪气也，妇人有冲任之脉居于下焦……经水由二经而外出，而寒湿满二经内乱，两相争作而疼痛。"之理论，故用逍遥散疏解肝郁，健脾和营。应用逍遥散加减治疗本病基于《经效产宝》“气血者，人之神也。然妇人以血为基本，苟能谨于调护，则月事正常。”《妇人大全良方》云：“忧愁思虑则伤心，而血逆竭，神色光散，月经关闭。”因此，七情过度，精神因素可以影响脏腑功能，进而发生妇科疾病。

逍遥散是源于宋代《太平惠民和剂局方》之名方，脱胎于张仲景四逆散、当归芍药散之法。逍遥散是为肝郁血虚，脾失健运之证而设，是调和肝脾之名方。肝为藏血之脏，性喜条达而主疏泄，体阴用阳。若七情郁结，肝失条达，或阴血暗耗，或生化之源不足，肝体失养，皆可使肝气横逆，胁痛，寒热，头痛，目眩等伤神之证随之而起。“神者，水谷之精气也”(《灵枢·平人绝谷篇》)。神疲食少，也是脾虚运化无力之故。脾虚气弱则统血无权，肝郁血虚则疏泄不利，所以月经不调，乳房胀痛。此时疏肝解郁，固然是当务之急，而养血柔肝，亦是不可偏废之法。本方柴胡，疏肝解郁，以顺肝性；当归、白芍，养肝血，柔肝体，帮助柴胡恢复肝正常的顺达之性，尤其当归之芳香可以行气，味甘可以缓急，更是肝郁血虚之要药；白术、茯苓，益气健脾，促进气血生化，使运化有权，气血有源；炙甘草，配合茯苓、白术以益气健脾，配白芍以缓急止痛，虽为佐使之品，却有襄赞之功；薄荷，辛凉，助柴胡以疏肝气，又能解肝之郁热；煨姜，辛温，助柴胡、薄荷疏肝，助茯苓、白术以健脾胃，温胃和中之力益专。如此配伍，既补肝体，又助肝用，气血兼顾，肝脾并治，立法全面，用药周到，故为调和肝脾之名方。诸药相配，体现了肝脾同治，重在治肝之法。肝气条达，阴血归源，月事顺畅，腹痛何顾之有？

具体病例可见小莉莉的腹痛案。小莉莉之所以行经腹痛，是因为肝郁气滞，使其肝失疏泄条达，藏血失职，脾胃运化功能失常，从而导致气血俱虚，进而痛经。运用逍遥散加减治疗取得了一定疗效。

次论血瘀。凡妇女正值经期或行经前后，出现周期性小腹疼痛，或痛引腰骶，少腹胀满，或经期腰酸，或经血一月见三五次，接连不断，断而又来，其色或紫或黑，或有血块，甚则剧痛晕厥，可伴面色苍白，恶心呕吐，手足厥冷等症。

中医学认为，痛经病位在子宫、冲任，以“不通则痛”或“不荣则痛”为主要病机。由于经期及经期前后的特殊生理状态，痛经伴随月经周期而发。经期前后，血海由满盈而泄溢，气血盛实而骤虚，冲任气血变化较平时急剧，易受致病因素干扰，加之体质因素的影响，导致子宫、冲任气血运行不畅或失于煦濡，不通或不荣而痛。痛经以实证居多，虚证较少。本病病因虽多，但其病机实质总以寒凝胞中、气滞血瘀者多见。治疗应以温经散寒、化瘀止痛为主，故以少腹逐瘀汤加减治疗往往取得一定的疗效。

少腹逐瘀汤由清代名医王清任首创，载于《医林改错》。原方治“小腹积块疼痛”或“经血见时，先腰酸少腹胀，或经血一月见三五次，接连不断，断而又来，其色或紫，或黑，或块，或崩漏，兼少腹疼痛，或粉红兼白带，皆能治之。”方取《金匮要略》温经汤之意合失笑散化裁而成。方中肉桂、干姜、小茴香温经散寒止痛，通达下焦；当归、川芎、赤芍养血活血调经；蒲黄、五灵脂、没药、延胡索化瘀止痛。诸药配伍，共奏活血化瘀、温经散寒、化瘀止痛之功效。通过临床观察，少腹逐瘀汤加减治疗原发性痛经，不仅能综合改善临床症状，也有较好的远期疗效。本方还可用于妇科各类证属寒凝血瘀型疾病。

本方治疗痛经实例见病例二，“王女士痛经好多年”。王女士素有痛经，是气血瘀滞冲任，运行不畅，不通则痛；加之近日冒雨受寒，痛经加剧，证见经行小腹胀痛，经色紫黯有块，舌紫黯，均为气滞血瘀之征。法当行气活血，祛瘀止痛。故适宜少腹逐瘀汤加减治疗之功效。

痛经治疗有验方

1. 偏方简易疗痛经

取材：白芥子 3g，食醋适量。

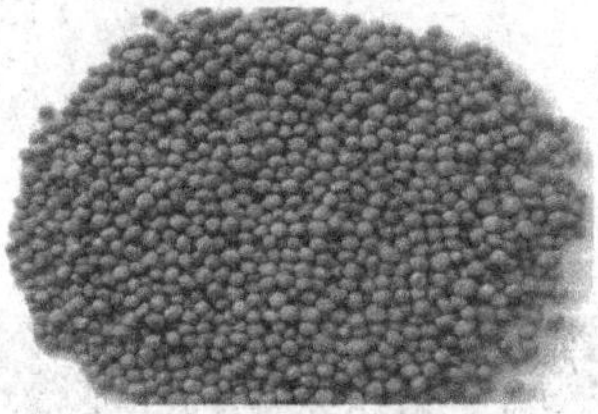

白芥子

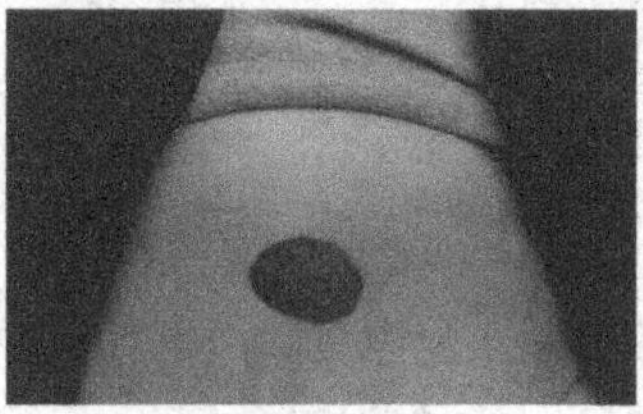

醋调敷于肚脐上

制法与用法：研为细末，醋调敷于肚脐上，外以辅料覆盖，医用胶布固定，用热水袋（水温约 50℃）热敷，每日 3 次。每次 30 分钟。可以在月经来潮前 2 天开始使用，连用 3 次即可。下次月经来潮前如法用药，连用 3 个月经周期即可。

功效与主治：白芥子，味辛，性温，无毒。有利气豁痰、温中散寒、通络止痛的功效。食醋，味酸，温，无毒，有散瘀，止血，解毒之功效。两种配伍，善于行气止痛，老师推荐主治痛经有效。一般用药 2 小时可达止痛效果，提前用药可预防疼痛发生。

2. 师生研针疗痛经

前人以针灸治疗痛经历来已久，常规的针灸方法是取气海、关元、三阴交、血海等足三阴经穴，临床中发现，当痛经发作时，针刺上述穴位的即刻止痛效果并不理想。余查阅多种资料，古人从脏腑辨证的角度看痛经，主要与肝脾肾有关。后来，在老师的指导下，觉得痛经的病位在胞宫（女子胞），女子胞为奇恒之府之一，因为冲脉、任脉、督脉皆起于胞中，所以本病的治疗虽离不开以上三脉，治肝脾肾三脏是大方向，但好比隔靴搔痒，远不如直接调节冲、任、督脉而作用捷速。

余常针刺十七椎配血海、三阴交，多能即刻获效。

取穴：十七椎穴，位于腰部，当后正中线上，第 5 腰椎棘突下，俯卧取穴；血海穴，在大腿内侧，髌底内侧端上 2 寸，当股四头肌内侧头的隆起处，屈膝取穴。或用简便法取穴，患者坐在椅子上，将腿绷直，在膝盖侧会出现一个凹陷的地方，在凹陷的上方有一块隆起的肌肉，肌肉的顶端就是血海穴；三阴交用度骨同身寸的方法在内踝直上 3 寸，自己的手指，4 指幅宽，按压有一骨头为胫骨，此穴位于胫骨后缘靠近骨边凹陷处。

治疗方法：针灸先刺十七椎时，用三寸毫针向上斜刺 2 寸左右，捻转有酸麻感觉 4～5 分钟，得气后腹痛会立减，然后起针，起针后可此处拔罐 5～10 分钟；次用常法针血海、三阴交产生酸麻感觉 4～5 分钟后起针，起针后分别在两穴用艾灸盒温和灸 10～20 分钟。效果会更好。

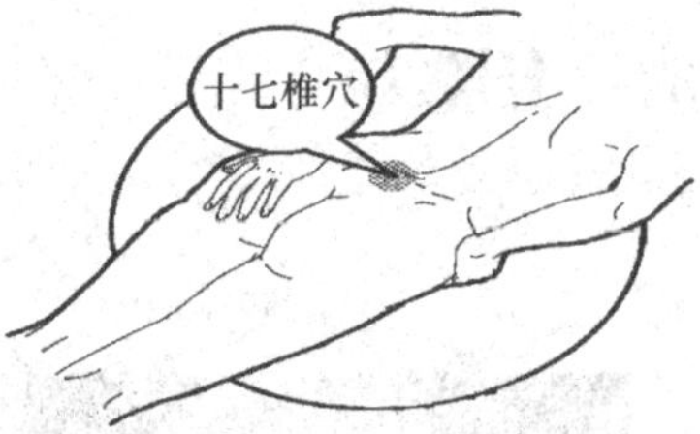

十七椎穴

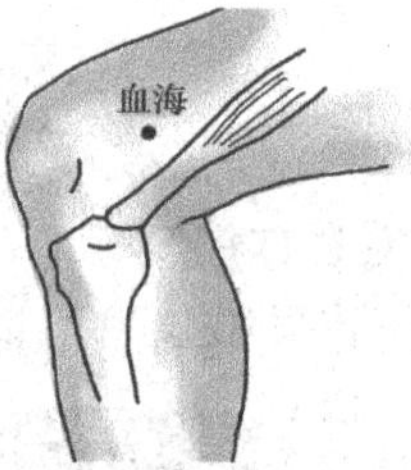

血海

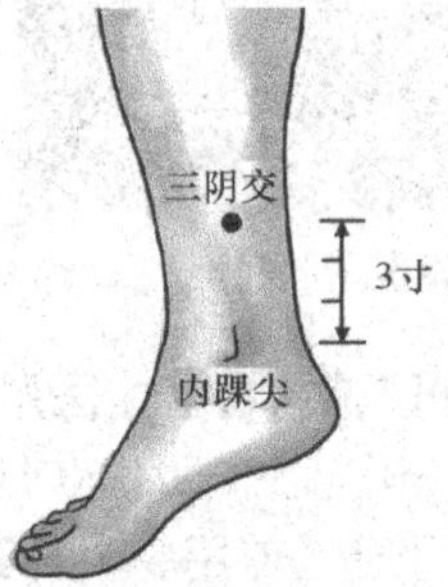

三阴交

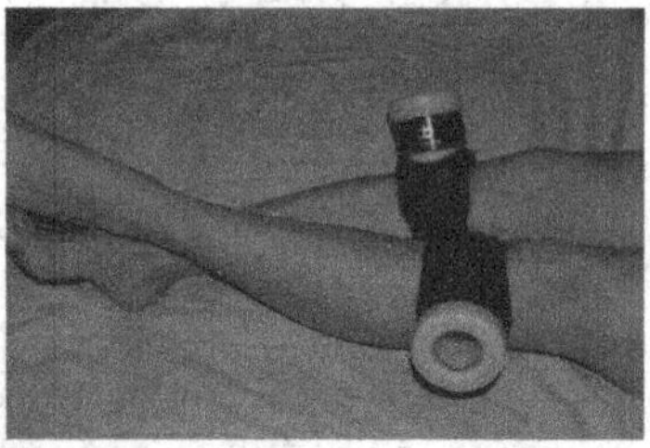
穴位艾灸

按：十七椎穴为经外穴名。见《千金翼方》。位于第五腰椎棘突和第一骶椎棘突之间。主治腰骶痛，坐骨神经痛，痛经，外伤性截瘫等。刺灸法：直刺 1.5～2 寸。灸 3～7 壮或 5～15 分钟。临证体会十七椎穴是奇穴，在督脉的循行路线上，督脉乃为阳脉之海，又起于胞中。对于寒凝血瘀的痛经，用之最宜。血海穴，是足太阴脾经的一个普通腧穴，但在临床应用中，却有一般人意想不到的疗效。特别对于治疗月经不调、经闭、痛经、崩漏、功能性子宫出血、带下、产后恶露不尽、贫血有很好的作用；三阴交，为中医腧穴，属足太阴脾经。是足三阴经（足太阴脾经，足少阴肾经，足厥阴肝经）交会穴，此穴是妇科疾病的克星，是治疗妇科病的主穴，对妇科疾病有很好的疗效，如子宫功能性出血、月经不调、经痛、带下、闭经等证。此法临证多用疗效颇佳。

漫谈芍药——妇科之花

东汉神医华佗在其后宅辟药园，对种植的每味药他都要仔细品尝，弄清药性后，才用到病人身上。

有一次，一位外地人送给华佗一棵芍药，他就把它种在了屋前。华佗尝了这棵芍药的叶、茎、花之后，觉得平平常常，似乎没有什么药性。一天深夜，华佗在灯下看书，突然听到有女子哭声。华佗颇觉纳闷，推门走出去，却不见人影，只见那棵芍药。华佗心里一动："难道它就是刚才哭的那个女子？"他看了看芍药花，摇了摇头自言自语地说："你自己全身上下无奇特之处，怎能让你入药？"转身又回屋。谁知刚刚坐下，又听见那女子的啼哭声。华佗觉得奇怪，喊醒熟睡的妻子，将刚才发生的事给她描述了一遍。妻子望着窗外的花木药草说："这里的一草一木，到你手里都成了良药，唯独这株芍药被冷落一旁。"华佗听罢笑道："我尝尽了百草，药性无不辨得一清二楚，该用什么就用什么，没有错过分毫。对这芍药确实不能入药。"

事隔数日，华夫人血崩腹痛，用药无效。她瞒着丈夫，挖起芍药根煎水喝了。不过半日，腹痛渐止。后来，华佗对芍药做了细致的试验，发现它不但可以止血、活血，而且有镇痛、滋补、调经的效果。

笔记十五　阑尾炎

肠痛就是阑尾炎　中西结合能速痊

谁说中医不治急

自西方医学引入中国以来，不少人们，尤其是西医人士，总认为中医只能调节慢性病不能治疗急性病，其实中医能够治疗急重证，是几千年来不争的事实。

笔者曾随老师用中医治疗两例急症肠痈，均收到满意的效果。

1991 年 9 月 17 日，住院外科张大夫请老师前去会诊。说是他岳父，前天下午突然腹中急痛，以“慢性阑尾炎急性发作”入院。经胃肠减压和抗生素等治疗，效果并不显著，欲手术治疗，岳父畏惧手术，岳母也不同意，要求用中药治疗，故请老师想个办法，于是余同老师前往外科会诊。

我们到了外科办公室，张大夫拿出病历，简单介绍了病情。

魏某，年近六旬，1991 年 9 月 15 日下午，突然腹痛，呈持续性疼痛阵发性加剧 2 小时，急来医院找我，我接待后询问病情，他说起初是胃痛，后来满肚子痛。我和值班的柳大夫一起接诊，右下腹有压痛和反跳痛，并有腹肌紧张。问起腹痛，他说 2 年来曾有过右下腹慢性疼痛，发作过两三次，同时有便秘，发作后吃点四消丸，有时用点肥儿丸过几天就好了，也没在乎。今晨查体，体温：36.8℃呼吸：每分钟 20 次，脉搏：每分钟 78 次，血压：120/80mmHg。昨天生化检查：①血常规，白细胞 11×10^9/L，中性粒细胞 85%，淋巴细胞 13%，单核细胞 2%，血小板 230×10^9/L，血红蛋白 120g/L，红细胞 3.8×10^{12}/L；②血尿淀粉酶正常；③尿常规正常；④X 线胸片、腹部平片未发现异常。

听完病情介绍还要观察病人。

我们走进病房，见到魏大叔，屈腿侧卧，两手捧腹，愁容满面，呻吟不止。令其移位仰卧，右下腹剧烈疼痛，腹肌挛急，按之肿痞盈手（右下腹压痛反跳痛，或谓麦氏点压痛明显），右大腿屈曲，然后被动向内旋转或伸右腿则痛更剧（闭孔内肌试验或腰大肌试验均为阳性）。大便虽行，量少而黏，舌布白苔，微罩黄云，脉象弦数，两尺涩滞。

老师说，此乃肠腑湿热阻滞、气血凝聚而成“肠痈”，古人云“缩脚肠痈”之疾。法当泻热破瘀，散结消肿，宜内外夹攻治疗。便内服大黄牡丹皮汤加减，外敷肠痈贴。

一天后证大减，6 天诸证全除出院。

1992年8月20日，又接治一例25岁的苏女士，妊娠3个月犯了肠痈。该患者是张副院长的外甥女。

3天前，家人给苏女士准备了刚从树上摘下来的新鲜李子，苏女士晚上下班回家后，看李子新鲜，就多吃了几颗。当晚，苏女士腹部就开始不舒服，因为一直闹肚子，夜里也没休息好。第2天早上，苏女士腹部疼痛的症状仍然没有消失，自以为是贪吃李子胃肠出现的反应，疼痛症状还可以忍受，也就没在意，就照常上班去了。到了中午，苏女士腹部疼痛加剧，就到舅舅的医院就诊，接诊的是妇产科主任，首先怀疑苏女士得的是阑尾炎，并给她做了血常规检查，结果提示白细胞 10.5×10^9/L，没高多少（孕期正常情况下，白细胞也会高一些），不完全支持阑尾炎诊断。当天妇产科按胃肠痉挛观察治疗。为了进一步确诊，次日又请胃肠外科的专家进行了会诊，并给苏女士做了B超，检查结果提示，苏女士得的是阑尾炎。

诊断明确以后，医院大夫讨论处理办法，妇产科是让外科做决定，外科的意见是早期手术为好。由于孕妇生理方面的变化，一旦发生阑尾炎，其危险性比一般人高10倍，胎儿的死亡率约为20%。妊娠期急性阑尾炎的治疗，原则上首先应从孕妇安全出发，妊娠3个月内发病者，治疗原则与非妊娠期患者相同，切除阑尾最佳；妊娠中期的急性阑尾炎，症状严重者仍以手术治疗为好；妊娠晚期阑尾炎，约50%孕妇可能早产，胎儿的死亡率较高。手术时应尽量减少对子宫的刺激，但还是存在着一定的风险。

大夫给出治疗意见后要与家属协商，家人和患者都非常紧张。苏女士听到妊娠早期阑尾炎治疗和一般人一样，苏女士的想法是先非手术治疗，如果不行再施手术，留有缓兵之计。

苏女士的舅舅是业务院长，也是中西医结合的内科大夫。这时他说了话，苏女士的意见也可以，关键是妊娠用药要慎重，西医只能给点消炎药，用量大了也不好，要不先用点中药，中西医结合可以各取所长，效果可能会好一些。要么请名老中医贾老想想办法，大家没意见。于是请贾老会诊！

贾老根据患者出现的发热、恶心、呕吐、下腹有压痛、反跳痛和肌紧张等表现，白细胞总数增高，结合脉浮滑紧，舌淡苔薄白。分析乃肠腑湿热阻滞、气血凝聚，治法当宜泻热散结消肿，中西医结合内外夹攻，内服大黄牡丹皮汤加减，外敷肠痈贴。1天证减，3天病愈。

欲治肠痈先解源

关于肠痈一病，我们又请老师作了点拨。

学生问，老师肠痈是什么病，是怎么形成的？

老师说，肠痈，是中医的病名。“肠痈”语出《素问·厥论》：“少阳厥逆……发肠痈”。肠痈可包括今之急慢性阑尾炎、阑尾周围脓肿等。急性阑尾炎，俗称盲肠炎，在中医当中亦称为“缩脚肠痈”，是外科急腹症常见的一种疾病。本病的发生与阑尾解剖特点、阑尾腔梗阻和细菌感染有关。临床以右下腹固定压痛、肌紧张、反跳痛为特征。

肠痈的病因在《外科正宗·卷三》中云：“肠痈者，皆湿热瘀血流于小肠而成也。由来有三：男子暴急奔走，以致肠胃传送不能舒利，败血浊气壅遏而成者一也；妇人产后，体虚多卧，未经起坐，又或坐草（胎产）艰难，用力太过，育后失逐败瘀，以致败血停积肠胃，结滞而成者二也；饥饱劳伤，担负重物，致伤肠胃，又或醉饱房劳，过伤精力，或生冷并进，……气血凝滞而成者三也。”

通俗地讲，肠痈的发生是由饮食不节，暴饮暴食，嗜食生冷、油腻，损伤脾胃，导致肠道功能失调；寒温不适，外邪侵入肠中，经络受阻；情志所伤，郁怒伤肝，肝失疏泄，忧思伤脾；急剧奔走或跌仆损伤，致气血瘀滞，肠道运化失司等因素，均可损伤肠胃，导致肠道传化失司，糟粕停滞，气滞血瘀，瘀久化热，热胜肉腐而成痈肿。总的病因病理不外乎湿阻、气滞、瘀凝、热壅；湿热壅积，瘀滞不散，热胜肉腐而成痈脓。现代医学认为本病主要是阑尾管腔阻塞和胃肠道疾病的影响，导致阑尾血运障碍，细菌入侵而形成炎症。

学生问，老师肠痈如何诊断？

老师说，现在不是搞中西医结合吗，应当相互结合，取长补短。诊断可根据，转移性右下腹痛，持续性胀痛，阵发性加剧；可伴发热，恶心呕吐，便秘或腹泻；右下腹固定压痛，重者可有反跳痛，腹肌紧张，腰大肌试验阳性；结合白细胞计数升高，中性粒细胞比例增高；B超、CT影像学检查可以发现肿大的阑尾或脓肿，即可考虑肠痈。本病并不难诊断。

学生问，老师，那治疗大法应当掌握些什么？

老师说，本病的治疗，张仲景创立了先河，奠定了基础，他的经验非常可贵。他在《金匮要略·第十八》中早有记载：“肠痈者，少腹肿痞，按之即痛如淋，小便自调，时时发热，自汗出，复恶寒。其脉迟紧者，脓未成，可下之，当有血。脉洪数者，脓已成，不可下也。大黄牡丹汤主之。”又有“肠痈之为病，其身甲错，腹皮急，按之濡，如肿状，腹无积聚，身无热，脉数，此为肠内有痈脓，薏苡附子败酱散主之。”

总的原则，根据中医学大肠为六腑之一，六腑者泻而不藏，以通为用，通则不痛，不通则痛，诸痛属实，痛随利减的理论。故对本病的治则主要是通里攻下，清热解毒，辅以行气活血，祛瘀，凉血等法。

经验学会治不难

关于肠痈的治疗，余在临床使用老师的经验，3年间据不完全统计治疗18例，全部获得满意的效果。经验是什么？就是记住老师教的一句话：“严格把握适应证，及时大胆施大法！”就会马到成功。

不管怎么说，肠痈是急腹症，患者在危急时刻，临证存在着一定的难度和风险！想起老师在处理急症时说过一句话："急者疾也！"这句话的本意是：急病需要抓紧时间救治是大前提。其实包含四层含义：一是救治时间是要抓紧；二是医患共济合作；三是医者要把握原则，有条不紊，积极救治；四是还要果断评估预后，才能取得真正的成功！

那肠痈的论治需要掌握哪些适应证呢?

用现代的话说保守治疗的适应证有以下几个方面：①急性单纯性阑尾炎；②轻型化脓性阑尾炎；③阑尾周围脓肿；④慢性阑尾炎急性发作及复发性单纯性、轻型化脓性阑尾炎，发作间歇较久，仅发作过 1～2 次者。均可采取中西结合保守治疗。

总之，治肠痈有三不怕，"不怕首发，不怕重，不怕小伙年龄轻，药到病除能成功。"

该病可发生于任何年龄，以青壮年为多，20～30 岁为发病高峰，男性多于女性，占外科住院病人的 10%～15%，居外科急腹症的首位。再说妊娠合并阑尾炎，是较常见的妊娠期外科疾病，孕妇急性阑尾炎的发病率国外资料为 0.1%～2.9%，国内资料为 0.1%～2.95%。妊娠各期均可发生急性阑尾炎，但以妊娠前 6 个月内发病者居多。妊娠并不诱发阑尾炎，增大的妊娠子宫能和阑尾位置发生改变，增大诊断难度，加之妊娠期阑尾炎容易发生穿孔及腹膜炎，其发病率为非妊娠期的 1.5～3.5 倍。因此，早期诊断和及时处理对预后有着重要的影响。

那治疗大法又是什么？其实也简单，就是"以通为用"。根据中医学大肠为六腑之一，六腑者泻而不藏，以通为用，通则不痛，不通则痛，诸痛属实，痛随利减的理论。故本病的治则主要是通里攻下，清热解毒，辅以行气活血，祛瘀凉血等法。从现代医学观点可使肠管蠕动增加，肠腔压力减低，有利于局部血液循环的改善和阑尾腔梗阻的引流，同时应用抗生素，控制感染，防止并发症。从而达到治疗效果。

老师具体使用什么方法？老师对于急性单纯性阑尾炎的治疗，常用内外兼治的方法，可以起到药到病除，立竿见影的效果。单纯性阑尾炎，内服牡丹红藤汤（自拟即大黄牡丹汤加味），外敷肠痈膏（自拟），3 天可愈，有并发症的结合西药，3 天也可缓解。

具体方法如下。

1. 内服方 牡丹红藤汤，即《金匮》大黄牡丹汤加味。

组成：大黄 10g，牡丹皮 10g，桃仁 10g，冬瓜子 20g，红藤 10g，芒硝 6g。

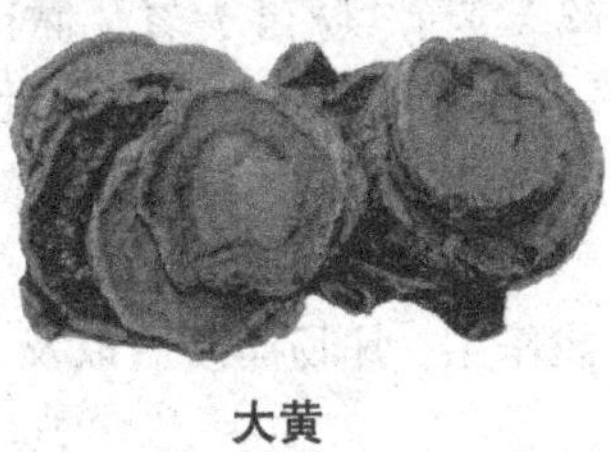
大黄

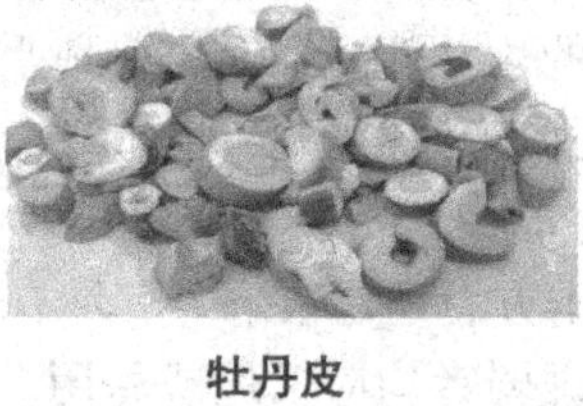
牡丹皮

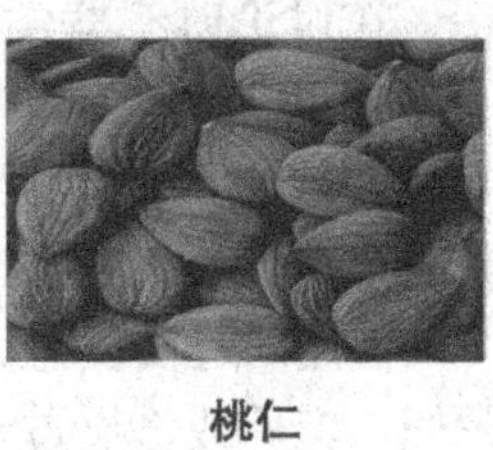
桃仁

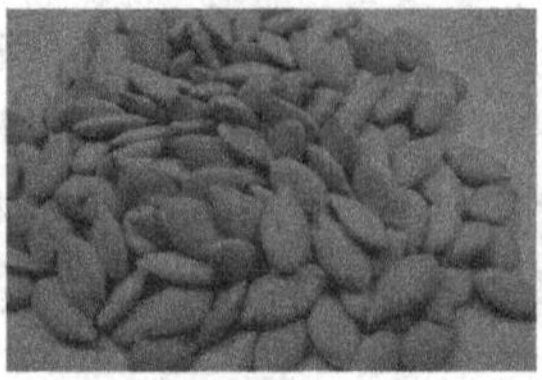
冬瓜子

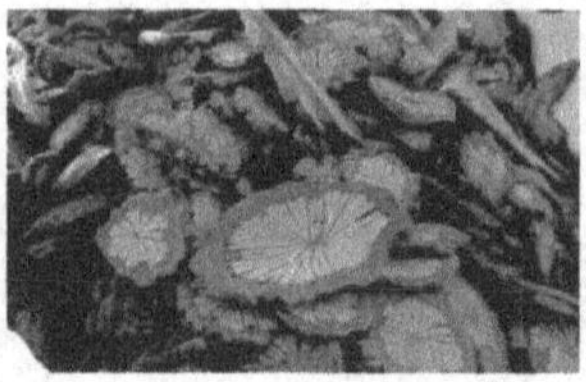
红藤

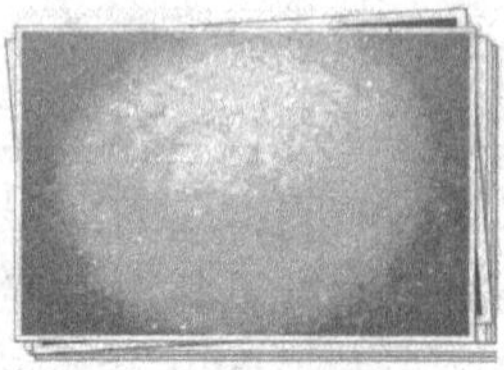
芒硝

用法：水煎，分二次服用。前五味，水煎后，取汁，放入芒硝，趁热溶解。一次服下，一般一次可见效。

加减：若热毒较重者，加蒲公英20g，金银花10g，紫花地丁10g，败酱草20g以加强清热解毒之力；血瘀较重者，加赤芍6g，乳香5g，没药5g以活血祛瘀。

按：大黄牡丹汤本为仲景首创治肠痈的代表方，也是一张有针对性的有效方。余在老师的指导下，在原方的基础上加用红藤，治疗肠痈其效更佳。

临床观察肠痈的机制是由肠中湿热郁蒸、气血凝聚所致。湿热与气血互结成痈，不通则痛，故右少腹疼痛拒按，甚成肿痞；按之其痛如淋，而小便自调，无淋漓不畅之感，则知其非淋证；喜屈右足而不伸，伸则痛剧，是为缩脚肠痈；或时时发热，自汗恶寒，是肠痈已成，气血郁滞，营卫失和使然；舌苔黄腻，脉滑数为湿热内蕴之征。《金匮要略》云："肠痈者，少腹肿痞，……大黄牡丹汤主之。"《成方便读》又云："病既在内，与外痈之治，又自不同。然肠中既结聚不散，为肿为毒，非用下法，不能解散。"故治法宜泻热祛湿，破瘀消痈。

总之，《金匮要略》总结了肠痈辨证论治的基本规律，推出了大黄牡丹皮汤等有效方剂，至今仍为后世医家所重视并使用。

原方中大黄苦寒攻下，泻热逐瘀，荡涤肠中湿热瘀结之毒；牡丹皮苦辛微寒，能清热凉血，活血散瘀，两药合用，泻热破瘀，共为君药。芒硝咸寒，泻热导滞，软坚散结，助大黄荡涤实热，使之速下；桃仁活血破瘀，合牡丹皮散瘀消肿，共为臣药。冬瓜仁甘寒滑利，清肠利湿，引湿热从小便而去，并能排脓消痈，为治内痈要药，是为佐药。方中加入主治肠痈的特效药——红藤，更加强了清热解毒，活血祛瘀的效果。红藤味苦，性平，无毒。早在《景岳全书》中既有"红藤煎"治疗肠痈的记载，今施临床确有殊效。综观全方，合泻下、清利、破瘀于一方，湿热得清，瘀滞得散，肠腑得通，则痈消而痛止，实为治湿热瘀滞肠痈的有效方剂。

在讨论时有些学员提出异议，说是《金匮要略》云："脉洪大者，脓已成，不可下也。"但在本方的用法中又说："有脓当下，如无脓当下血。"后世医家亦对此认识不一，余在临床体会，肠痈初起，证属湿热血瘀之实证者，脓未成或脓成未溃，均可用之。

使用时还要注意，本方总还是攻邪方，具有攻伐作用，凡肠痈溃后以及老人、孕妇、产后或体质过于虚弱者均应慎用或忌用。

2. 外治方 肠痈膏（自拟）。

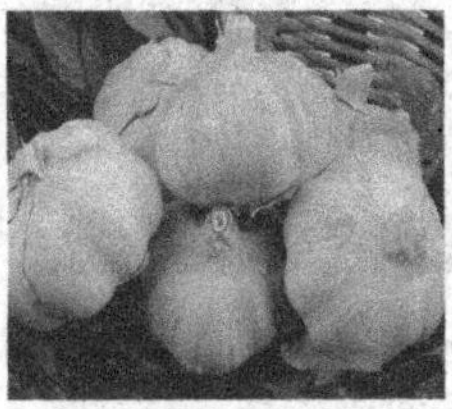

大蒜

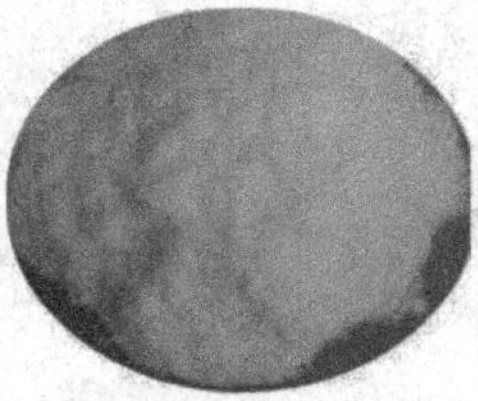

芒硝

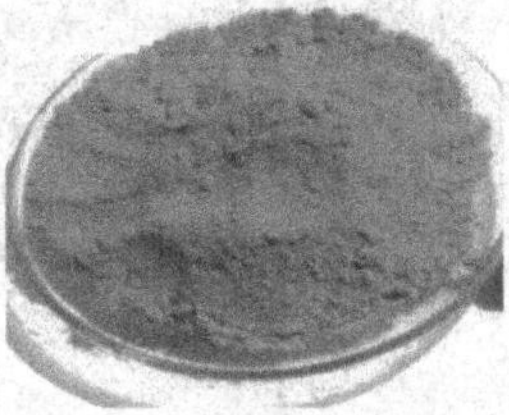

大黄粉

组成：**大蒜 60g，芒硝 30g，大黄粉 30g，白面粉 80g**，食醋适量。氟轻松软膏 1 只。

用法：先将大蒜捣烂，次入芒硝再捣如泥状备用；再用温水把面粉和成团，观察腹部最痛的部位大小，局部皮肤涂上一层氟轻松软膏，防止局部烧伤，再用面团做成直径约 8cm 的面圈，把涂膏部围起来，中间摊放上大蒜泥，计时间敷 2 小时即可取下；即用适量食醋把大黄粉调成糊状继涂抹患处，计时间敷 6～8 小时，此为一疗程。一般 1 天敷 1 次即可见效，严重时可隔 4 小时再重复使用。

功效作用：方中大蒜，辛温，有行滞，消积，解毒等作用；芒硝，苦，咸，取其泻热，软坚化积的作用；大黄，苦，寒，有泻热毒，破积滞，行瘀血作用；三物合而起到破积滞，泻热毒，消臃肿的目的，临床用于深部臃肿皆可有效。

针灸治疗简便廉

取穴：阑尾穴为主穴，配合大肠俞和阿是穴。

操作：先取双侧阑尾穴，宜在穴区内按压，找出压痛最明显点进针，深刺。施以泻法，适当加强刺激强度（妊娠者用轻泻法或平补平泻法）。余穴亦用泻法。留针时间可长可短，每次留针 30～60 分钟，每天可针 1～2 次，直至症状改善，其间应反复作间断运针，轻型者亦可不留针。有条件加用电针可提高疗效。

加减选穴：瘀滞加气海，湿热加太白，热毒加曲池、天枢。

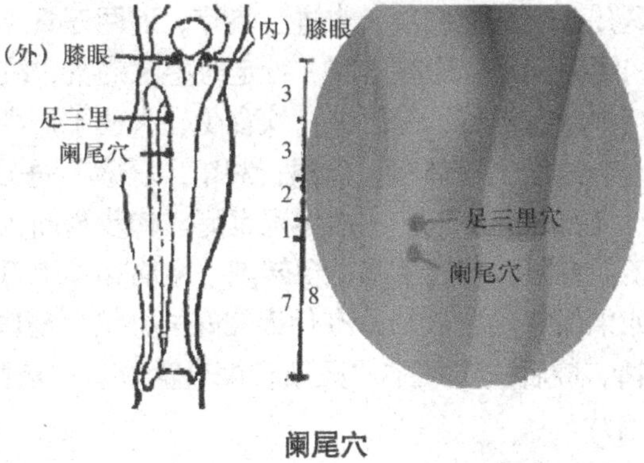

阑尾穴

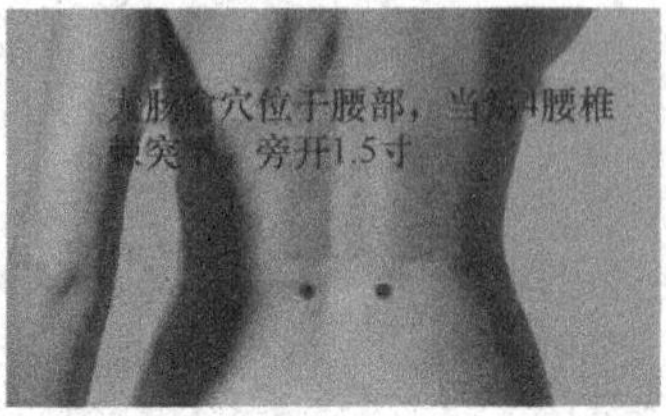

大肠俞

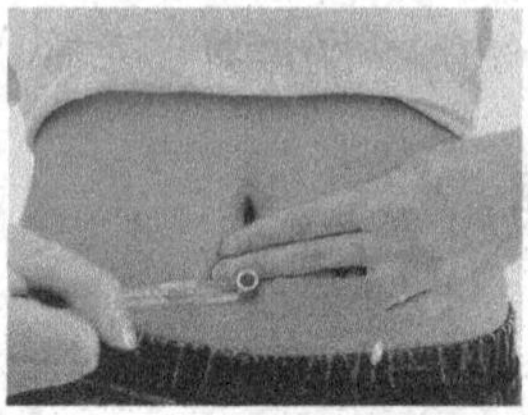

气海

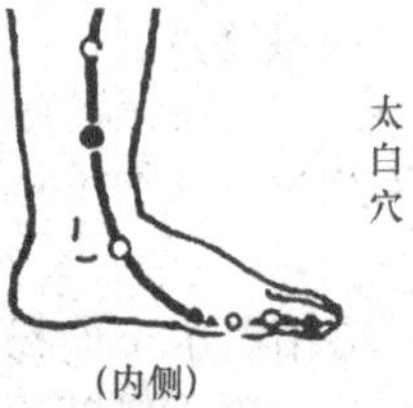

太白

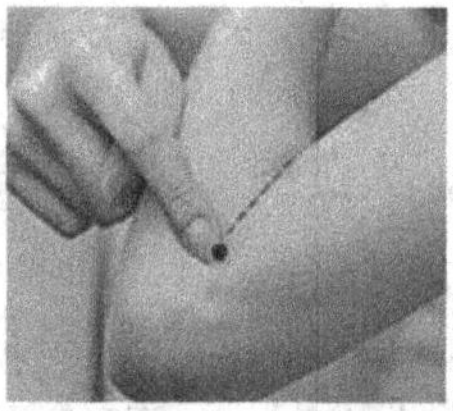

曲池

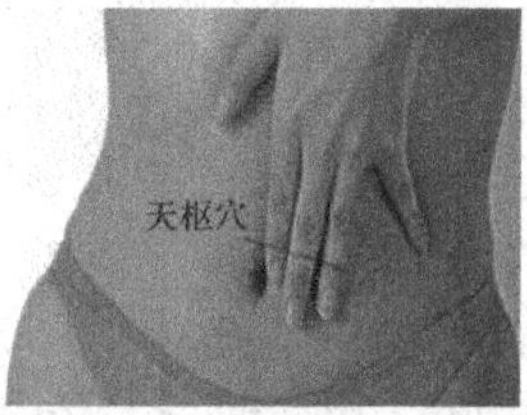

天枢

按：阑尾穴为治疗肠痈的首选穴，亦是当代多位医家总结治疗肠痈的有效穴，一般都是双侧选穴，该穴具有显著的泄热镇痛作用；大肠俞为大肠之背转腧，取之可逐积滞而通肠腑疗腹胀；阿是穴乃腹部触压之最痛点，用以疏利局部的气机以缓疼痛。一般急性单纯性阑尾炎，选本组穴位即可。如瘀滞为主，配气海加强行气之力，气促血行，则瘀可化，滞可通痛可止；如湿热为重，加脾之原穴太白，清利湿热；如属热毒炽盛高热者，病势最为危急，宜急取大肠经之合曲池，清阳明气分之热毒，选大肠募穴天枢，利肠腑气机，以推陈出新，肠壅利减，从而针达病所，病立减，痛可止。

1992年3月，余随医疗队下乡到一个偏僻山区的卫生院，医院收治一个24岁的小伙，腹痛比较厉害，请医疗队看看。主管大夫介绍病历。主诉：转移性右下腹痛3天。现病史：患者半月前因受凉后感觉上腹痛、腹胀，并有恶心、呕吐，未服药，第2天腹痛减轻，转为隐痛，时痛时止，服用阿莫西林胶囊等药，腹痛减轻，腹痛间隔延长，约隔几小时腹痛一次，未进行治疗，近两三日，感觉右侧腹痛，且疼痛持续时间长，间隔时间短，影响走路，行走时感觉痛甚，故于今日来卫生院就诊，入院以来患者精神状态不好，睡眠差，饮食少，大便干，小便黄。既往史：平素体健，无药物及食物过敏史。体检，体温：37℃，呼吸：每分钟22次，脉搏：每分钟80次，血压：125/80mmHg。一般情况良好。初步诊断为：阑尾炎。本该进行手术治疗，医院条件有限，若要手术就要转院，家属亦不愿意手术，医院和家属协商暂保守治疗。如果保守治疗成功，有什么较好的办法，请医疗队老师指导！

我们观察了病情，最后决定用中西医结合综合治疗。一是针灸；二是用中药；三是西药抗感染等治疗。

针灸先选了双侧阑尾穴和腹部阿是穴。3 个人同时深进针强刺激，大约 10 分钟后症状明显减轻，约 20 分钟，腹中作响排气，腹胀缓解痛止。继又针刺了大肠俞 10 分钟，病情立减，有饥饿感，除乏力外，余如常人。后续用其他方法巩固治疗两天即痊愈出院。

大血藤的故事

在深山老林，长着一种皮色红褐的藤茎，古称“赤藤”，今称“红藤”。如果用飞快的砍刀一砍，便流出好像血液似的红色液汁，所以民间又称“大血藤”。

明代有个山村村民叫赵子山，喜狩猎，又嗜酒成癖，于是每每啖食生肉饮酒，日久患了绦虫病，常闹腹痛，有时排便还解出这种寸白虫。求医治疗，医生令其先戒酒少肉，但他难下决心，因而病也就迟迟未愈。

一次，他上山狩猎，并携酒在身，结果中午贪杯醉倒，直睡到日落西山，醒来见天色已晚，就索性住在一座破庙里，接着自斟自饮起来，尽兴了，倒在一张破草席上便睡。半夜醒来，口渴得厉害，便起床找水喝，但久寻不见，在明亮的月光下，他突然发现了一个马棚，走进去见里面有只大瓮，瓮里有水，且清澈映月，于是便连连掬饮起来，只觉水甘如饴，清凉爽口。哪想第二天早晨醒来，一时内急，竟解出许多死了的寸白虫，肚里仿佛舒畅多了。他很觉奇怪，是什么驱出了自己肚里的虫？莫非是夜里喝了特殊的水。于是去马棚里看，发现瓮里的水呈暗红色，是寺庙里的仆僧编织草鞋所用红藤浸过的水。回家后一段时间，他发现自己腹痛、大便排虫的毛病没有了。他和医生讲了此事，医生查查书告诉他：“红藤驱虫是有记载的，你的病就是饮用了红藤浸过的水治好的，你从此该彻底戒酒，戒食生肉，否则还会旧病复发。”

笔记十六　便秘

便秘顽固太苦烦　从脏利导可解难

便秘在临床上是个常见病，也是脾胃系的顽固症。往往反复发作，治而难愈，致使医患两烦恼。本病可发生于任何年龄，但以中老年人多见，大多病史较长，从几个月到数年不等。便秘发生的常见原因有饮食不节、情志失调、年老体弱等，其基本病机是大肠传导失常，并与脾胃、肺、肾、肝等脏腑功能失调有关，因此，治疗上传统以通下为主，余在老师的指导下结合临床观察，并根据排便的生理特点及便秘发生的病因病机，重调理肺、肝、脾、肾的功能以及重用生白术其效甚好。现将治疗功能性便秘从脏腑调理的体会简述如下。

治肺也能疗便秘

1992 年 10 月 20 日，我陪同贾老到住院部会诊，也是多年便秘、慢性支气管炎的老患者。

住院部王大夫介绍了病历如下。

刘某，男，66 岁。他在 1 周前因受凉后出现咳嗽，咳痰色白量多。呼吸急促，动则喘息，张口抬肩，不能平卧，前来就诊。

他说这两天胸闷心悸，面目及下肢浮肿，腹胀纳呆，形寒肢冷，大便 3 日未行，小便短少。

查体：体温 37.5℃，脉搏每分钟 120 次，呼吸每分钟 28 次，血压 104／84mmHg。神情倦怠，口唇发绀，端坐呼吸，颈静脉怒张，桶状胸，肋间隙增宽，两肺呼吸音减弱，叩诊呈过清音，两肺可闻及大量哮鸣音及湿性啰音，每分钟心率 120 次，心律不齐，心界扩大，心音低钝；腹部稍隆，肝肋下约 2cm，肝颈回流征阳性，两下肢呈凹陷性水肿。

西医诊断：肺心病，心力衰竭Ⅲ级。

经 1 周治疗，病情较前有所好转，我觉得以前用中西医结合治疗此类病人速度快，效果还持久，故请老师前来指导！

于是我们走到病房，看见病人呈半卧位吸着氧气，表情淡漠，面色晦暗，见到我们勉强地面带笑容，怀着渴望的眼神，配合检查并念叨着：赶快救救我。

我们见到两下肢有凹陷性水肿，颈静脉怒张。其他各项状况如同病历介绍。同时查看了舌脉：舌质紫暗，苔白厚腻，脉沉细促。

检查过后，我们又回到办公室。

贾老问王大夫：王大夫，你也是西学中班的学员，按照中医，你说患者是什么病?

王大夫：是不是属于教材中的心悸，哮喘证的范畴，老师您给讲讲！

贾老：你说得对，本病证属寒积里实证，阳虚水泛，痰瘀互结，腑气不通，二便不利。治宜温里散寒，通便利水，通腑方能救急。

王大夫问：那用什么方子较好?

贾老：可用大黄附子汤加味治疗。

药用：大黄 12g，淡附片 6g，党参、车前子各 15g，葶苈子、苏子、杏仁、紫菀、茯苓各 10g，细辛 3g，丹参 10g，川芎 6g。每日 1 剂煎服。

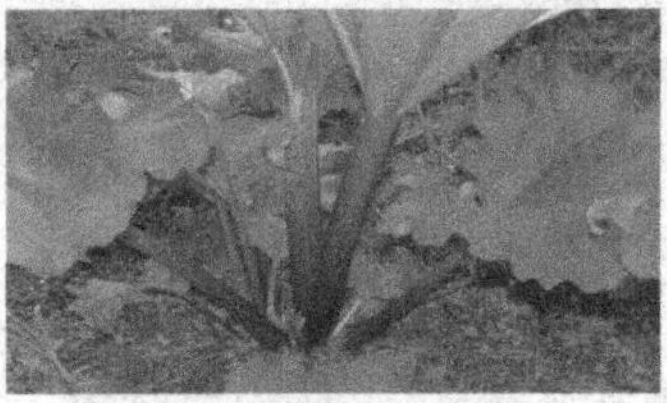

大黄

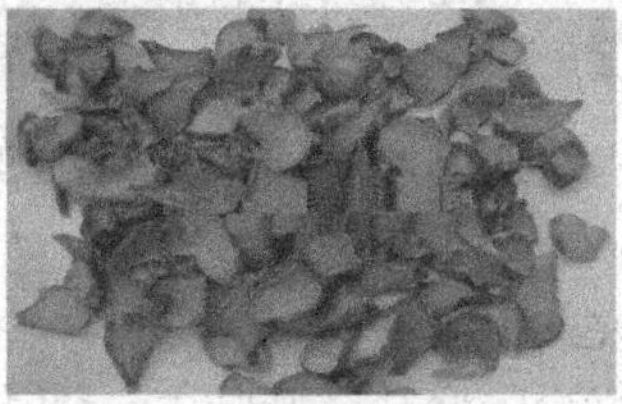

淡附片

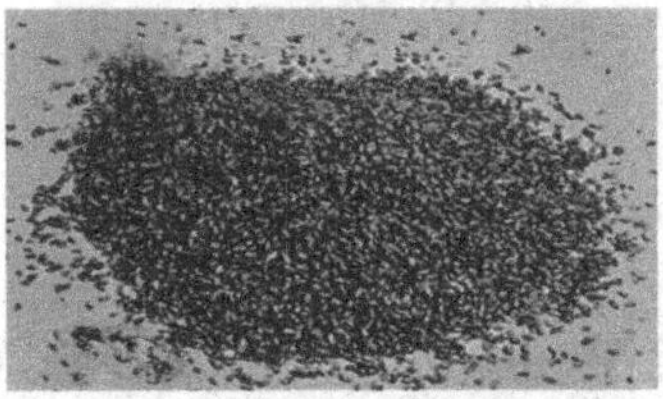

车前子

葶苈子

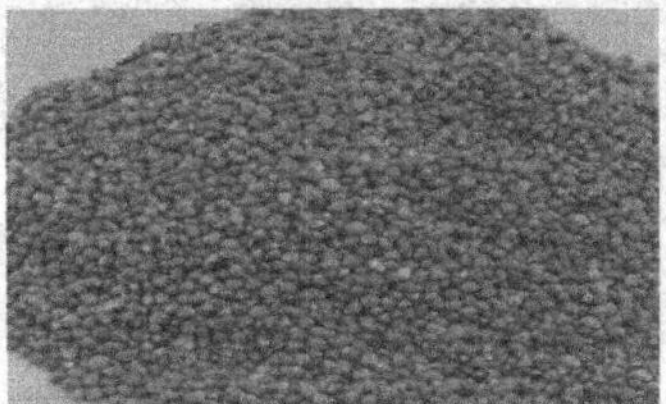

苏子

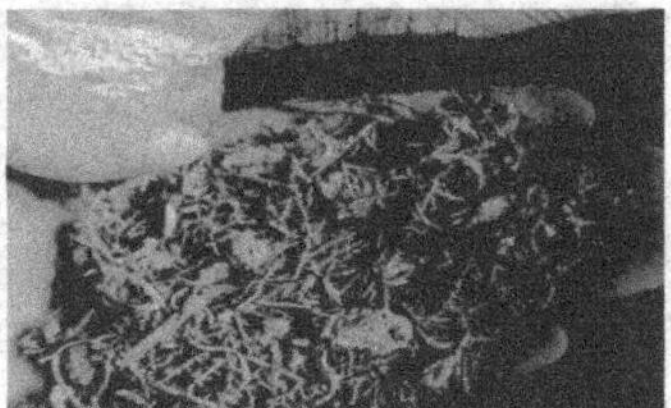

紫菀

同时结合吸氧、抗感染、强心利尿、维持水电解质平衡等常规治疗。次日，大便已通，尿量增多，浮肿消退，咳喘顿减，能平卧。

在老师的指导下，效不更方，原方生大黄改为制大黄 6g，更服 3 剂，咳喘减。水肿全消，呼吸平顺，心悸好转，纳食大增，症状悉除，心力衰竭亦得以控制。

按：本例病变首先在肺，继而影响脾、肾，最后病及于心；病机主要是正虚邪实，痰浊血瘀互为影响，相兼为病。肺与大肠相表里，肺失肃降，则大肠之气亦缠结不通，反过来使肺气悖逆加重。此时如通利大肠，使大肠腑气通畅，则能肃顺肺气，缓解喘逆，肺之宣肃复常，则水道通调，百脉和顺，水肿心悸诸症可解。故用大黄附子汤加味治之，方中大黄通下逐瘀加丹参、川芎活血化瘀，使腑气通，瘀血化；附子、细辛温阳散寒，合党参、茯苓健脾益气，葶苈子下气平喘，又能加强附子的强心之效，杏仁、苏子止咳化痰；车前子利水消肿；诸药配伍，具有温阳益气，通下逐瘀，利水平喘之功。事实证明，本方应用后有利于改善心肺功能，促进血液循环，减轻水肿和心脏负荷，从而有效缓解了肺心病、心力衰竭。

到了周六业余学习时间，于24日的晚上，又请贾老讲了他从肺通便疗疾的经验。

简要地说："便秘"是肠痹之患，由于"肺和大肠相表里""肺主一身之气化"，又有"丹溪每治肠痹，必开肺气，谓表里相应治法"。肠痹之脉象："诊脉右部弦搏"。治疗大法是"必开肺气""理肺气，邪气可宣通"。开肺降肺之法，其理论依据是"上窍闭，则下窍不出矣"，把"下窍不出"的病因直接归于"上窍闭"，故开肺气之病乃愈。

老师便秘治肺的经验具体运用，从三个方面简要做了归纳。

1. 肺气不宣型

一是便秘凡见到：发热恶寒，鼻塞流涕，胸闷，咳嗽，无汗甚则喘息的为肺气不宣，常方加用的有宣肺药如杏仁、桔梗、前胡、紫苏、麻黄等。

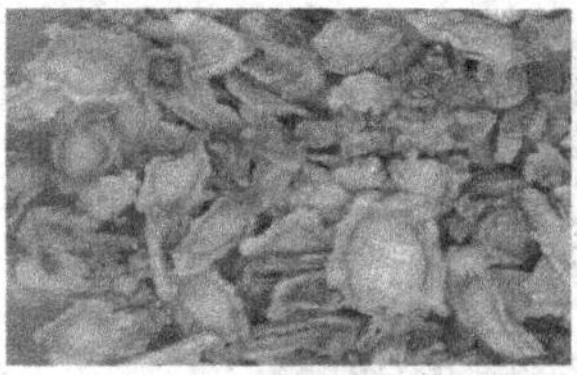
桔梗

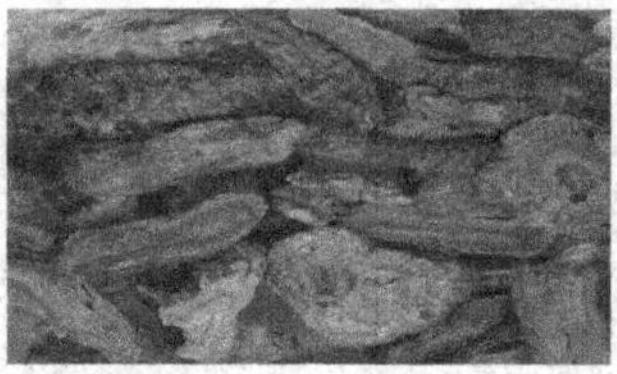
前胡

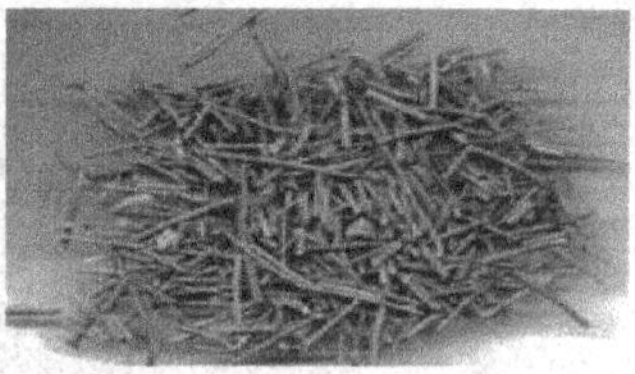
麻黄

2. 肺气不降型

二是便秘见到：喘逆咳嗽或小便不利、大便不畅等症，如上述病例为肺气不降的表现。常方加用降肺药如枳壳、紫菀、苏子、桑白皮、葶苈子等。

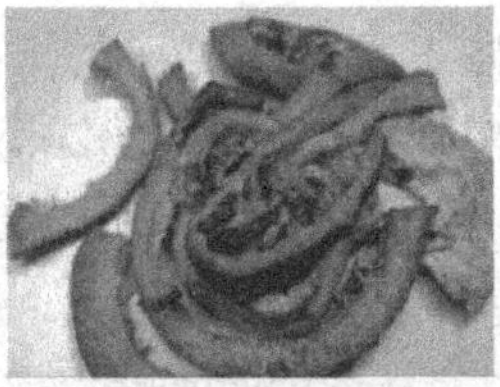
枳壳

紫菀

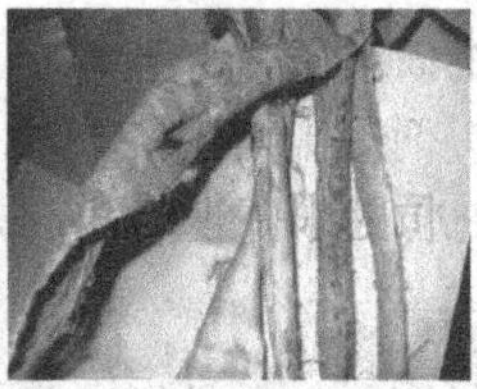
桑白皮

3. 肺燥型

三是便秘见到：干咳无痰，或痰少而黏、不易咯出，甚则胸痛，痰中带血者，为肺燥的表现，常方加用润肺药如沙参、麦冬、玉竹等。

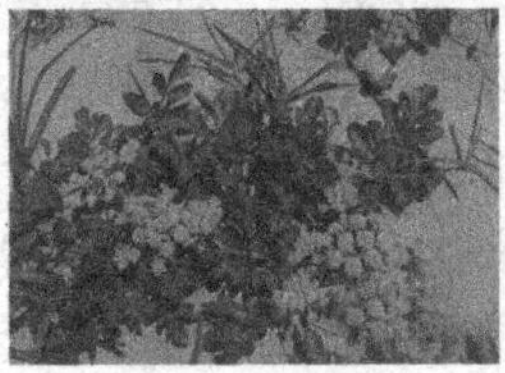
沙参

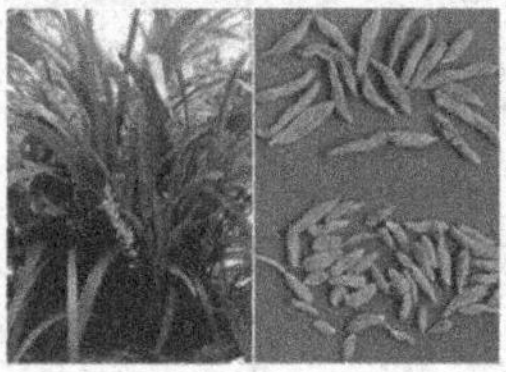
麦冬

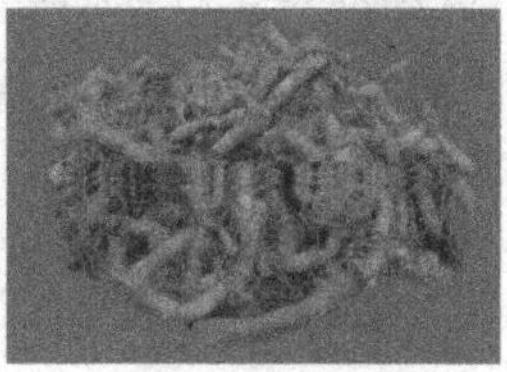
玉竹

余曾治 40 岁一女士，便秘日久，屡治不愈，故无奈时自己采用果导片、三黄片、番泻叶治疗也不佳。近来脘腹胀满，大便干结如羊屎，干咳气短，纳差尿少，前来就诊。验舌质淡红，舌苔薄黄，脉象弦细。诊为：燥热伤肺，肠枯便秘。治宜：清燥救肺，润肠通便。方用：**桑叶、生石膏（捣碎）各 20g，沙参、麦冬、杏仁（去皮尖、捣碎）、玉竹各 15g，甘草 10g**。每日 1 剂，水煎服。3 剂证大减，6 剂基本痊愈。

总之，老师的经验告诉我凡便秘再见到肺系证者，均可从肺治疗。余习用于临床，每用颇效，值得效仿。

调理后天便何难

余同乡有一位张大娘患便秘 10 余载。起初西医大夫让她用果导片，一直用了很长时间，结果后来即便每次用一大把都不管用了。后来因一直腰痛不愈，在北京、太原、西安等多家医院检查，诊为：早期脑动脉硬化，轻微脑梗死，强直性脊柱炎，慢性胃炎，神经性便秘。有人介绍三黄片、四消丸、番泻叶、麻仁丸等都没有效果。后来找到我，给她介绍用麻仁软胶囊，她又用了好久，但稍停药又如故，非常苦恼。

1992 年 10 月 14 日，由儿子陪同急来医院找我求治。我便介绍给老师。此次已 7 天未解便，伴腹胀纳呆，面色萎黄，头昏乏力，稍畏寒，夜尿多。平素偶有脘腹冷痛发作，得暖则舒。舌淡白、边有齿痕，脉细。此乃脾肾阳虚，温运无权。贾老遂投温脾汤加味：**淡附片（先煎）、熟大黄、当归、肉苁蓉各 10g，干姜 8g，**

党参、生白术各15g，肉桂（后下）、甘草各5g。日1剂，水煎，上、下午各1次。服1剂后即解出硬粪块少许，当天又解软便1次，腹中觉暖，夜尿减少。以后每1～2天解软便1次，10剂后腹胀纳呆等消失，头昏、乏力、腰痛均减轻。

按：润燥滑肠通便乃习惯性便秘之常规治法，本例用之罔效。细探病机，知其本在肠胃燥热，亦非血虚津少，却是久病脾阳虚弱，温运无权，浊阴凝聚，以致大肠传导失司，引起冷积便秘。且因气血生化乏源，头昏乏力诸症顿生。投以温脾汤加味，是以附、姜、参、术温阳助运，消散阴寒；伍以大黄攻下积滞，推陈出新；标本兼顾，诸症随减。

关于温脾汤多选用《千金要方》为基本方，考证另有三方，药味稍有出入，但立法、主治略同，可参考应用。一为《千金方·十五卷·冷痢门》即本方减甘草，加桂心。治"积久冷热赤白痢"。较上方温热散寒量尤强。一为《千金方·十三卷·心腹痛门》，即本方加当归、芒硝。治腹痛，脐下绞结，绕脐不止。与上二方比较，泻下补虚力量均有增强，温阳散寒力量逊于上二方。一为《本事方》，即本方去人参，加桂心，厚朴。治"痼冷在肠胃间，连年腹痛，泄泻，休作无时"此方重在温通。

在周六业务研讨会上，又请贾老对"从脾论治功能性便秘"作了专题演讲，介绍如下。

《内经》云："脾胃为后天之本，气血生化之源"。脾主运化，升清降浊，胃主受纳，腐熟水谷。脾胃健运，气旺血生，推动有力，肠道濡润；清气升，浊气降，气机条顺，大便正常。若平素脾胃虚弱，不能运化水谷精微，气血生化乏源，气虚则动力不足，无力推便下行；阴血不足则肠道失润，大便艰涩难行。《素问·玉机真脏论篇》"脾不足，其人九窍不通。"《内经》论藏象有"脾喜刚燥，胃喜柔润"。故"脾能升清，胃能降浊，胃气以下行为顺。"朱丹溪《局方发挥》"脾土之阴受伤，传输之官失职。"《张氏医通》指出"古人有胃实脾虚，风秘气秘……胃实而秘，善饮食，小便赤涩，麻仁丸。脾虚不能运化，倦怠，懒于言动，补中益气倍升、柴、当归，煎成调生蜜、麻油，清气一升，浊气自降，有脾虚下秘者，以汤下麻仁丸。"说明脾胃虚弱，运化失职可导致便秘的发生。

我体会到，治疗脾胃功能失常所致的便秘常法用麻仁丸固然有效，但不很确切，具体应用，可从三方面考虑治疗。①补脾胃之虚解便秘欲达速效，多选用黄芪、生白术、当归三药。黄芪性微温，味甘。归脾、肺经。有益气补虚之功，尤善补脾肺之气，为补气要药，《本草备要》言"黄芪能温三焦，壮脾胃，生血生肌。"与当归合用，含当归补血汤之意，有益气生血之功；当归既可补血，又可润肠，二者合用，气旺血生，白术补脾益气，生用取其健脾之功，而无燥湿之弊，并可润肠通便。②顺乎脾胃升降功能宜因势利导。为保证脾主运化，胃主受纳，脾主升清，胃主通降，胃的通降包括小肠将食物残渣下输大肠传化糟粕的功能。在大便秘结标实逐渐开通之际，应着眼于调整脾胃功能，恢复脾升胃降的生理功能，以防泻实伤气之过，及时恢复正常的排便规律。可于方中加入小量的柴胡、升麻，3～5g为宜，与原方中诸降药相配合，以达升降之统一。③调理脾胃，固护善后。任何药物都靠脾胃运化吸收功能而发挥作用，尤其是补益药物多滋腻碍胃，清热通下药物多寒凉败胃，因此，无论何证都应于方药中酌加健脾理气之药，以更好地发挥药效，陈皮、木香为常用药物。

肾气壮固便不难

余曾治疗一白领女士，年将30岁，便秘反复发作3年余。

在患病期间，患者吃过西药，中药以及减肥药，也用过饮食疗法比如多吃蔬菜等。可是效果不好，便秘依然存在。询问其工作是否久坐或压力大，患者否认。近1个月来症状加重，患者自服番泻叶，可以起一点临时作用，但是上厕所，还是经常努之不下，很是痛苦。自述曾经有过胃痛病史，例假有血块，大便时腹胀不舒，常是两三天干硬不下。

现在查体手脚冰凉，且畏寒少腹冷，舌质淡，脉弦细。诊断：顽固性便秘。

处方：济川煎加减：**当归15g，牛膝15g，肉苁蓉30g，升麻6g，枳实15g，锁阳20g，生白术50g，桃仁10g，黄芪10g**。3剂。

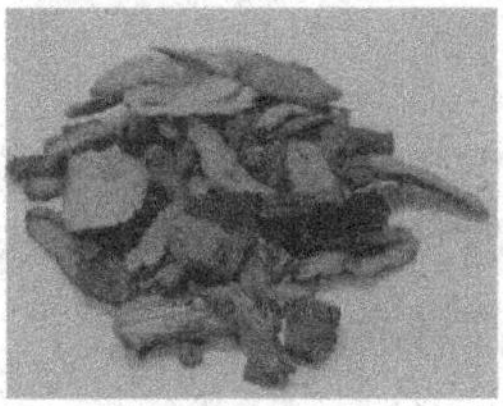
肉苁蓉

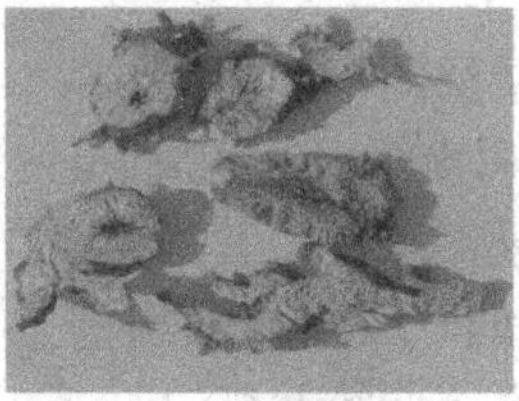
升麻

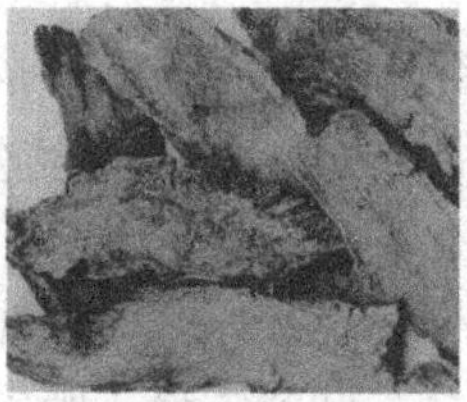
锁阳

二诊，患者反映效果微弱，期间去过一次厕所，还是不痛快。

分析其因，肾司二便，肾精不足，不能化气，推行无力，所以便秘。便秘时间已久，腹内寒凉，燥屎内结，急当温阳通腑，应于附子、大黄。

于是处方改为：大黄附子汤，方药：**大黄10g，附子30g（先煎），生白术50g，细辛3g**。3剂。

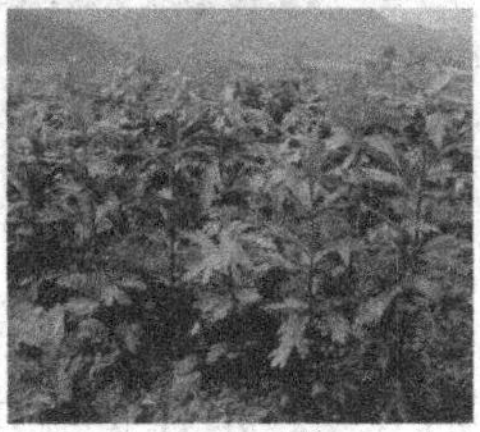
附子苗

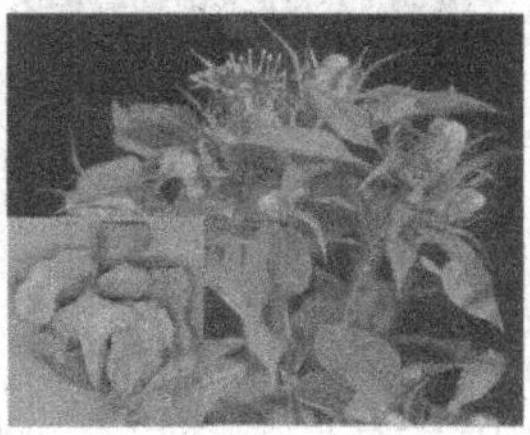
白术

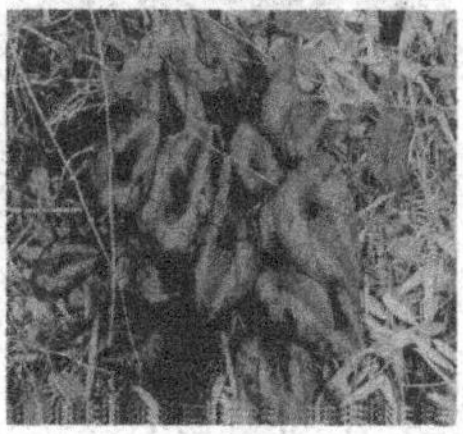
细辛苗

三诊询问，患者自诉服1剂即便通，又2剂便畅。又服济川煎加减，方药：**当归20g，牛膝15g，肉苁蓉30g，枳实10g，桃仁10g，黄芪20g，熟地黄30g，杏仁10g，制大黄10g**。6剂。

四诊，患者大便通畅，自述少有的痛快。即用黑附子30g（先煎），生白术50g二味水煎，6剂以求巩固。

按：济川煎方中肉苁蓉温肾益精，润燥滑肠；当归养血和血，辛润通便，枳实宽肠下气，少加升麻以升清阳，使清升而浊降。后来处方加入杏仁，因为肺与大肠相表里，宣肺可以通肠腑。《内经》云：“肾主二阴”“诸厥固泄，皆属于下。”“下”就是肾和下焦，教科书中明确指出：便秘与脾肾关系最大，提出的方剂是半硫丸和济川煎，但都不宜久服。真正阳虚便秘余体会可以长期服用的是附子。《金匮翼·冷秘》：“冷秘者，寒冷之气，横于肠胃，凝阴固结，阳气不行，津液不通。”我在临床上反复研究，也反复试验了多个剂量组合，个人体会是，关键在附子，根据病情轻重应用30～60g，制附子先煎是安全有效的。制附子和生白术都用到60g，疗效很好。

从肝也能调便秘

记得老师说过他调肝治便秘的一个病例。

某女，29岁，是食品公司卖鲜肉的职员。1992年9月18日初诊。患者大便秘结3年余，常2周1解，便时艰涩，其形如栗。常自服番泻叶茶，服后便下，停药后便秘更甚。平时烦躁易怒，常感乳房胀痛，舌质偏红，脉细弦。

证属：肝郁失疏，肺失肃降所致便秘。

治则：柔肝润肠，清肃肺气。

方选：芍药甘草汤加减治之。

方药：白芍15g，炙甘草6g，郁李仁10g，丹参10g，紫菀12g，当归10g，火麻仁10g，沙参6g，生大黄（后下）6g，杏仁10g。6剂，水煎服，每日1剂。

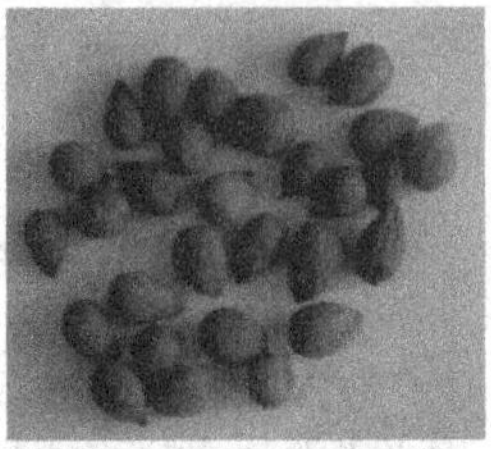

郁李仁

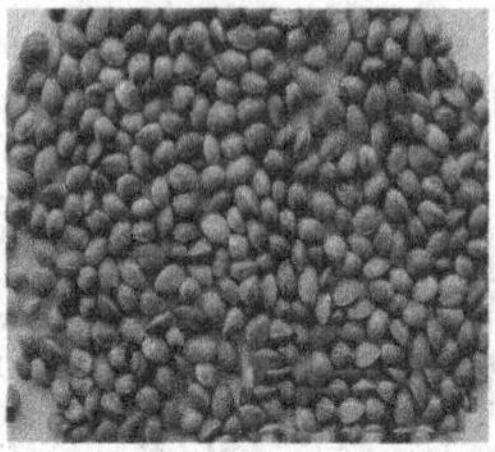

火麻仁

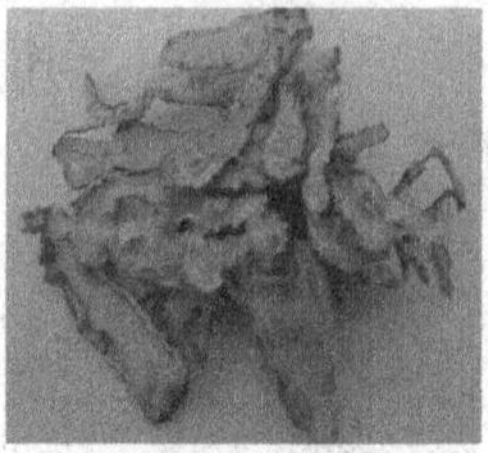

当归

复诊：6剂后自述大便通畅，每1～2日一次，以前方加减治疗2个月，服药期间大便正常，诸症悉除。停药后随访3个月，大便正常。

按： 肝主疏泄与大肠相通，肝病宜疏通大肠；大肠病，也宜平肝。肝的阴血不足，疏泄功能异常，常易导致便秘发生。此类患者常有急躁易怒，胸胁胀痛，便秘常与情志相关，常表现便干形如栗状，患者舌苔薄腻脉象弱细。方选：《伤寒论》芍药甘草汤。芍药甘草汤中芍药养血敛阴，又可柔肝缓急止痛；炙甘草可补益脾气，原方为阴阳两虚之脚部挛急而设。

本方加当归、丹参祛瘀生新；加郁李仁、火麻仁、生大黄润肠通便；加紫菀、杏仁、沙参宣开肺气。整方组合从脏腑全面考虑，上通下和，肝气调达，肺气宣降，肠腑疏通，何虑便不通。

因此，余常仿此方加减治疗肝气便秘，可以宣肺理气，疏肝解郁，滋阴通便，使脾胃气化功能得健，肠腑传导加强，便秘得以顺利得解，每获殊效。

重用白术疗便秘

我在学习《伤寒论》时，偶然发现《伤寒论》第 179 条“伤寒八九日风湿相搏，身体疼烦，不能自转侧，不呕不渴，脉浮虚而涩者，桂枝附子汤主之。若其人大便硬，小便自利者，去桂加白术汤主之”，认为白术是治便秘的理论依据。并在临床中观察了生白术和炒白术的疗效，发现炒白术不论大或小剂量排便效果皆差，而大剂量生白术有通便的功效。又从资料中发现：北京医院的魏龙骧先生介绍了重用生白术治便秘的临床经验后，关于白术治便秘的单方和复方的研究就不断深入，大量的实验研究及临床对比观察说明，单味生白术通便效果是肯定的，但与复方相比，药后无肠鸣、矢气，但有排稀便及大便次数增加的效果，说明单味生白术效单力缓。在复方中效果较优。另外还研究了白术的药性主要归于脾，这也是提示我们在辨证论治时始终要注意到“脾不运化”这一重要病机。临床治疗虚证或虚实错杂证的便秘时，根据不同程度加入一味大剂量生白术，其疗效可明显提高，进一步证实了大剂量生白术治疗便秘的可靠疗效。我在临床常用生白术 60g 以上，最多用到 120g。其辨证要点是“虚秘”或“虚实夹杂秘”。还有不少医者报道此方应用范围广泛，余在临床观察中没有发现形成药物的依赖性，还有很好的可操作性，且安全可靠，值得推广应用。

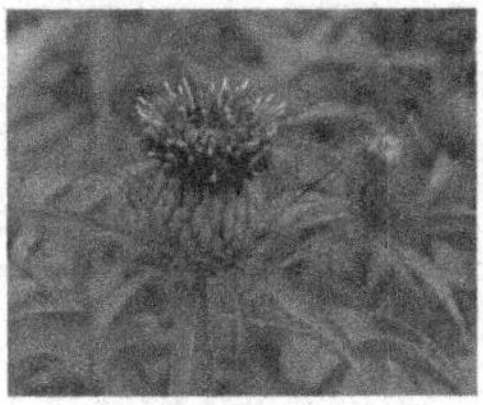
白术苗

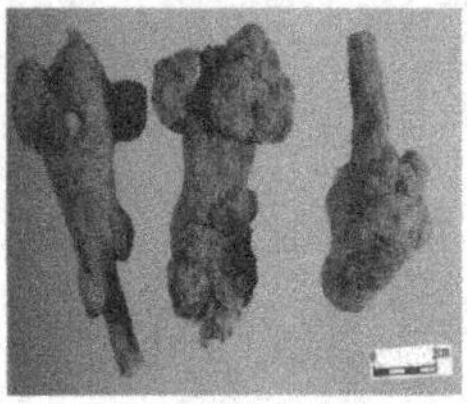
白术块

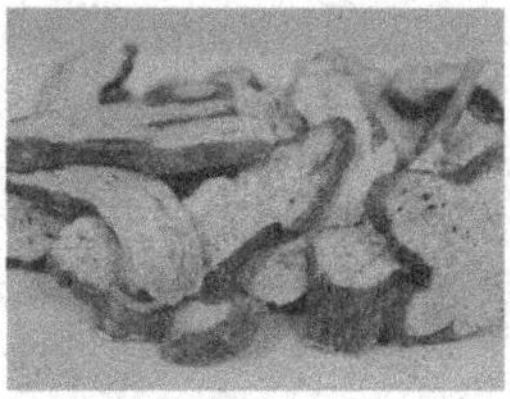
白术饮片

按：随着社会的进步，物质的丰富，饮食结构的改变，顽固性便秘的患者越来越多，诊治问题趋于复杂化，临证就需要开放思维，按照合病或并病去辨证，宜加减方或复方论治，方能提高疗效。

笔记十七　胆结石

张姆胆石十多年　反复胁痛终复原

张姆胁痛好多年

有一位 60 多岁的老太太，家住在一个小村庄，30 多岁即亡夫，她非常辛苦地带领 3 个儿女，相依为命。人们对她也很尊重，都管她叫张姆。

她为了养家糊口，早出晚归，勤俭持家，省吃俭用，身体也消瘦了。在 10 年前就有胁痛发作，起初不定时隐隐发作，疼痛较轻就扛着，半年后疼痛加重忍不住了到当地医院就诊，说是胆囊炎建议住院治疗，她说家里离不开她，要求回家治疗，医生给她开了消炎利胆片、四环素、阿托品片等药物。以后她就掌握了这个方法，常于劳累或心情不舒时发作，发作了就吃点阿托品片、山莨菪碱片，扛一扛就过去了，再严重时恶心呕吐不能吃饭，就到村卫生所补点液。

又过了 5 年，正值春节我回家探亲，张姆的病又发作，由儿子陪同前来找我，当时，手足不温，口苦心烦，胁肋疼痛，右侧较重，脘腹胀闷，纳呆，脉弦舌红苔黄。当时我给她开了四逆散加郁金、焦山栀、鸡内金、川楝子、茵陈等疏利肝胆之品，服后疼痛即可缓解。连用 6 剂，即 1 年多没有发作。

1 年后的秋天，因种麦子和邻居生了气，旧病重燃，起初胸胁隐痛，腹满纳呆，自不在意，第 3 天剧痛大发，因为是老乡亲，儿子急来医院找我出诊，我请了假便去应诊。

刻诊，看有痛苦面容，低微呻吟伴有太息，半卧位手扶着右胁，看似疼痛难忍。问其病情有口干口苦，呕吐不食，疼痛不可转侧，尿黄，苔亦黄，脉弦。

诊后，证基本同前，又按前法施治，服药 3 剂病大减。继服 6 剂，疼痛消失，唯有全身乏力。

又半年，疼痛又发作，证见胁腹疼痛，呕吐纳呆，倦怠乏力，肢冷脉细。余认为肝经虚寒，施吴茱萸汤，服后腹痛未减，身更困倦。困惑之际，请老师诊治，老师便用四逆散合大黄牡丹汤治之，2 剂后痛减，手足渐温，诸症皆退。

余乃疑惑不解，问老师，何故？

老师说，本例患者，你常以四逆散加疏利肝胆药治疗每能缓解。今因反复发作，疼痛日久，出现肢冷脉细，倦怠乏力，结合呕吐不食之证。你认为属于何故？

我说，是不是厥阴肝经虚寒。

老师说，治病必求于本。你用吴茱萸汤加减治疗效果不佳，归根结底还是标本辨得不清。该患者肢冷脉细、倦怠乏力系因久病剧痛产生的。痛是病因，肢冷脉细、倦怠乏力是表现的结果。古人云“痛久入络”。入络则络阻，阴阳之气不相顺接，故肢冷脉细；久病乃精神不振，食欲减退，故倦怠乏力。辨证乃病因为本，症状为标，先病为本，后病为标。治病要求本嘛！而从手足冷的同时有口苦，苔黄，尿黄等症的综合分析，亦可以认为是肝胆阳气内郁不能外达四末之热厥证，故正用治热厥之四逆散为妥，配合泄热化瘀、散结消肿的大黄牡丹汤治疗。结果痛止后络脉通畅，手足渐渐温，脉象转阳，诸症则随之消退。

此次治疗后一年没再见到张姆。

反复胁痛终复原

又过了一年多，于1992年10月15日，张姆的胁痛病又犯了。她儿子又来找我，我建议让她住院治疗。

住院后和老师一块接诊，简要作了病历记录。

患者张姆，右胁痛时发时止，近10年。今以右胁下胀痛不适加剧入院，疼痛呈直续性疼痛阵发性加剧，伴疼痛向右后肩背放射。患者神志清楚，精神疲乏，面色㿠白少华，巩膜无黄染，恶心纳呆，厌食油腻，常因情志抑郁或食油腻之品使病情加重或复发。曾多次检查治疗，均诊为胆囊炎合并胆道感染，应用各种利胆抗炎止痛西药，均初用有效，继用乏效。后多次使用四逆散加疏利肝胆药治疗每能缓解。

此次复发胁下痛胀，阵发加剧，大便偏溏，呕恶时作，往来寒热，四肢厥冷，周身皮肤已有黄染。右胁隐隐胀痛牵及右背部，夜间为甚，脘痞腹胀，畏寒乏力，口干口苦，不思饮水，纳呆寐差，左半侧头痛，汗多，小溲发黄，大便稀溏日行3～5次。舌质淡嫩有齿印、苔根薄黄腻，脉细小弦。

查体：体温38.6℃。血压136/76mmHg，心肺无异常，腹软，胆囊区有明显压痛，墨菲征（+）。血象：白细胞10.1×10^9/L，中性粒细胞86%，淋巴细胞24%。肝功能化验结果无明显异常。B超示：“胆囊边缘模糊毛糙，透声差，胆囊增大（约9.2cm×4.5cm），腔内充满增强光团，其中一枚1.3cm×1.1cm伴声影”。诊为“慢性胆囊炎合并胆石症急性发作”。

分析患者病久体虚，中阳衰微，脾土受伤，湿热留恋，形成邪郁少阳、胆热脾寒之证。

采用中西医结合措施治疗。西医应用对症治疗的方法，予以消炎（氨苄西林钠6g／静脉滴注、诺氟沙星0.2g，每日3次口服）、解痉（山莨菪碱10mg肌内注射，硫酸镁10ml静脉滴注）。

中医宜温中散寒，温运和解，清肝利胆等法施治。

方取柴胡桂枝干姜汤化裁：**醋柴胡、生牡蛎（先煎）、鸡内金各 20g，桂枝 6g，干姜、黄芩、天花粉、茵陈、藿香、茯苓、滑石（包）、金钱草各 20g，海金沙 10g，炙甘草 6g**。3 剂。

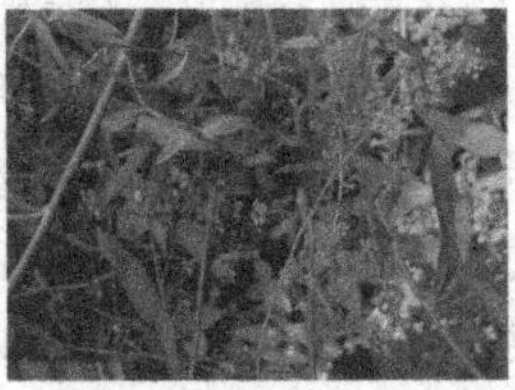

柴胡苗

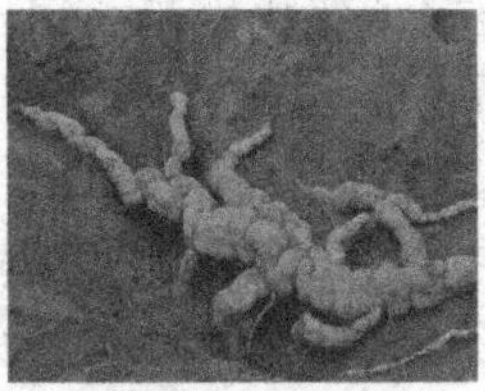

天花粉块茎

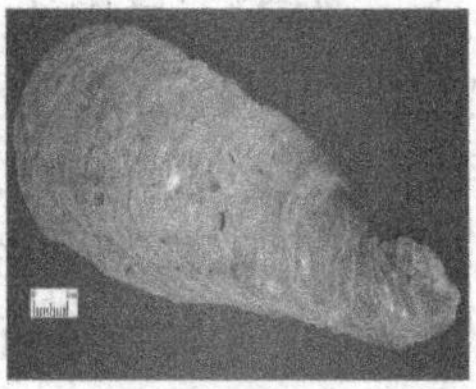

牡蛎

10 月 19 日二诊：药服 2 剂，胁痛即除，胃纳亦香，大便质软每日 1 行，3 剂尽，诸症均缓，精神亦较振奋。又予前方，加党参、麦芽各 12g，当归 10g，川芎 6g 等，治疗 15 天。复查血象正常。B 超：胆囊大小已正常，炎性病变也有改善。后以柴胡桂枝干姜汤加当归、芍药、郁金、鸡内金、川楝子、金钱草、制大黄制成丸药巩固了半年。3 年后见到张姆的儿子带亲戚来医院，问其母亲状况，人胖了，身体一直很健康，旧病再未发作。

在张姆住院期间，10 月 24 日，周六晚上学习时间我们又请老师讲了他治疗胆囊炎和胆石症的临床经验。

老师说，就以张姆为例，具体说一下胆囊炎、胆石症的治疗。临床见到的患者由于禀赋强弱不同，体质阴阳有别，感邪各有轻重，胆囊炎、胆石症会有热化、湿化及寒化等不同转归。尤其对缠绵难愈反复发作者，寒化湿化倾向临床更为多见。此种症情，不可死守“炎症”而过用苦寒疏利等方法，而应温清并用，虚实兼顾。否则，势必徒伤脾阳，会造成“虚者益虚，实者更实”，甚至湿热内陷变生他证。遇此情况，余常用《伤寒论》柴胡桂枝干姜汤加减治疗常可收功。

柴胡桂枝干姜汤是张仲景的一张名方，如果使用得当，临床可以治疗许多疾病，尤其是对于消化系统的慢性疾病，往往收效甚捷。

本方是小柴胡汤去半夏加栝楼汤的变剂，即去人参、大枣、半夏、生姜，加栝楼根、桂枝、干姜、牡蛎而成。本方亦为少阳兼变证治的方剂，乃太（阴）少（阳）同治。方中柴胡主心腹肠胃中结气，饮食积聚，寒热邪气，推陈致新，与黄芩为伍解烦热而治胸胁苦满。栝楼根之润得牡蛎之收能滋液解渴。黄芩苦寒，伍干姜之辛温以理微结。桂枝、甘草治气冲并兼和外。甘草、干姜理中气以复津液。小柴胡汤有人参补中、大枣致壅满均非微结所宜而去之，故此治小柴胡汤去半夏加栝楼汤证，气上冲有微结或外不和者。《医宗金鉴》认为：“少阳表里未解，故以柴胡、桂枝合剂而治之，即小柴胡汤之变法也。去人参者，因其气不虚，减半夏者，以其不呕恐助燥也，加栝楼以其能止渴，兼生津液也，倍柴胡加桂枝，以主少阳之表，加牡蛎以软少阳之结，干姜佐桂枝，以散往来之寒，黄芩佐柴胡，以除往来之热，上可制干姜不益心烦也，诸药寒温不一，必须甘草以和之。”柯韵伯认为：“此方全是柴胡加减法，心烦不呕而渴，故去参夏加栝楼根；胸胁满而微结，故去枣加牡蛎；小便虽不利而心下悸，故不去黄芩不加茯苓；虽渴而表未解，故不用参而加桂枝，以干姜易生姜，散胸胁之满结也。”认为本方是由小柴胡汤变化而来，诸家看法是一致的。《医宗金鉴》提出是柴胡、桂枝合剂，提示了本方适用于半表半里证，但认为散结不在干姜而在牡蛎，轻视干姜易生姜。而柯氏注意到干姜易生姜，是为散胸胁之满结，注意到了寒饮在下是满结的主因，故不能用生姜之散，而必用干姜之温，因此干姜易生姜是柴胡桂枝干姜汤与小柴胡汤的主要之别，提示后人，小柴胡汤重在和解半表半里热，而柴胡桂枝干姜汤偏于祛半表半里之寒邪。诸药合用，温而不助胆热，寒而不伤脾阳，熔温脾化湿，利和中于一炉，俾脾土健运，气机升降有序，疏泄斡旋有度，以复胆腑通降之性。是慢性胆囊炎、胆石症表现少阳违和湿胜阳微变局的有效方剂。

老师又说了他临证加减的一些体会。

1. 处方组成有所改变

原方组成由柴胡24g，桂枝9g，干姜9g，栝楼根12g，黄芩9g，牡蛎6g（先熬），甘草6g（炙）。原方中用什么柴胡说得不清楚，老师体会因为酸入肝，用醋柴胡治疗肝胆病较好；用桂枝宜量小，量大易散阳；用牡蛎予散结，用生不用熟，因生者力坚，量大不宜小，量小力不强。

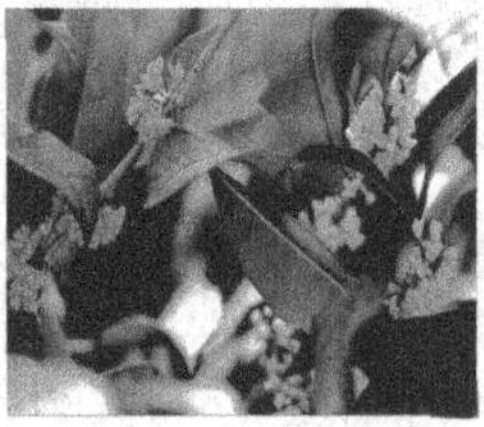
桂枝树

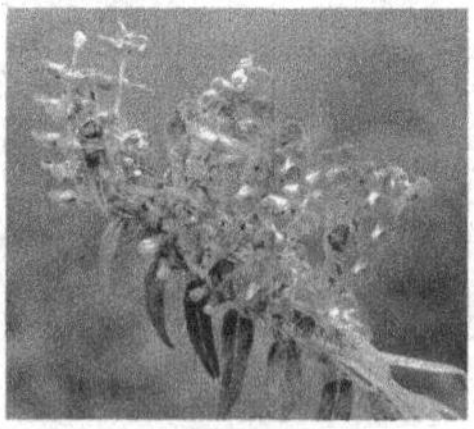
黄芩花

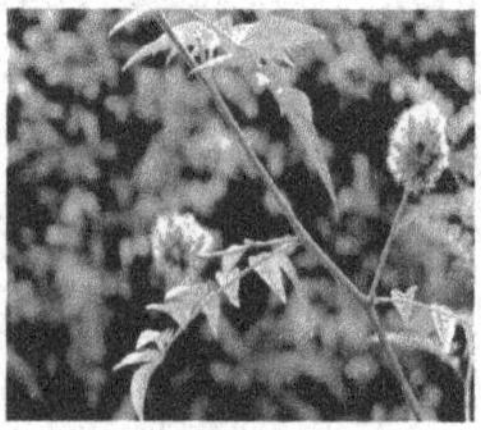
甘草苗

2. 肝胆病特效药

用本方治疗肝胆病，要加3种特效药，结合西医检查，单有胆囊炎（湿热重）只加大金钱草10～30g，若有胆结石（有痰郁）再加鸡内金20～30g，海金沙10g方可奏效。

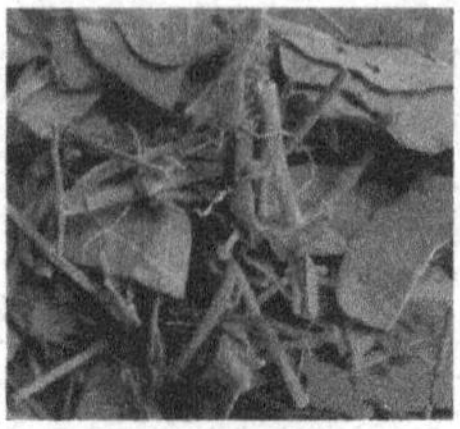
大金钱草

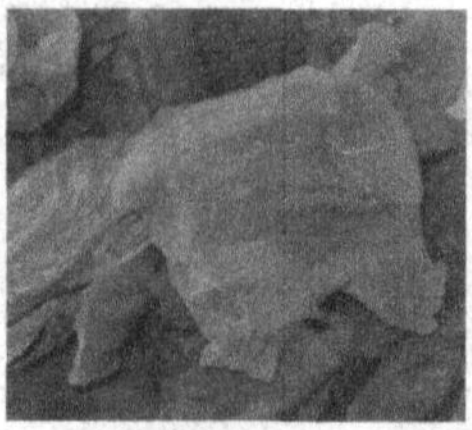
鸡内金

海金沙

3. 临证加减

①大便秘结去桂枝、减牡蛎为 10g，若脾虚加生白术 40～60g；若胆经湿热便秘加生大黄 6～10g，并易瓜蒌根为全瓜蒌 15g。②痛剧加桃仁、川楝子、延胡索各 10g。③湿热甚，舌苔黄腻，去甘草，加茵陈 15～30g，藿香 10g，滑石 12g（包），大金钱草 30g。④头昏，舌质淡加党参 15g，当归 10g，川芎 6g。

4. 服用方法

早晚空腹温服，每日 1 剂，连服 20 天为 1 疗程。一般服用 2 个疗程。治疗期间忌食油腻、生冷及辛辣之品。

针灸亦可祛胆石

老师还有一个简便易行治疗胆囊炎、胆石症的妙招，余曾临床使用效果很好。

1993 年秋我参加巡回医疗队下乡，住在一乡镇医院。8 月 20 日深夜，来了一位男士，50 岁。患胆囊炎、胆石症已 5 年，经多处中西医治疗，时轻时重，未曾痊愈。患者经常于夜间突发右上腹痛。常用山莨菪碱、阿托品、异丙嗪等药镇痛。那天晚上 10 时许，胆绞痛再次发作，腹痛难忍，疼痛放射至右肩部，大汗淋漓，面色苍白，恶心呕吐，水药不能进，坐卧不安，呻吟无力。当地诊所肌内注射山莨菪碱、异丙嗪，亦未缓解。他听说乡镇医院驻有县医疗队，故急来救治。刻诊，四肢发凉，舌暗淡脉弦细。

根据病情于是让患者住院治疗，采用中西医结合方法综合治疗，主要以针灸方法治疗。

1. 取穴

①募穴，章门（脾），期门（肝），日月（胆）；②俞穴，肝俞，胆俞；③四肢穴，足三里，合谷，太冲，阳陵泉，行间，足临泣等。

2. 操作方法

患者先采取仰卧位，后采取俯卧位或左侧卧位。为快速取效，医务工作者多人（3 人以上）施术，对主要的 5 个穴位（募穴、俞穴），均采用皮内推针法，用耳针针在穴位上，在表层上施按摇重震刮针术，每个医生按两个针位，每穴施用手法约 5 分钟，按毕外覆胶布固定，每天按揉 1～2 次，患者自按亦可，一般留针 3～5 天即可。对于四肢穴位，每天取二穴，用普通毫针深刺久留（约 30 分钟）。一般每日治疗一次，疼痛剧烈者一日可针两次。

本例患者在治疗期间同时配合静滴氨苄西林 6g 及山莨菪碱 10mg，每天 2 次口服；一天后加服验方苹果汁，每次 250ml（苹果汁中加入蓖麻油 3～5 滴），一日 2 次，连用 6 天。治疗 3 天。停用西药治疗，完全采用针灸和单方。经治疗 3 天病情大有缓解，1 周痊愈出院。

按：笔者近两年应用老师的经验，治疗慢性胆囊炎、胆石症6例，其中男2例，女4例，年龄均在50岁以上。用上述方法治疗临床症状一般可在一两天内尽快得到缓解。有两例经治疗两周后，病情有反复，结合B超复查，胆结石没有排出，其中一例结石为1.2cm×1.4cm，一例结石为1.6cm×2.2cm，其因结石均比较大。

观察总结有以下几方面体会：

（1）针灸为主治疗胆囊炎、胆结石均可尽快缓解临床症状，具有一定的效果，还有简、便、廉、验的特点。

（2）综合疗法较之单一疗法效果好。

（3）其排石作用则取决于胆石的大小、部位及胆囊功能情况，初步观察其适应证应具备下列条件：①胆总管结石，其直径在1cm左右，胆管下端无器质性狭窄者；②肝内胆管多发性结石者；③胆囊结石直径应小于1cm，且胆囊无息肉排出功能良好者，均可使用该法治疗。

（4）下面详述穴位位置、主要作用及穴位图。

穴位位置及主治

章门穴位于人体的侧腹部，当第11肋游离端的下方。主治：腹痛，腹胀，肠鸣，泄泻，呕吐，神疲肢倦，胸胁痛，黄疸，痞块，小儿疳积，腰脊痛等疾病。

期门穴位于胸部，当乳头直下，第6肋间隙，前正中线旁开4寸。主治：胸胁胀满疼痛，呕吐，呃逆，吞酸，腹胀，泄泻，饥不欲食，胸中热，喘咳，奔豚，疟疾等疾病。

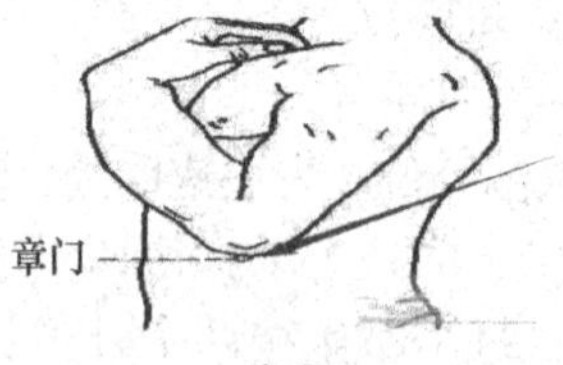

章门

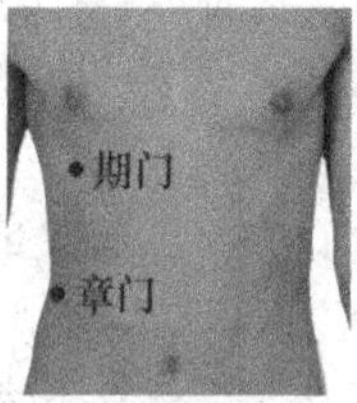

期门

日月穴属于足少阳胆经，位于人体的腹部，当乳头直下，第7肋间隙，前正中线旁开4寸。主治呕吐、胀满、胁肋疼痛、吞酸、黄疸等症。

肝俞，肝俞穴位于人体的背部脊椎旁，第九胸椎棘突下，左、右二指宽处（或第7胸椎凸骨下，左右旁开1.5寸）。治疗胃肠病、胸痛腹痛、脊背痛等。

胆俞。位于背部，当第10胸椎棘突下，左、右二指宽处。有治疗胆囊炎、肝炎、风湿性关节炎、口苦、呕吐、失眠等功效。

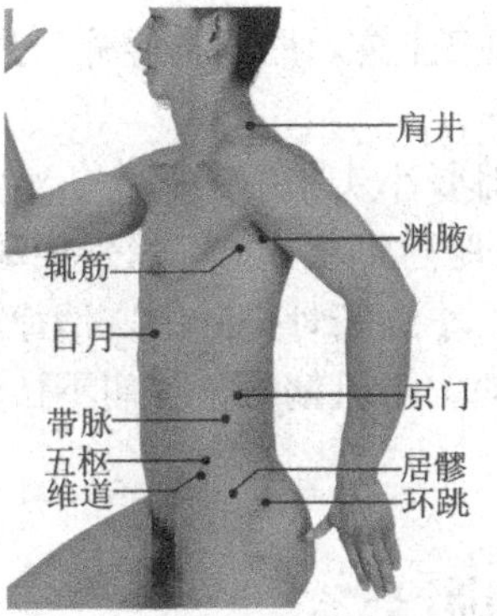

日月

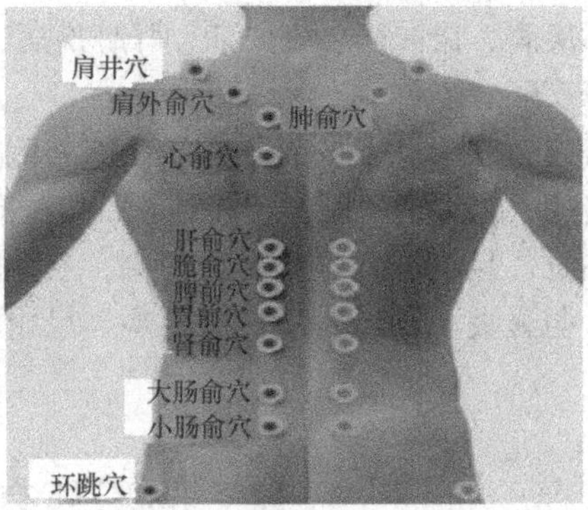

肝俞、胆俞

足三里，位于外膝眼下四横指、胫骨边缘位置。疗消化器官疾病、牙痛、头痛、呼吸器官疾病、神经痛、鼻部疾病、心脏病、食欲缺乏、便痢、腹部胀满、胃下垂、呕吐等。

合谷，先以右手拇指内侧横纹，对应左手虎口，拇指下压所按之处即是，主治：牙疼痛、头痛，口眼㖞斜、打嗝，耳聋，痄腮，腹痛，便秘等。

太冲穴，位于足背侧，第一、二趾跖骨连接部位中。以手指沿踇趾、次趾夹缝向上移压，压至能感觉到动脉应手（第 1、2 跖骨结合部之间凹陷中）主治：头痛、眩晕、目赤肿痛、中风、癫痫、小儿惊风、黄疸、胁痛、呕逆、腹胀等肝胃病证。

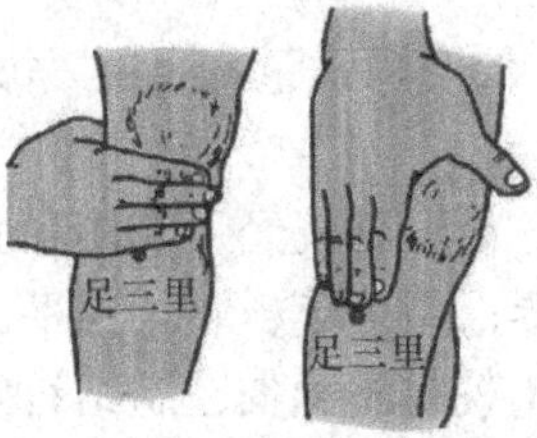

足三里

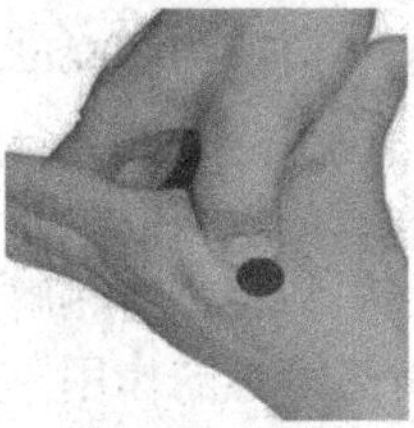

合谷

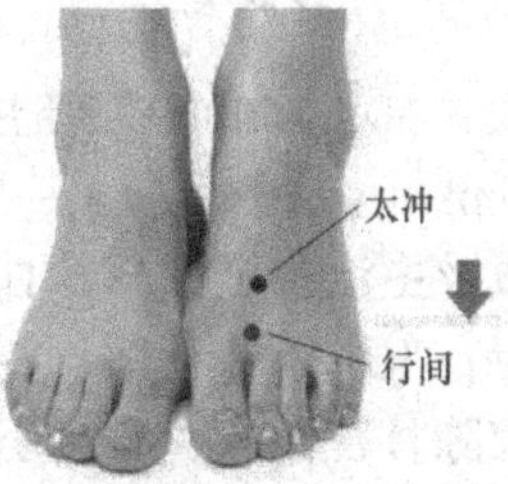

太冲、行间

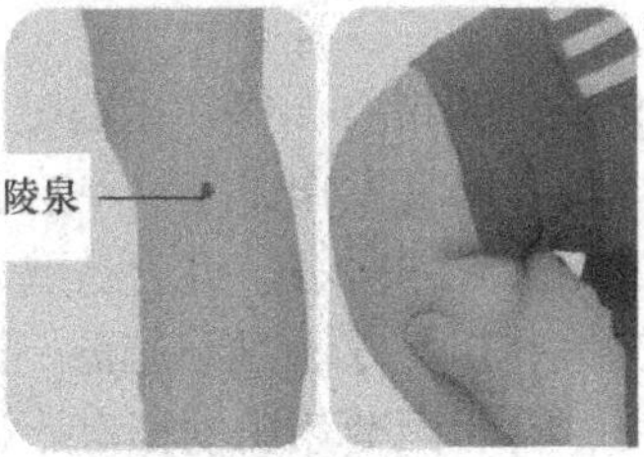

阳陵泉

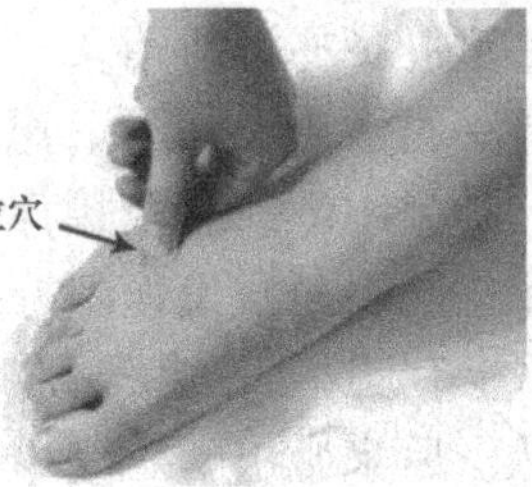

足临泣

行间，在足背侧，当第 1、2 趾间，趾蹼缘的后方赤白肉际处。主治：宿醉不适、眼部疾病、腿抽筋、夜尿症、肝脏疾病、腹气上逆、肋间神经痛、月经过多、黏膜炎等疾病。

阳陵泉，位于膝盖的斜下方，小腿外侧之腓骨小头稍前凹陷中。治疗消化不良、胃溃疡、胆囊炎、肝炎、胆结石、胆绞痛、胆道蛔虫症、习惯性便秘等疾病。

足临泣，足临泣穴位于足背外侧，第四趾、小趾跖骨夹缝中。治疗腰痛、肌肉痉挛、胆囊炎、神经官能症、疟疾、足跗肿痛、中风偏瘫，痹痛不仁、腿痛等疾病。

胆石还有利胆茶

近年来，由于生活节奏的加快，饮食的不规律，慢性胆囊炎的患病率逐年增多，每因劳累和情绪波动发作不鲜，特别是农民，余常用老师介绍的单方“利胆茶”，花钱不多，效果还不错，抛砖引玉，以飨同道。

配方：金钱草、玉米须、蒲公英、茵陈各30g。

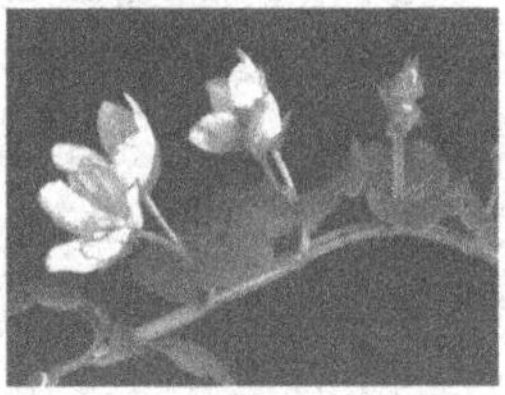

金钱草

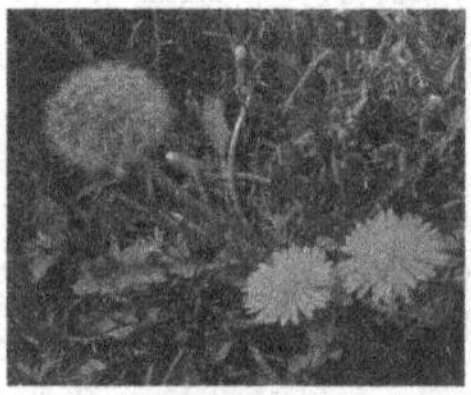

蒲公英

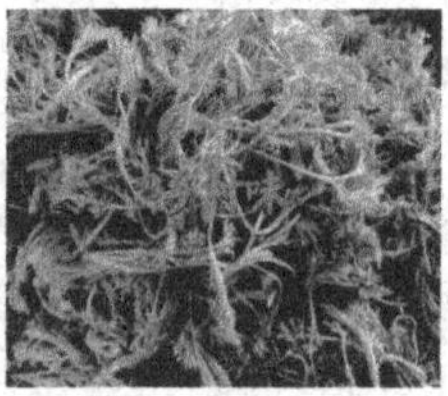

茵陈

用法：加水1000ml，煎去渣，留液约700ml，加白糖适量，温服。每日3次，每次250ml。

功效及主治：金钱草，甘咸微寒，入肝、胆、肾、膀胱经，功能利胆排石，清热解毒；玉米须，甘平，能利尿利胆，清热解毒；蒲公英，甘苦性平，能健胃利胆；茵陈甘苦微寒，有利胆清热解毒的作用。此茶对胆囊炎、胆结石发热疼痛期，有显著疗效。必须坚持长期饮用效果良好。

注意：须多服方见疗效，对于慢性胆囊炎、胆石症患者，可长期使用，此方对急性黄疸型肝炎亦可适用。

老家有一霍女士，46岁，患慢性胆囊炎、胆结石2年，无定时发作，发作时胁痛乏力，纳呆呕吐，累及腰背，时轻时重，反复发作，屡治不愈，苦恼非凡。因她吃不了中药，每次发作都打点滴最少四五天才缓解。因为是熟人，我曾给她推荐过几次“利胆茶”，她都不在意，后来发作频繁了，她想起试一试，结果喝了一天即有效。后来她不间断地喝了3个月，有时因劳累胁肋稍有不适，胁痛没有再发作，后来她又坚持服用了3个月。

2年后见到她身体比以前胖了，她说现在身体很好，吃得香睡得甜，老病再没有犯过。

我说，你没有再复查一下？她说，半年前做了B超，没有任何异常。

金钱草的故事

从前，有一对恩爱的乡下夫妻，结婚5年，育有一子，日子过得幸福美满，可是有一天，年轻的丈夫突然患胁腹剧痛死去了。妻子为此痛不欲生，但又觉丈夫病死蹊跷，于是请来一方名医检查丈夫的死因。医生对死者进行了剖腹，最终从胆囊里取出了一块小石头，并断定是这石头作祟，“疼”死了病人。妻子深切怀念丈夫，便把这石头放在一个用线织成的网兜里，整日形影不离地佩戴着在身边。

那年夏天，她为家计每天上山砍柴，半月下来，忧郁加疲劳使她累倒了，看着年幼的孩子，想起丈夫，她心灰意冷，不由又拿出小石头抚摸，可她这时却奇怪地发现石头小了许多。她来了精神，立即去请教医生，医生问罢又思忖良久，怀疑她砍柴时遇到了能消石的药草，于是带她快步上山去寻个究竟。他们发现，在她砍柴的地方长满了一种有着圆状心形绿叶、开淡紫色小花的植物，并最终确定就是这种草使石头缩小了。后来医生遇到同类病人反复验证，都十分见效。那年代，区区药草能愈如此重症实属珍贵，人们都说，这种草真了不起，能治重病，比金钱还贵重，于是就叫它“金钱草”。也有人根据它能化石，而叫它“化石丹”。

笔记十八　眩晕

头昏犯困十多年　幸遇名医解了烦

对证治昏并不难

昨天，我在门诊遇到我老家邻村的一位熟人，他叫董永安，年已50多岁。他带领妹夫找我看病，诊疗之余情不自禁地谈到自己的病。

他说，在5年前，就和妹夫的病差不多，能吃能睡，整天犯累，记性差，忘性大。当地多处查病都没问题，幸运找到你师父，10天即愈。

他还说，你师父是我家远门的老亲戚，我们家族有人生病都找他。他已年迈体衰，听说你是个杰出的徒弟，比你师父手艺不在话下，我们村有你治好的病人都夸你，所以今天专门来找你瞧病啦！

我说，谢谢！你过奖了。我一定会尽力而为，只是能力有限。

他说，你太谦虚了，人们对你的评价很好。我作为自己人，给你反映一些实际情况，但也免不了要麻烦你！

我说，咱们既然谈到你的病，你的治病经过你是否还记得，我想了解一下？

他说，大概是1977年的夏天，因天气炎热，我常喝凉水，一段时间，夜间常在看麦场露天睡觉，后来患上了头晕乏困。因不耽误吃饭，也不影响干活，起初也不在乎，后来，头晕严重了在当地医院就诊，检查也没有查出什么问题，说是神经性眩晕，给开了维生素B_1、谷维素、地芬尼多等药，用了也没什么明显效果。后来又换了一家医院，说是代谢性头昏，给了一些促消化的药，也无效。无奈又更医，到了西医院无好办法，转给中医，看我身体壮，说是胃肠型眩晕，给我开了些四消丸等药，初用小效，后来再用也无效。就这样反反复复，拖拖拉拉，度过了10多年。

到了1987年，夏秋之交，正值秋收季节，我却头昏犯困的厉害，后来吃饭也不香，连吃饭的力气都没了，端上饭碗也打盹。母亲一直催我看病，说西医没好法，就找好中医，并多次建议找咱家的老亲戚，是名老中医还是中医学校的校长，去找他看看……

于是，有一天，我找了你师父和小郭大夫，他说，我是两感受邪所致眩晕、乏力，问题不大，你吃完药再来一趟。

在这里，老师说的两感是什么意思？

小郭大夫说，简单地说头晕困乏就是由外感和内伤两方面因素，遭受病邪侵袭所造成的疾病。可能是外受风、寒、湿，影响脾胃气血运化；内遭饮食不节，损伤脾胃，造成脾胃虚弱，气血生化失常；或嗜酒肥甘，饥饱劳倦，伤于脾胃，运化功能失常；总之和内伤关系较大，湿聚生痰，痰阻经络，引起眩晕，倦怠。

我按照处方抓了3剂药，什么药我不明白，抓药时我看见记得只有六七种药，很小一包，药引子是生姜、大枣。吃了1剂就觉得头晕减轻了，3剂吃完病情大减，我的精神也大增，干活也有力气了。

隔了4天，再次到医院找小郭大夫，小郭大夫和你老师都在门诊，老师给我把脉验舌后小郭抄方，开了3剂药，我问能不能多拿几剂，老师说开6剂吧。

吃完了这6剂药，头脑特别清醒，身体也不困乏了，家里都说我是换了个人。

后来再次到医院找你老师，他把了脉说，你的病情基本治愈了，不用吃药了。

我说，我已病了10来年，9剂中药就痊愈，身体虽觉很好了，内心还是有担忧，幸遇华佗多疗养，以防旧病再复燃！

于是，老师也乐了，笑着对我说，你还是个文人，顺口溜说得还不错吗！又开了6剂巩固治疗，至今已5年了，身体一直很棒！

我的故事暂时讲完了，至于妹夫的病如何，那就多麻烦你了！

我说，你讲得不错，同时也说明你现在的记忆力很不错。另外，我深受启发，更证实了老师经验的可靠！请你放心，你妹夫的病，我一定尽力治疗，尽快取得疗效！

头昏犯困也好疗

董某带妹夫江某来初诊是1992年9月20日。

他妹夫年已52岁，个子有一米七左右，身体魁梧，脸丰圆满，色红偏暗，面带微笑，双鬓散在白发，坐下来似乎有点强迫状态。

我问他，你有什么不舒服的感觉吗？

他说，就是好吃懒动。说话声音还清亮，回话稍有怠慢。

带他的董哥说，你不是说头昏吗！

他说，噢，还有头昏。

董说，你仔细想一想，把你的难受都说说。

他想了想说，我头晕已5年了，最近有时候头晕得厉害，如同坐了舟船。近来不想干活总觉得身体困乏，白天晚上都想睡觉，也能吃饭，吃过饭有时感觉肚子有点胀，有时犯恶心。大便黏腻，有时候也拉肚子。以前血压偏高可能是160mmHg左右，一直吃硝苯地平、卡托普利、晕痛定等药，最近血压控制在140/90mmHg左右。为了治病找过不少大夫，用过不少中药、西药，都不能治好。今天和我哥特意来找你。

我说，好的，我给你看看。护士当时查了血压，140/90mmHg。把脉查舌，弦滑脉，舌淡，苔白厚腻。

于是，告诉他，西药暂时不要停，再用点中药。药用，**半夏9g，天麻、白茯苓、陈皮各6g，白术15g，生甘草3g，川芎3g，生姜6g，大枣5枚**。3剂。每日1剂，水煎服。

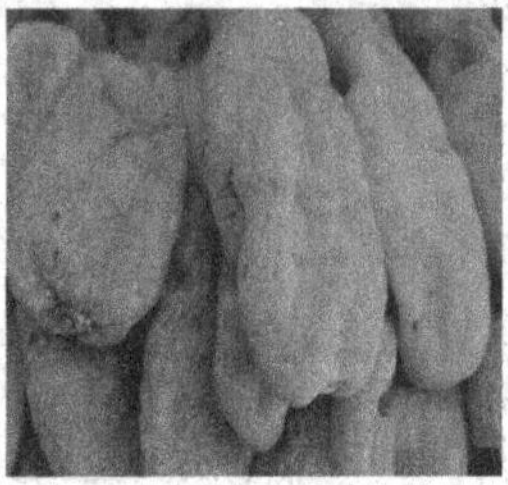
天麻

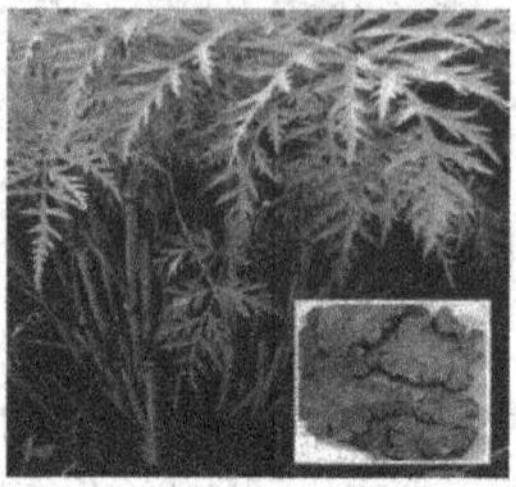
川芎

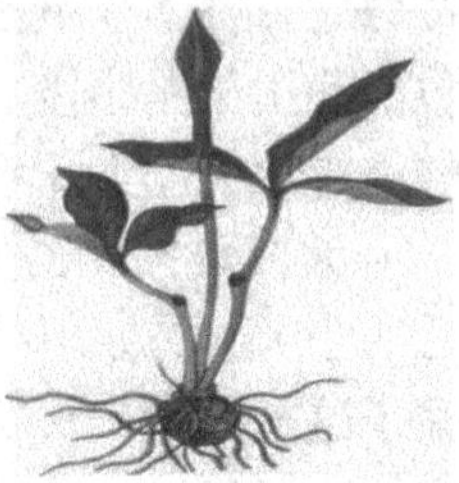
半夏

老江第4天一个人来医院门诊。见到我，问我这药还吃不吃，我还没有回话，他接着说，头已经不晕了，血压也降下来了。

我再次把脉，弦象已弱，舌苔白厚腻也没了。查血压，130/86mmHg，我把方子做了一下调整。让他再抓6剂巩固一下，另外嘱咐他注意饮食和生活上的调理。

半年后，他又带别人看病。他见到我非常高兴，又是十分感谢。

老师教我治痰眩

老师常说，治病必求因。关于眩晕的病因虽多，临证还是因痰致眩者较多见。中医学认为，“无痰不做眩”，对这一理论老师不断研究并应用于临床，其效如鼓。

在学习之余曾问老师，临床眩晕那么多因素为什么选风痰？

他说，目前，在社会物资比较丰富、生活节奏快和社会压力大等因素的影响下，人们新的生活方式易于造成饮食不节。饮食不节，损伤脾胃，脾胃虚弱，气血生化无源，清窍失养而作眩晕；或嗜酒肥甘，饥饱劳倦，伤于脾胃，健运失司，以致水谷不化精微，聚湿生痰，痰湿中阻，浊阴不降，引起眩晕。简单地说，临床痰眩比较多。

眩晕为临床上常见病症，病情有轻有重，其发生的病机，虽颇复杂，但归纳起来，不外风、火、痰、虚四个方法，临床上以痰浊上扰多见。《丹溪心法·头晕》中则偏重于痰，有“无痰不作眩”的主张，提出治痰为先的方法。

中年以上，肝阳引起的眩晕，如：肝阳上亢多夹痰浊，上扰清空，化为肝风，病情严重时可卒倒，有发展为中风的可能，故及时防治眩晕，对中年以上之人尤为重要，平时宜节肥腻酒食，忌辛辣、躁急，适当增加体力活动，锻炼身体，服药同治。

这种类型临床比较多见，为了使学员能尽快临证取效，就得从适用人手。

学员，老师临床诊断眩晕要抓哪些要点？

老师，临证表现特征是头晕目眩，轻者仅眼花，头重脚轻，或摇晃浮沉感，闭目即止；重则如坐车船，视物旋转，甚则欲仆。舌脉常为苔白腻，脉弦滑。还可结合辅助检查，头颅 CT、经颅多普勒及颈椎片等检查发现存在不同程度的病变，更可帮助诊断。

学员，老师临床治疗用什么措施？

老师，在临床上须详察病情，辨证治疗，至于治法，也有从本、从标之异。急则多偏实，可选用息风、潜阳、消火、化痰等法则治其标；缓者多偏虚，当用补益气血，益肾养肝，健脾等法则，治其本为主。临床多因失治而致慢性多见。乃多用燥湿祛痰，健脾和胃的方法。方剂可取《医学心悟》半夏白术天麻汤加减施治。往往收到满意的疗效。

学员，老师是否能具体讲一下半夏白术天麻汤的功效？

老师，半夏白术天麻汤。主治的证候是风阳上扰证。从风阳上扰证的形成机制来看，有两个方面的原因。本身脾湿生痰，有痰湿的本质。这类的体质因素，根据《内经》上讲的，肥人多痰，一般体质都比较胖。《内经》上讲“肥人多痰，肥人气虚”，气虚反映在脾虚不能运化水湿，所以生痰。另一方面是肝风内动形成的，从本质上讲是都是痰气上逆。痰气上逆引动肝风。所以我们有的叫它肝风挟痰，实际上以痰为主。由这种痰气上逆引动的，痰气上逆，上扰清空，造成眩晕，这个眩晕，眩是眼睛看东西发黑，晕是天旋地转，用现代医学说是耳源性眩晕，像梅尼埃病性眩晕，这类其中不少就属于这种类型，包含有风痰上扰的可能，当然这类病也要辨证。证型可以有多种。但风痰上扰证在其中，也占有不可忽视的比例。除了眩晕，还可以有头痛。这种痰湿上逆，上干清阳，头部气血逆乱，可以导致头痛。这类的眩晕头痛，往往阵发性的，一发作，非常剧烈，眼睛发黑，天旋地转，站立不稳。平静下来呢，状若常人，异常感觉都会消失。这和气血不足的眩晕，或者像气虚的头痛之类，在临床上不难区别。

学员，老师本方配伍有何特点？

老师，本方证重点是痰与风，故化痰息风以治标，健脾祛湿以治本。方中以半夏、天麻为君药，其中半夏燥湿化痰，降逆止呕，天麻平肝息风而止头眩，两药合用，为治风痰眩晕头痛要药。白术、茯苓健脾祛湿，以治生痰之源，共为臣药。陈皮理气化痰，使气顺痰消，为佐药。甘草调和诸药，为使药。煎加姜枣，以和中健脾。诸药合用，能使风息痰消，眩晕自愈。

临证应用可根据每个病人的具体情况可随证加减：眩晕较重，加僵蚕，胆南星；头痛比较突出，加蔓荆子、白蒺藜；反复发作病久兼瘀，加川芎、葛根，也是临床使用较多的一案；呕吐严重，加代赭石、旋覆花；气虚，加党参，黄耆；痰湿偏重，加泽泻、桂枝。

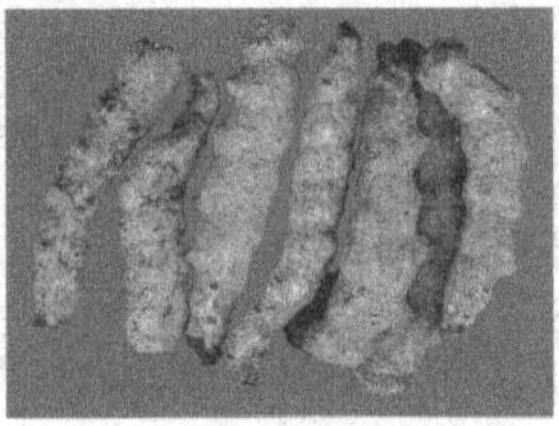
僵蚕

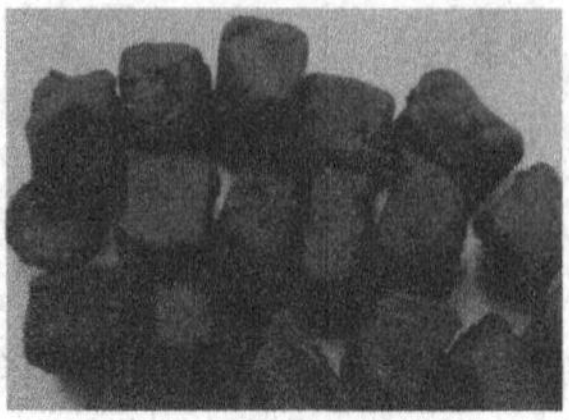
胆南星

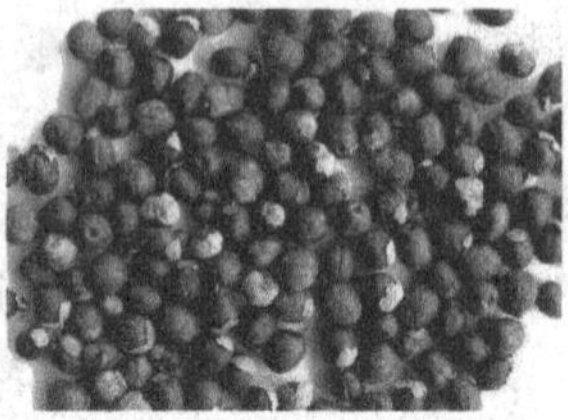
蔓荆子

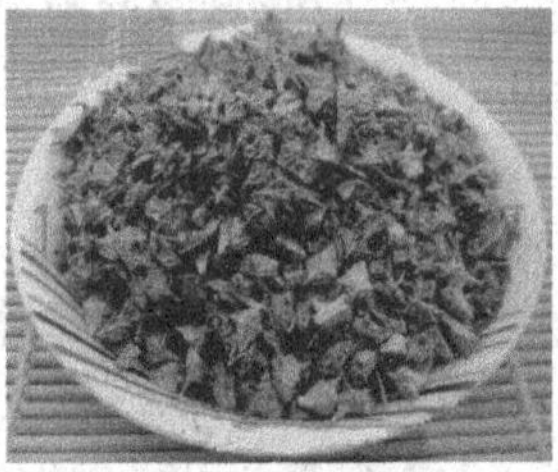
白蒺藜

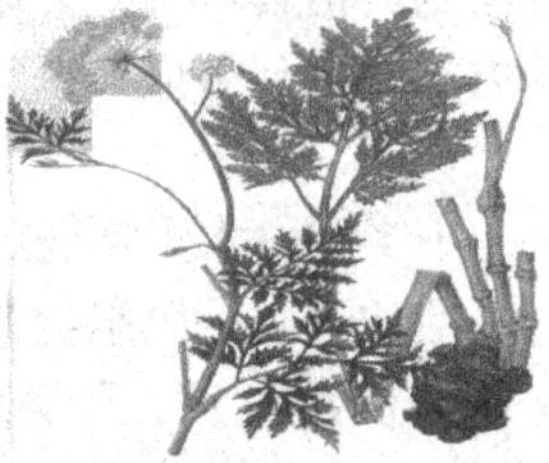
川芎全苗

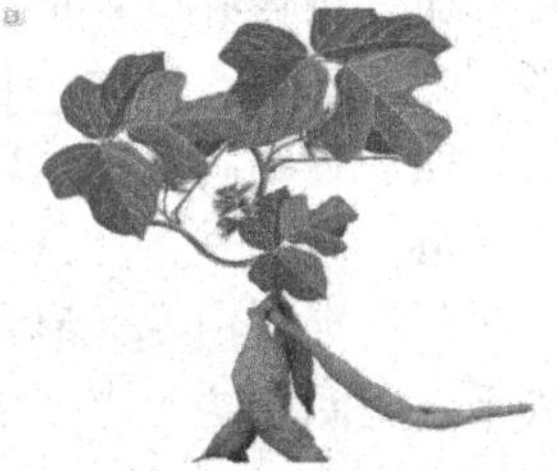
葛根全苗

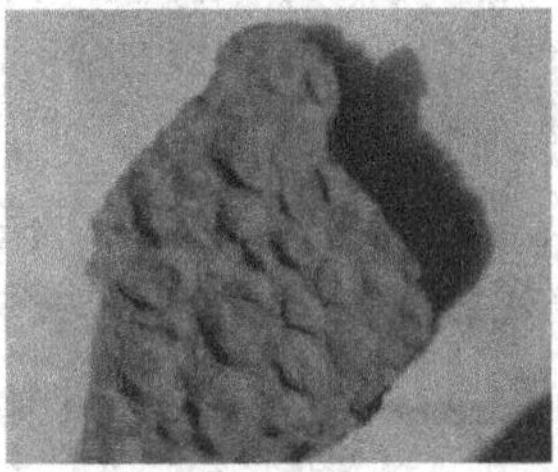
代赭石

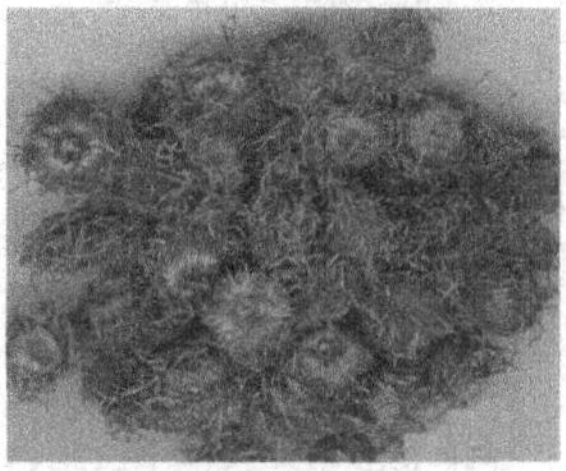
旋覆花

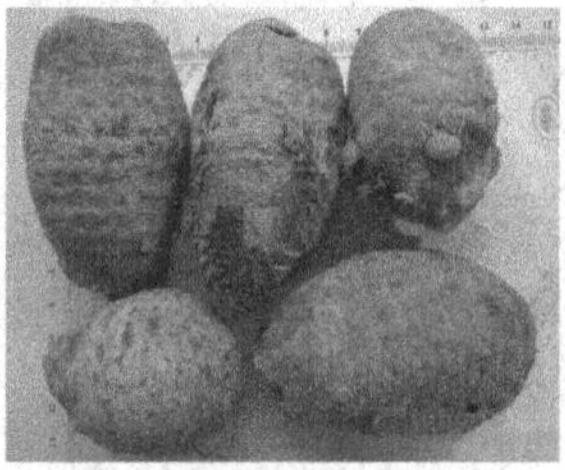
泽泻块

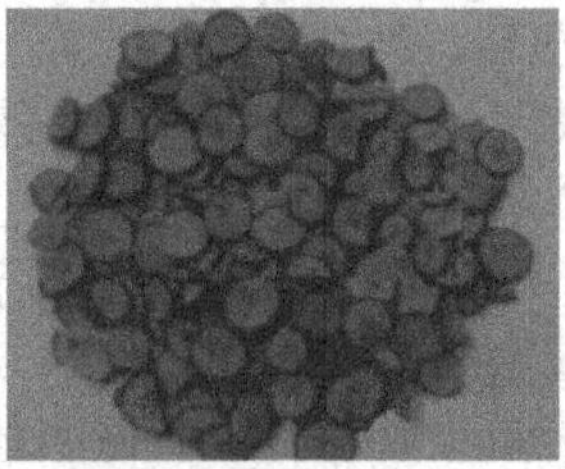
桂枝芯

这都是常用的临床随证加减的一种方法，供慎辨参考。

学员，临床运用具体掌握哪些适应证和禁忌证?

老师，用方要点，本方为治风痰上扰、眩晕头痛的常用方，以眩晕头痛、舌苔白腻、脉弦滑为辨证要点。结合现代医学运用本方，常用于高血压病、耳源性眩晕、神经性头痛等属风痰上扰者均可应用。关键要抓住脉证。在临证时遇到阴虚阳亢所致的眩晕头痛者忌用。

笔记十九　关节炎

关节疼痛苦难言　祛风散寒复当年

梁阿姨腿痛是何缘

中医门诊经常见到腰腿痛的患者来应诊。

一天上午，天上没有一丝云彩非常晴朗。门诊却相继来了3个腿痛的患者，其中有一位梁阿姨，年近70岁，是个老患者，患腿痛已40多年了，每遇天气变化就发作，自称为“气象台”。今天她一见到我们就风趣地说，“气象台又来了，快帮我想个办法吧！”

梁阿姨，是我同学的母亲，在5年前就让我给她治腿痛，所以是老熟人。我一边说，阿姨你来了，天是晴不了了！一边赶快搀扶她坐下，并对她说，你稍等一下，今天让老师给你看看。

由于早上候诊的病人比较多，梁阿姨在候诊时给旁边的病人讲起了她的患病经历。

她说，我家住一个小院，有三面小窑洞。在40多年前的一个夏天发了一场洪水，家里被淹，后来家里水排完了，但很长时间内，地面都很潮湿，遇到天阴下雨墙壁上还冒水珠，当时也不在意，就还一直住在那里。

我以前身体挺棒，吃饭香，干活也有力气。两三个月以后，劳动后出现乏力身体痛，特别是早上起来身体困乏疼痛不适，2年后最严重时下不了床，自己睡觉都翻不了身，经多处治疗，时轻时重，屡治不效，最后还是吃贾老的中药大有好转，他的徒弟也会给我治，腿痛一天天好起来，维持了很多年，现在干一般家务活，基本没多大影响，半年多都没有吃过药了。

昨天下午到现在我觉得小腿有点沉重，又来开药想预防一下，不然等严重了就麻烦了。

贾老治痹有妙招

和老师在一起讨论痹证，有学员提出先要搞清何为痹?

最后老师简要总结为：痹，即痹阻不通。痹症是指人体机表、经络因感受风、寒、湿、热等引起的以肢体关节及肌肉酸痛、麻木、重着、屈伸不利，甚或关节肿大灼热等为主症的一类病证。临床上有渐进性或反复发作性的特点。主要病机是气血痹阻不通，筋脉关节失于濡养所致。

古代痹证的概念比较广泛，包括内脏痹和肢体痹，本节主要讨论肢体的痹症，包括现代医学的风湿热（风湿性关节炎）、类风湿关节炎、骨性关节炎、痛风等。

学员小张，老师给我们讲一讲您治痹的经验好吗？

老师说，大家知道痹证是个慢性病疑难病。大家讨论的出发点不错，应当先搞清概念。关于痹证的治疗我谈一点自己的看法。刚才在概念中说了，由于痹证有两大重要特征：一是疼痛，二是渐进性或反复发作的特征。所以在治疗时应采用标本兼治的方法，也就是说，治标应减轻疼痛，治本要减轻或减少发作的次数和症状，否则治痹则劳而藐功，会造成医患两伤，即一来给患者造成患痹是不死之瘤，丧失治疗的信心，二对医者来说感到治痹比较棘手造成望洋兴叹，丧失治痹的信念。为此，我多年来琢磨治痹的对策，当然不外乎辨证论治，关键是论治技巧，无论何型都应这样考虑。

学员小李，老师，梁阿姨得的痹证那么严重，是您治好的，最重时生活不能自理，睡下不仅起不了床，连翻身都不能，那当时是什么情况，您又是怎么治的？

老师，说起这个病人，我记忆犹新，那是1958年秋，十天九阴，雨水较多。第一次来就诊是因在田间干活突然下了大雨，遭到猛雨洗涤，两天后全身肌肉关节疼痛加重，经当地治疗不效，故前来就诊。此前即有关节疼痛不适，间断地吃些索米痛片还能耐受。那天雨淋后，肢体关节、肌肉酸痛得厉害，身体各关节游走不定，但以上肢为重，微恶风寒，轻微发热，二便正常。查舌苔薄白腻，脉浮紧。诊为行痹。治以祛风通络，宣痹止痛。用《宣明论》防风汤加味，药用：**防风、当归、赤茯苓（去皮）、杏仁（去皮尖，炒）、桂枝各6g，黄芩、秦艽、葛根各9g，麻黄（去节）、甘草各3g，独活20g，生姜5片，大枣5枚**。3剂，水煎服。

二诊来精神焕发，喜笑颜开，没等问她就高兴地自诉，我向您报告好消息，服1剂，疼痛减半也不走串；服2剂，身清爽，劳力时稍有疼痛；服3剂，基本痊愈，几年来我走了不少冤枉路，花了不少冤枉钱，效果从来没有这么好，早来找您，我的病早该好了！

我说，你别着急，你的病暂时虽然好转了，还要巩固，不然还会复发，我再给你诊断一下。查体：苔薄白，脉浮缓。治疗仍用上方加生黄芪50g。6剂，予以巩固。此后，半年多，没有见到她。

学员小李，老师我在临床也用防风汤怎么就没有明显的效果？

老师，防风汤本来就是治疗行痹的好方子，它对于新感轻证效果稍好一些，对久病可能差一些，这就是值得我们思考的问题。我们不能忘了"治病要求因"，行痹的疼痛是游走无定，是因为"风者善行数变"之故。所以《内经》称之为"行痹"。需祛风通络以治其痛，方为正治。临床观察原方力缓，须加用力专的独活甚好。在《本草正义》为其："独活为祛风通络之主药……独活气味芳香四溢，故能宣通百脉，调和经络，通筋骨而利机关，凡寒湿邪之痹于肌肉，着于关节者，非利用此气雄味烈之味，不能直达于经脉骨节之间，故为风痹痿软诸大证必不可少之药。”在《名医别录》称：“疗贼风及百节痛风，无问久新”者。本品确有祛风镇痛之功，临床用量宜大，量小力欠，以 20～30g 为佳，故像梁阿姨之类行痹用之效佳。唯阴虚血燥者慎用。

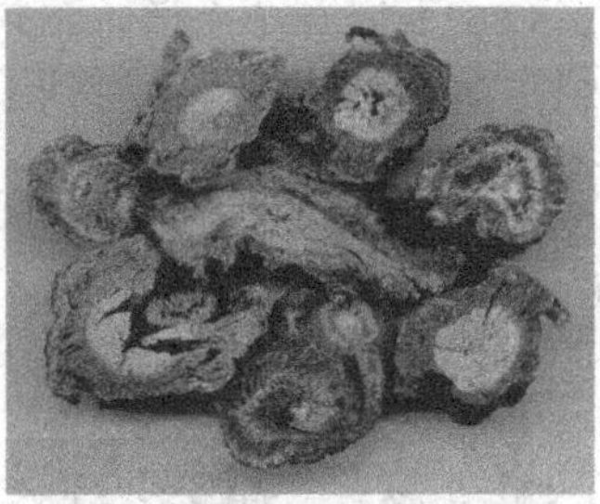

独活

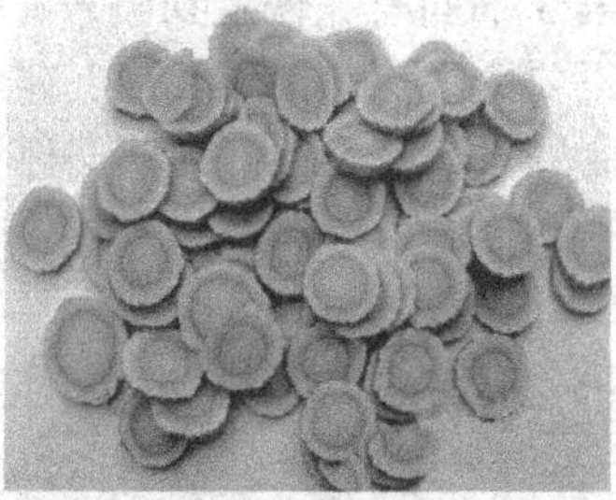

黄芪

学员小张，老师，梁阿姨的二诊你为何加用黄芪？

老师，这是固本的治法，从病因说一般患痹日久均有正气不足，卫外不固的表现，用黄芪既能固本又可提高药物的疗效。黄芪在《神农本草经》列为上品。明《本草纲目》载“耆长也，黄芪色黄，为补者之长故名……”《本草汇言》载“黄芪，补肺健脾，卫实敛汗，驱风运毒之药也……”《本草逢原》载“黄芪能补五脏诸虚，治脉弦自汗，泻阴火，去肺热，无汗则发，有汗则止。”夫黄芪乃补气之圣药，痹证用之甚效。

学员小李，老师，听说梁阿姨第二次犯病也很严重，您是用什么办法治愈的？

老师，梁阿姨第二次犯病是 1959 年秋。那年下雪早，天冷得也早。因梁阿姨有关节炎村干部为了照顾她，让她在食堂做饭不让她下地干活，但是她每天比下地干活的人要起得早睡得晚，因吃饭的人员多工作量也大，每天赶天亮大家上工前要蒸出五大笼馒头，那时没有机械化全是手工操作，还要用冷水洗菜刷碗等，再加上她一个人在家里住，家里潮湿也不生炉火，面盆的水都结了冰，睡觉也不讲究。3 个多月过去了，她腿痛得一点也走不动了，白天不能活动，晚上也不能睡觉，早上自己都起不了床，生活不能自理，无奈又来我们医院住院治疗。

记得那是 1959 年的 11 月 11 日，当时她肢体关节疼痛较剧烈，两下肢关节较重不可屈伸，遇冷痛得更甚，得热方能减轻，痛处多固定在关节和肌肉，皮色不红，触之不热，大便溏，小便清长，苔薄白，脉弦紧。分析：内因阳气不足，外受寒邪所致。《内经》所谓“痛者，寒气多也，有寒故痛也。”因阳气不足，寒主收引，其性凝滞，故其症常兼恶寒、肢体拘挛、屈伸不利、脉弦紧等表现。诊为寒痹。治宜：温经散寒，祛风止痛。方用：加味乌头汤（自拟）。药用：**麻黄 6g，黄芪 20g，芍药 10g，甘草（炙）10g，生川乌、生草乌（以蜜先煎 1 小时弃药渣留蜜和余药同煎）各 5g，蜂蜜 200ml**。3 剂，水煎服。嘱其服药后须覆被养护 1～2 小时，以防有头晕、出汗现象发生，如稍有发生亦无妨，待须臾可消失。

3 天后查房，她见到我们，眉开眼笑地说，我的病好了，腿灵活了也不太痛了，能回家了吧！并在地上走了两步让我们看。

老师问她用药过程和感觉？

她说，第 1 剂药吃完疼痛即减了一半，第 2 剂吃下两腿不凉了，活动灵活也不僵硬了，第 3 剂药吃完恢复到原来那样，行动方便基本不痛了。我来之前无论白天晚上疼得要命，深感活不如死，碰到良医，药到病除，又看到生命的希望，你是我的救命恩人，我要很好地感谢你！

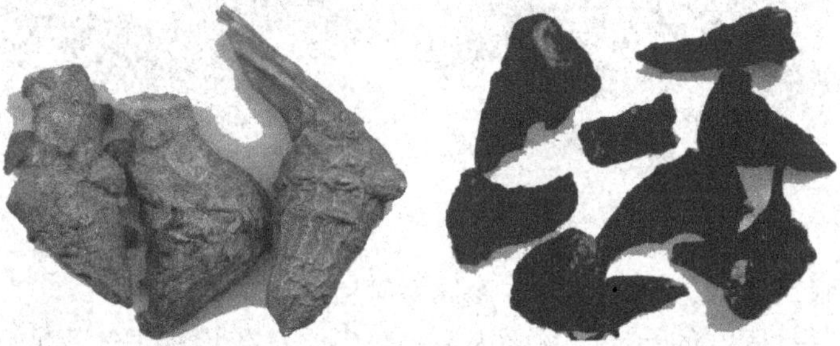

川乌　　　　草乌

老师，你的病不是太难治的，但还要好好保养，治病救人是我们的责任，你应当配合医生好好治疗！你现在除了疼痛好一点，身体出汗吗，怕冷吗，睡觉好吗？

她说，不出汗，吃点热饭前额好似有点热，腿比以前耐冷了，晚上睡觉，以前是腿痛不能睡，现在没有这问题了。

老师，我再给你把把脉，查查舌。她的舌淡红苔薄白，脉细弦。分析：仍有气虚寒胜的表现，因“病久入络，久病必瘀。气行血则行。”故上方加大黄芪为 30g，当归 10g，川牛膝 10g。3 剂，水煎服。3 天后查房基本痊愈出院。患者要求巩固继上方减麻黄、草乌，改生川乌为制川乌 10g，6 剂，带回家巩固服用。并嘱咐注意保暖，定期复查。

学员小张，老师，“乌头汤”是个名方，我也用过，但觉得效果一般，你应用效果那么好，是为什么呢？具体运用经验请您再讲一讲好吗？

老师，我在这里想谈三点。第一，“乌头汤”方见于《金匮要略》“中风历节病脉证并治”篇。原方组成：麻黄、芍药、黄芪各三两、甘草三两（炙）、川乌五枚、蜂蜜二升。原法以蜜先煎乌头取汁，各药另煎取汁，后和合同煎。方中麻黄发汗宣痹；乌头祛寒止痛；芍药、甘草缓急舒筋；黄芪益气固卫，助麻黄、乌头温经止痛，又可防麻黄过于发散；白蜜、甘草甘缓，解乌头之毒。诸药配伍，能使寒湿之邪微汗而解，则邪去而疼止。

第二，有些学员曾问过如何防止乌头的毒性，以及原方用法中谈“不知，尽服之”是什么意思？先说方中“以蜜 2 升，煎取一升……”（汉代 1 升合今之 200ml）煎川乌五枚，煎至 1 升时去川乌，留蜜待用。蜜煎川乌，有两层意义：一则蜜为百花之精华，善解百毒，尤为川乌毒之克星；二则以减轻川乌剽悍燥烈之性，使药力安全。然后全方5味药，以水3升，煮取1升去渣，与煎妥之川乌蜜混合再煎，进一步中和毒性。再看服法：服7合（140ml，为全剂的2/3）。服药后的效果要求："不知，尽服之。"服后唇舌微觉麻木为"知"。"不知"即无此感觉，则"尽服之"，即把所剩1/3药液全部服下，以"知"为度，才能达到效果。

第三，原方对寒痹轻证有效，对于痹久寒湿甚者力缓。对此施治的体会有三：一是把握证情程度，二是合理选药，三是掌握用药剂量，达到疗效好而副作用小为目的。证情主要指寒邪的程度。选药方面若寒邪轻或体弱者用制川乌；寒邪重者用生川乌；若痹久寒邪重者选生川乌、生草乌同用。因人体各异，对乌头的耐受程度有所不同，特别是生乌头副作用更强，故用量宜从小量开始，一般成人每日量由3～5g开始，不效可逐步增加用量，余治久年顽痹，曾用到20g，才出现理想的效果。但一定要久煎，要足量的蜂蜜和大剂量甘草，方为安全。另外还有一点本方不可久服，久服会伤肾。可结合现代医学定期检测肝、肾功能，抗"O"，类风湿因子，血沉之类等指标，保证安全用药。

验方治痹亦廉验

老师在治疗痹证方面还有不少经验小方，简要介绍二三，以飨同道。

1. 中药外敷疗痹寒

用中草药热敷治疗寒痹亦非常有效，尤其适合不能吃中药，也怕扎针的患者。

药物组成：生艾叶20g，生川乌、生草乌、苍术、白芷、川芎、羌活、透骨草、生姜各10g，川椒6g。

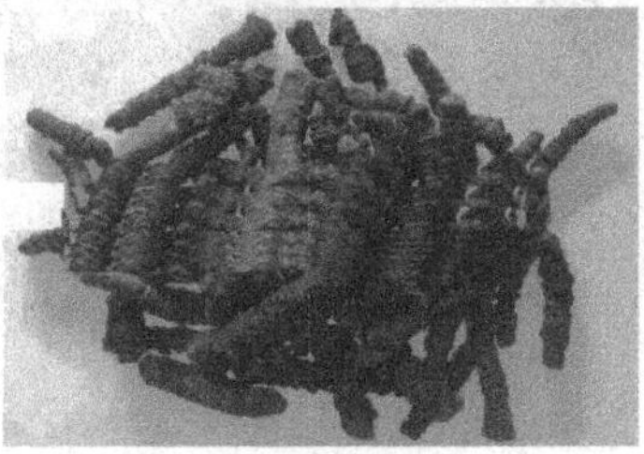

羌活

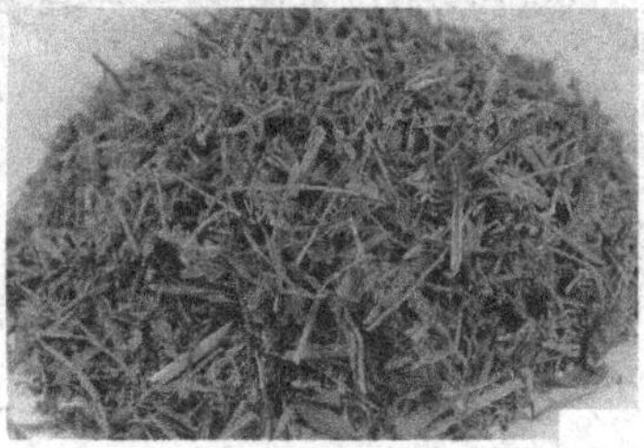

透骨草

用法：上药共研粗末，分为两份，用双层布袋装好，放入水中浸泡约30分钟，使药湿透，放笼中蒸1小时，每次取出一个布袋，适寒热敷疼痛关节处，轮流用两个布袋热熨。每天热熨1～2次，每次1～2小时。一剂可用2～3天，再次使用可直接蒸热不用浸水，用后要妥善保管不能污染。热熨后要注意局部保暖。

功效主治：本方具有祛风胜湿、清热止痛之功。可治疗风寒湿痹所致的关节疼痛。

2. 腕骨疗痛亦偶然

腕骨穴属于手太阳小肠经原穴。位于人体的手掌尺侧，第 5 掌骨基底与钩骨之间，赤白肉际凹陷处。古书记载，能清小肠热，兼有退黄之功效，治疗指挛腕痛、头项强痛、目翳、耳鸣、耳聋、口腔炎、消渴、黄疸、疟疾等疾病。

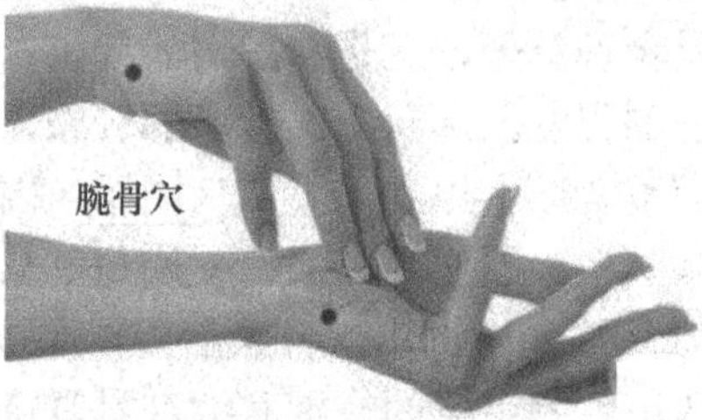

5 年前，笔者用针灸治疗一例耳鸣耳聋的老太太，同时伴有风湿性关节炎，四肢大关节疼痛 5 年，主选腕骨穴双侧，常配翳风、听会、侠溪、中诸等穴单侧（交替），每天针灸一次，每次 30 分钟。两天后耳鸣耳聋没有明显改善，关节疼痛却有明显减轻，连续治疗 1 周，耳鸣有所减轻，肘膝关节疼痛明显缓解。患者非常高兴，笔者觉得有了新发现。于是和老师共同研究，采用“同经相应法”，选用腕骨穴治疗关节疼痛取得了一定的疗效。

具体方法：

选穴：主穴选腕骨穴，配穴上肢配肩髃，下肢配丘墟。

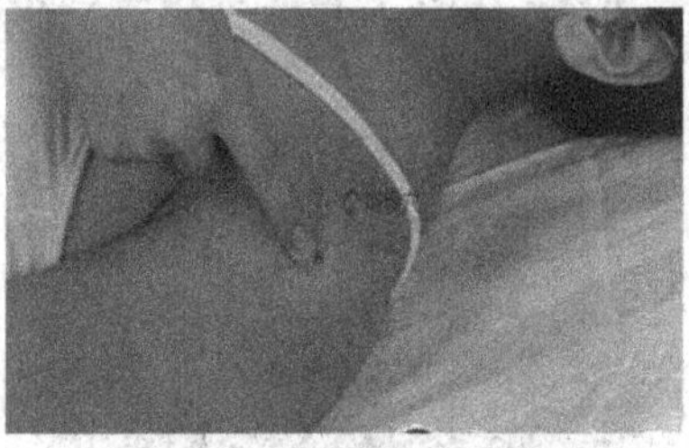

肩髃穴

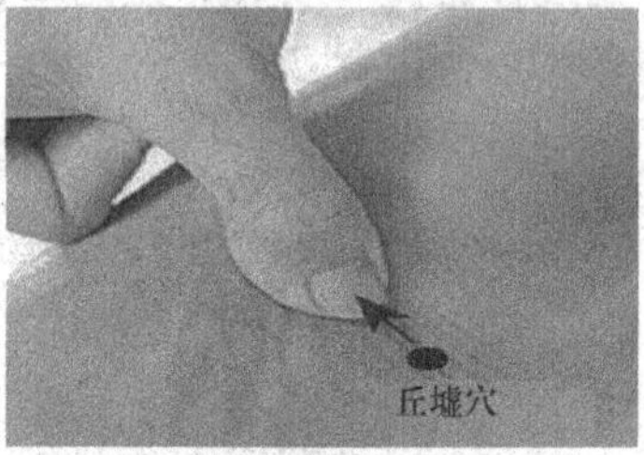

丘墟穴

主治：各种原因所致的肩、肘、腰、膝部疼痛，均有一定的疗效。

操作：取穴有讲究，疼痛在左侧，取右侧穴位；疼痛在右侧，取左侧穴位；两侧疼痛者，双侧取穴，但应有先后，先按疼痛重的一侧取穴，如左侧疼痛较重，先从右侧取穴，主配穴同步。手法一般采用泻法，留针可在 1 小时左右，留针时间短效果较差，对于年老体弱者，应酌情减轻手法和留针时间。一般 7～10 天为一疗程。进针深度为 0.3～0.5 寸。

3. 泡脚也可治腿痛

药物组成：生艾叶 20g，老鹳草、桑枝各 30g，透骨草、生姜、川椒各 10g。

用法：上药装入纱布袋内，加水 3000ml 以上，煎煮 30 分钟，将水倒入泡脚盆内，适寒温泡脚，每次 1 小时以上，一日 2 次。每剂药可用 2 次。泡完脚注意不能受凉。

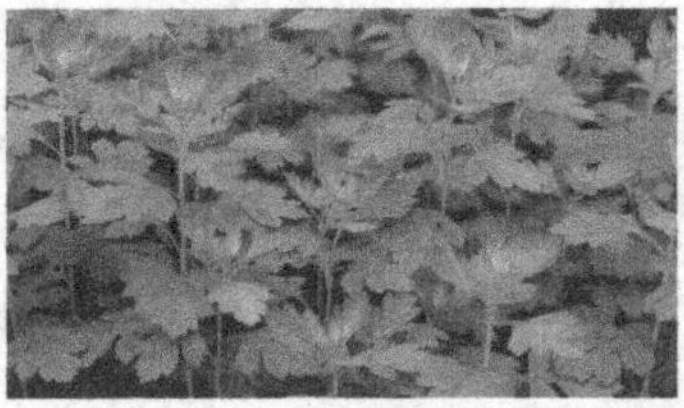
艾叶

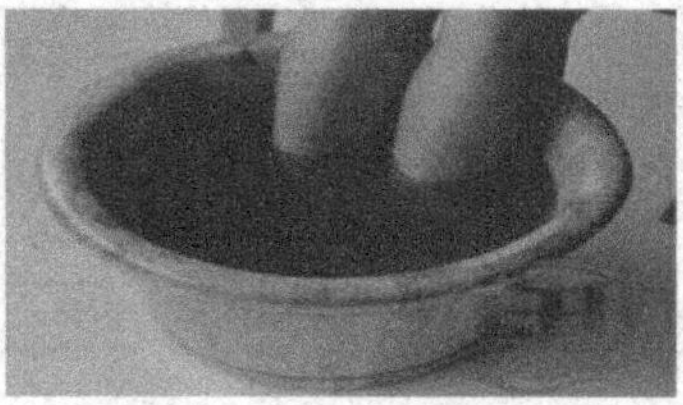
泡脚

功效主治：本方具有祛风除湿，温经止痛之功。可治疗风寒湿痹所致的膝、踝关节疼痛及老寒腿。

雷公制乌头

相传，南朝宋文帝无嘉七年冬，彭城东头的雷家药铺门前，抬来一位面色苍白、呼吸缓慢、浑身抽搐的中年病人。

此时，雷公正在坐堂行医，通过四诊之后，便说此是药物中毒之症状。病者家人称，他常下湖捕鱼，感受风寒湿邪，浑身关节酸痛，经常服用中药，并说配的中药方中有乌头。于是雷公急唤伙计取来甘草、生姜、绿豆，熬成浓汁急灌下，良久，病人渐趋平稳，中毒症状随之消失。雷公叹道："中药不经加工，能杀人也"。

由于古代对乌头的炮制加工没有一个统一的办法，故乌头中毒事件屡屡发生。一天，雷公拿着一块乌头回家，路过好友开的豆腐店，他顺手将生乌头放在豆缸旁，便与好友喝起酒来，不知不觉，喝到日落西山，雷公已处在醉意之中。回到家，雷公才猛想起放在豆缸旁的那块生乌头，一旦掉入豆缸内，后果不堪设想，雷公急派人到豆腐店四处寻找那块乌头而无着落。主人说会不会混在豆腐中一起煮了呢？伙计在锅中打捞了半天，果然取出了乌头，此时乌头颜色已变白许多。

雷公将与豆腐同煮过的乌头，切片晒干，试用了几位风湿痹痛病人，果然毒性大减，于是他确定了制川乌的办法：用清水漂泡 5～7 天，每日换水 2～3 次，滤干后以 10 斤生药加豆腐 2 斤同煮，煮至无白心后捞出切片晒干就无毒性了。

笔记二十　荨麻疹

瘾疹烦杂痒难熬　掌握急慢便可瞧

瘾疹（荨麻疹）为啥痒难熬

笔者在13岁时的一年秋天，参加田间劳动，劳动过程中出了汗，下工后天气刮风变冷，因身体受凉，晚上就开始身痒，瘙痒想抓，越抓越痒，起初是局部，很快遍及全身，搔抓后全身突起大小不等的丘疹，抓过的地方发红，甚至流出血水又起皮屑，而且心急如焚。爸爸是中医，爸爸工作很忙不在家，急于把爸爸找回家，他看了认为是受了风寒所致，急于给我熬了姜糖茶服下安稳睡了一夜，次日一切如常，我和家里人都非常高兴。不料好景不长，半个月后又遇刮大风下大雨天气突变，再次受寒冷的威胁而旧病重燃，谁知旧病复发会变本加厉，不论白天还是夜晚更是奇痒难忍，最终治疗和巩固月余才完全治愈，那时我听爸爸说患得是瘾疹，身痒很难忍，当时不知道身痒为啥也难忍？后来才知道瘾疹就是荨麻疹。

瘾疹俗称"风疹块""荨麻疹"。《诸病源候论》云："邪气客于皮肤，复逢风寒相折，则起风搔瘾疹，若赤疹者，由凉湿折于肌中之极热，热极成赤疹也，得天热则剧，冷则灭也。白疹者由风气折于肌中热，热与风相搏所为，白疹得天阴雨冷则剧出，风中亦剧，得晴暖则灭，著衣身暖亦瘥也。"本段对瘾疹之病因详为论述，无论因寒因热，均与风有关。之所以瘾疹这么痒，与风有关。痒症，中医所谓"无风不作痒"。《金匮要略》云："邪气（指风邪）中经则身痒而隐疹"。《诸病源候论》说："风瘙痒候，此由游风在于皮肤……遇热则瘙痒"，皆说明风邪侵犯皮肤或经络可以致痒。关于风邪致痒《灵枢·刺节真邪篇》亦云："搏于皮肤之间，其气外发，腠理开，毫毛摇，气往来行则为痒"，说明痒的病机在于毫毛摇，气往来行，也为风性善行的特点之一。

瘾疹的病因病机是由先天禀赋不足、卫外不固、风邪乘虚侵袭所致；或表虚不固，风寒、风热外袭，客于肌表，致使营卫失调而发；或饮食不节，过食辛辣肥厚，或肠道寄生虫，使肠胃积热，复感风邪，内不得疏泄，外不得透达，郁于皮毛腠理之间而发。此外，情志内伤，冲任不调，肝肾不足，血虚生风生燥，阻于肌肤也可生成。对食物、生物制品、肠道寄生虫等过敏亦发作本病。

常说"治病先求因，知因好求果！"知道了病因，治疗就会有的放矢。瘾疹病因看似复杂，笔者体会只要掌握病程长短，病性寒热即可有效治疗。

急性瘾疹好治疗

1992 年 8 月 28 日，早晨刚上班，张护士带她家一位亲戚来看病。刘某，女，48 岁。自述：在半年前不明原因出现全身淡红色斑疹，奇痒难忍。时轻时重，甚时剧痒难忍，不分昼夜，长期造成睡眠不好，而致心情烦躁，食欲缺乏。曾在不少医院就诊，有的认为是皮肤瘙痒症，有得说是荨麻疹，中医说是瘾疹。曾用过氯苯那敏、苯海拉明、阿司咪唑，打过钙针，也吃过不少中药，效果均不明显。昨天，遇见我这位亲戚，说咱们医院有位老中医治疗这种病有绝招。我们就立即来了，请老师好好治治。

我和老师都予以诊断，查全身皮肤满布抓痕，并有丘疹、血痂及冷湿感。舌质淡，苔薄白，脉象浮缓。并诉，平时常出微汗，怕风。还拿出她用药的处方，见多按血虚风燥立法遣方用药。

老师说，根据时有微汗怕风，辨为风寒郁表，湿阻经络，宜宣表疏风，利湿通络为治。

老师开了处方：**桂枝 15g，麻黄 10g，杏仁 15g，白芍 10g，炙甘草 10g，苏叶 6g，生姜 10g，大枣 4 枚**。3 剂，每日 1 剂，分 2 次服用。服药期间忌食辛辣厚味海鲜之类食物。

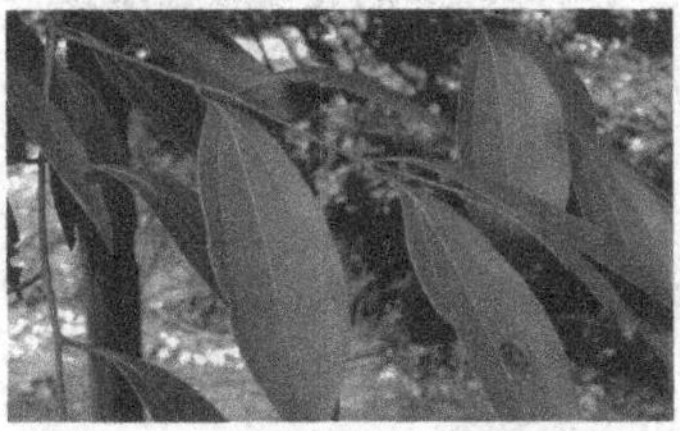

桂枝

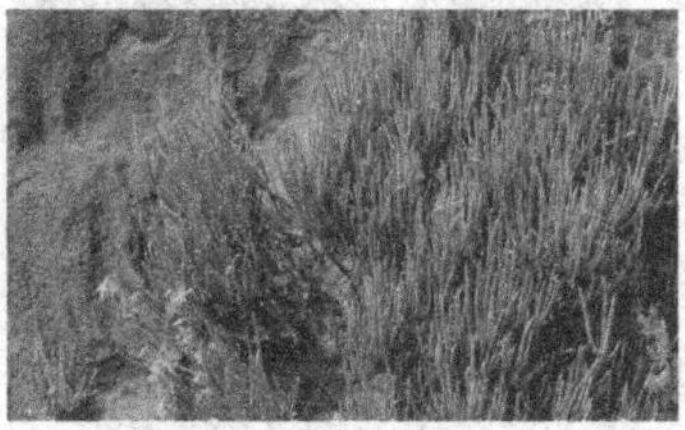

麻黄

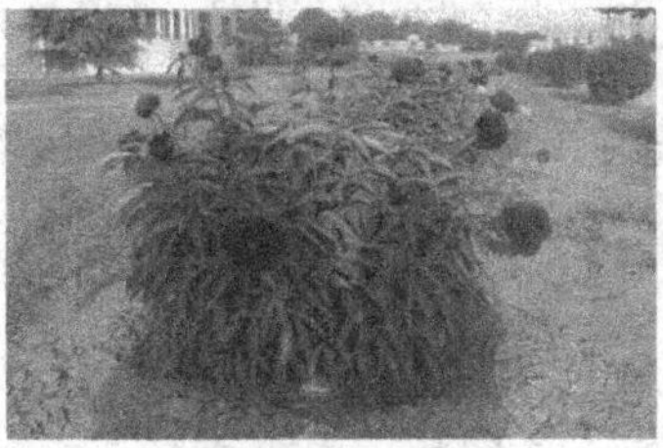

白芍

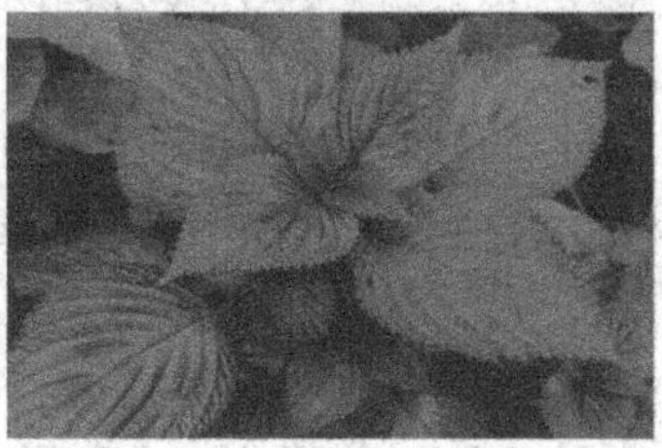

苏叶

3 天后二诊，身痒大减，睡眠改善，汗稍多，已不恶风。继用前方减麻黄 5g，加白芍至 20g，生黄芪 20g。继服 6 剂。

6 日后三诊，瘙痒已止，睡眠正常，嘱患者皮肤不痒可停药，因患病日久，要求巩固，继服上方 6 剂。1 年后随访未见复发。

体会：本案老师用的是桂枝麻黄各半汤加味。原方主治太阳病迁延日数久，正气略虚，邪气势减未解，出现营卫不和而复为表邪闭郁，以致面有热象，身体发痒，发热恶寒，热多寒少之症。病情介于表实与表虚之间，若仅用桂枝汤治疗，则碍于表郁无汗，仅用麻黄汤，又恐出汗过多，故仲景立桂枝麻黄各半汤，既能调和营卫，又能开表发汗，因势利导。方中麻黄、桂枝、生姜辛甘发散，配苏叶促解表散寒，行气和中之力更殊，配芍药、甘草、大枣酸收甘缓，刚柔相济，达到小汗邪解而又不伤正气的功效。笔者认为本方具有祛风散寒、透邪达表、调和营卫、疏通血脉、畅达阳气等作用，临证每遇到风寒束表皮肤瘙痒的，患病无论新久，只要是风寒急性发作，大都是用这个方子化裁运用，疗效颇佳。

风热瘾疹方改掉

风热的特点是发病轻重无定时或遇热则甚，治以上方去麻桂，加桑叶 10g，菊花 10g，连翘 10g，金银花 15g，薄荷 5g，易炙甘草为生甘草即可。

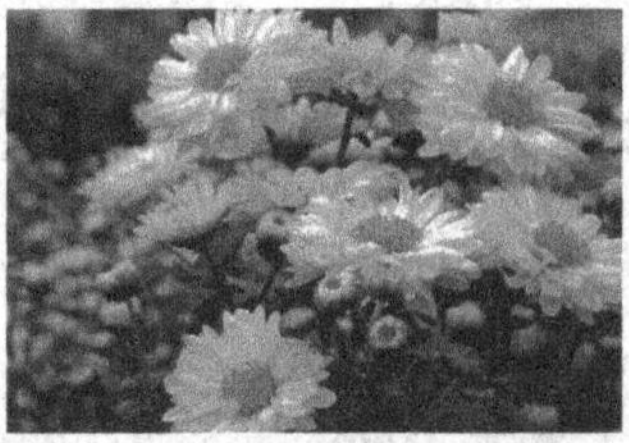

杭白菊

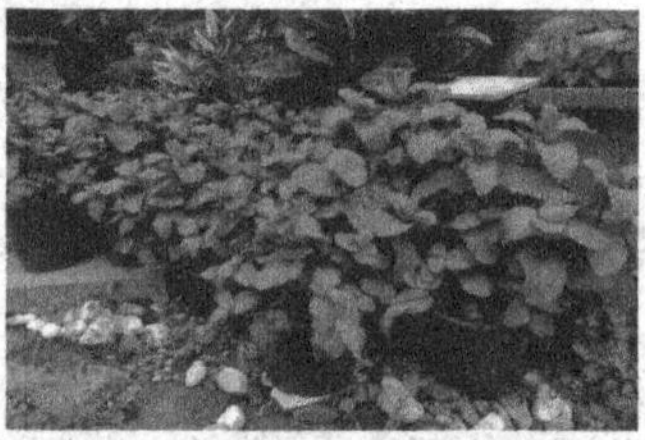

薄荷

余曾治某童，男，15 岁，母诉：孩子全身经常反复出风疙瘩已两年多，近来又发作加重 3 天。曾多处治疗未能根治，西医诊为：慢性荨麻疹。听人介绍你们治疗身痒有绝招，故来就诊。

刻诊：2 年来全身皮肤出风疙瘩，时起时消，早晚较剧，与食物、季节关系不大。最近 3 天发作较重，痒甚，现无其他不适，饮食尚可，二便正常。

察证：躯干四肢散发的皮疹大小不等、形状不一，呈粉红色风团样扁平皮疹，周围有红晕，触之稍硬，部分皮疹融合成片，可见到搔痕血痂。脉象：弦细稍数，舌象：舌苔薄白，舌质红。

中医辨为：风热束表，发为瘾疹。治宜：清热疏风。

方药：**桑叶 10g，菊花 10g，连翘 10g，金银花 15g，杏仁 15g，白芍 10g，甘草 6g，苏叶 6g，薄荷 5g，生姜 3g，大枣 4 枚**。每日 1 剂，水煎服。服上方 3 剂后，皮疹已全部消退，未见新生，痒证已基本消失，又巩固治疗一周痊愈。

慢性荨麻疹的治疗

1992 年 9 月 8 日，在门诊又遇到一位 38 岁，温女士。患身痒十余年。经常于四肢、躯干发生大片红色疙瘩，剧烈瘙痒，时起时落，每早晚发疹较重，无一定部位，特别是冬季晚上入寝后更重，夏日亦不间断，西医说是慢性荨麻疹。曾经多处就诊，中西医治疗不效。本人已伤失治愈的信心，然而奇痒难忍，又怕西药有副作用，故抱着试一试的态度来到门诊。

刻诊：四肢有散在如指盖大或铜钱大小不等，形状不一之大片扁平隆起，呈淡红色，还可见到搔痕结痂。脉沉缓。舌淡，苔白薄滑。

由于病久，再加多处更医不效，我心里也没底气，故请教老师诊治。和老师研究辨证为：内有蕴湿兼感风寒之邪，风寒湿热缠绵化热不去，发于皮肤所致。

治宜：清热散寒，疏风祛湿，兼调气血。

方以皮肤科泰斗——赵炳南先生的"多皮饮"治疗甚好。

方药：地骨皮、五加皮、大腹皮、牡丹皮、川槿皮各 9g，桑白皮、白鲜皮、赤苓皮、冬瓜皮、扁豆皮各 15g，干姜皮 6g。每日 1 剂，水煎服，用上方 6 剂。1 周后二诊，皮疹明显减少，只是早上起床后仍有少数皮疹，晚上也基本不发。又继服 6 剂后巩固，皮疹基本消失而痊愈。

按：赵老认为瘾疹，一般分为急性、慢性两大类。本病的发生多因七情内伤，机体阴阳失调，营卫失和，卫外不固复感风邪而诱发；或因过食膏粱厚味、荤腥动风之物，脾胃滞热，再感风邪而发者多属急性荨麻疹。若平素体弱，阴血不足，阴虚生内热，血虚生风；或反复发作，气血被耗，风邪侵袭而致者多属慢性荨麻疹。从而可知风邪是本病发病的主要条件。而"风为百病之长，善行而数变"，风与寒相合而为风寒之邪；与热相合而为风热之邪。风寒、风热在一定条件下又可以互相转化。风寒、风热之邪客于肌肤皮毛腠理之间，则起瘾疹。

赵老认为：本方是根据《六科准绳》中五皮饮化裁而来。是以健脾除湿治本为主，佐以和血疏风而止痒。方中赤苓皮、冬瓜皮、扁豆皮、大腹皮健脾利湿，涤清胃肠的积滞，把原方五皮汤中的生姜改为干姜皮，取其辛温和胃，固表守而不走；白鲜皮、川槿皮祛风止痒；牡丹皮凉血和血化斑；地骨皮、桑白皮泄肺而清皮毛。合用共奏健脾除湿、疏风和血之功，用于顽固性慢性荨麻疹、经常复发，而发作时以皮疹为主。湿重于热，本方可以常服。

加减：若患者遇冷而复发则重用干姜皮，遇热而发作则去干姜皮，另加干地黄 15～30g，效果较好。

单方祛痒也不差

1992 年秋冬，门诊经常遇到荨麻疹病人。像医院后勤小柳一贯身体很好，近来患了单纯性荨麻疹，时发时止，皮肤瘙痒者，特征是唯有恶风，遇冷偶发。老师给他用了个单方。我们把老师的单方编了个顺口溜："恶风遇冷疹诱发，长卿一味把邪抓。"方取徐长卿12g，加生姜3片，水煎20分钟，每日服2～3次，小柳服1剂则愈。

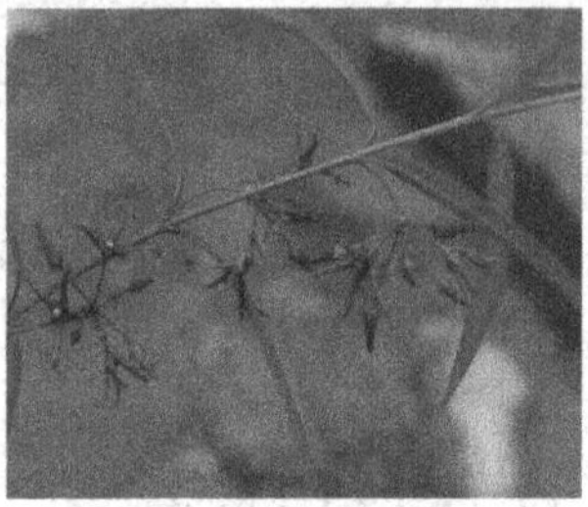
徐长卿苗

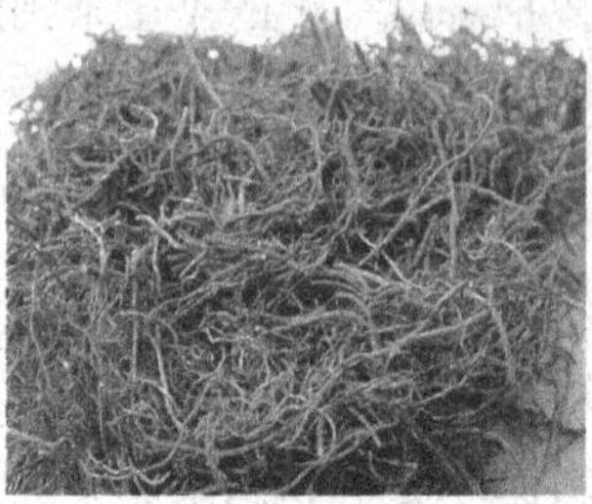
徐长卿饮片

1992年12月11日，门诊又遇一28岁女士，患者1个月前出现全身风疹块，曾在某医院诊为荨麻疹，静脉注射葡萄糖酸钙可减轻。此后遇风又起，以头面、颈部为甚。局部皮肤灼热、红肿、干燥，大便秘结，小便短赤，口干欲饮，舌红、苔少，脉弦细。

老师诊为瘾疹。辨证为血分郁热，风邪袭表。治以清热凉血散郁、疏风止痒。于是老师用了他自己的验方，"皮疹祛痒汤（自拟）"，方药：**徐长卿 15g，荆芥 6g，防风 6g 生地黄 20g，黄芩 6g，制大黄 6g，生甘草 3g，大枣 3 枚**。水煎服，每日1剂，分2次服，服3剂风疹块消退，诸证均减。二诊，为巩固疗效，又按方3剂。5年随访，未再复发。

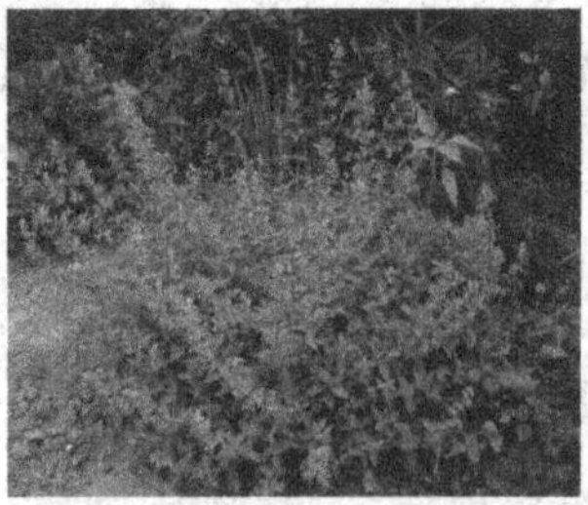
荆芥

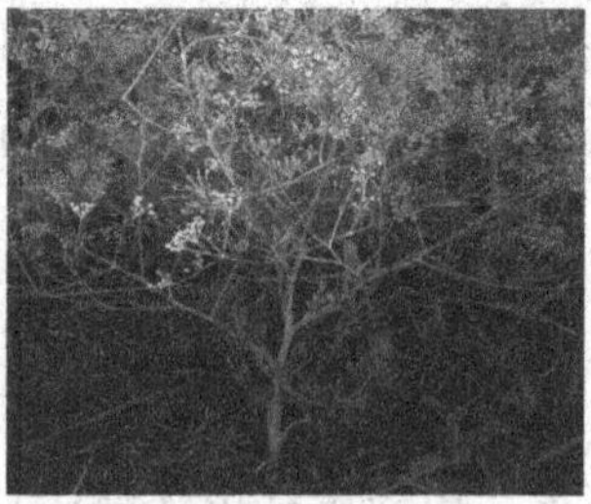
防风

体会：老师治疗风疹、瘾疹等皮肤瘙痒症。妙在使用徐长卿。徐长卿辛温，具有祛风解毒之力，故一般皮肤瘙痒、接触性皮炎、带状疱疹等皮肤病皆可用之，尤以荨麻疹疗效最好。荨麻疹虽病在肌表，每致脏腑功能失常，久则气血运行不畅，脉络瘀阻，亦可借徐长卿活血行气之力而取效，即谓血行风自灭之故也。其二是使用熟大黄，临床见到的风疹或是瘾疹等证，病因均是由风所致，风者善行数变，极易化热，出现心烦口渴，便秘溲赤，舌红脉弦滑数者居多，故方中无论何种剂型，应加适量熟大黄为宜。

笔记二十一　脱发

双仙二至疗脱发　临床体验效甚佳

患了脱发很心烦

爱美之心，人人皆有之！特别是人之头面，是显示人们美貌的重要部位。尤其是女性，有一头乌黑的亮发，更显得飘洒俊逸，走到街上足以引人回眸。

然而世上却有个别人不能随心所愿，总是美中不足，尤其是青年女性不知不觉患了脱发，本来一头秀美的青丝，却逐渐脱落，露出头皮。一提到脱发，心情郁闷，十分苦恼。特别害怕洗头，因为每次洗头都有大把的头发脱落。多人心想"照此下去，就快成秃顶了！"这是不少人士抱怨的话，非常烦恼。

然而又因人们对脱发认识不足，再加上有好多医者，包括中西医在内，善治此证者甚少，往往使患者不能做到及时有效的治疗，使患病者烦恼，故东奔西窜四处投医，有些甚至花费虽很多，却还没取得好的结果。

我遇到不少这样的患者。有位杨女士是老家的亲戚，年近 40 岁，远离家乡外出打工，天天起早贪黑忙忙碌碌，每天上班十几个小时，吃饭才半小时。半年后的一天，早上起来突然发现头发脱落两大块，赶快看医生吃药，隔了两天头发又掉了两大块，比上次的面积还大，又去看医生，医生告诉她这是个必然过程，继续用中西药治疗 1 个月，头发不脱了，但也没长出多少，无奈停止工作请假回家来我院治疗。

还有一位 29 岁工程师，未婚，在一家合资企业上班，长期上夜班，工作压力大，生活无规律，昼夜无差异，吃饭不香，睡眠也差，腰酸背痛，自觉困乏，身体渐渐瘦，体质也变差，神采变憔悴，相继出现脱发，他四处求医，半年不见效，脱发达年余，心烦没办法。慕名来求医！

何故造成头发脱

脱发在医学上一直是个边缘难题，由于其本身并不危害人体健康，或者仅是身体出现疾病时其中的一个症状，而不是疾病的根源，所以一直不为主流医学所重视，导致脱发的探讨研究目前在医学上是不成熟和不完善的。

脱发，俗称鬼剃头，早在《内经》中称谓"发堕"。《诸病源候论》依临床表现辟为二候：须发秃落和鬼舐头候。明清医家对片状脱发，称谓“油风”，为后世防治本病提供了宝贵经验。

在《素问·上古天真论》曰：“女子七岁肾气盛，齿更发长；丈夫八岁肾气实，发长齿更”。在《诸病源候论》中云：“诸经血气盛，则眉髭须发美泽”。《内经》认为，“肾之华在发，发为血之余。”等。

具体有以下几个方面：

先天禀赋不足，现在最常见的脂溢性脱发，其实就是一种遗传性质的脱发，这种脱发的原因是人体的部分毛囊存在天然的缺陷，容易受到体内雄性激素的刺激，进而引发毛囊萎缩、生发能力丧失，导致一直掉头发，并且难以再生。

饮食不节，暴饮暴食，生活无规律，营养失调，或饮食不洁，均可造成脱发。正常人每天脱落 50～100 根的头发属于正常范围，超过了就应该注意。

情志不畅，现代人生活快节奏，工作压力大，古有“一夜白了头”的之说。说明精神出现过度紧张、恐惧、强迫症等都会导致新陈代谢紊乱，影响血液和营养供给，都会导致脱发。

总之，脱发是因血虚不能养发，毛发失养常与肝、脾、肾有关。

脱发明因好治疗

脱发一证可见于多种疾病，今天只谈单纯性脱发，临床常见的有急、慢性两种类型。一为头发突然脱落，常在一宿之间，成片成块掉落，脱发处头皮光亮如镜，不留发根，古称油风，俗名鬼剃头，现称斑秃。一为头发逐渐稀落，尤以头顶为甚，日久形成秃顶。

脱发的治疗，我和老师进行研究，考察以往医家多从补肾方法治疗，多不为功。结合临床实践观察，实际有相当多的患者并不是虚证而是实证，其一，脱发多是年轻人，其二是单补益易不能疏通脉络，易致实实之弊。应从血分立法方能治愈。如《巢氏病源》云：“足少阴之经也，其华在发，冲任之脉，为十二经之海，为之血海，其别络在上唇口，若血盛则荣于发，故须发美，若血气衰弱，经脉虚竭不能荣润，故须发脱落……若血气盛发润而黑……血气虚则发变白而落。”古人认为发之脱落和血分盛衰有关。据此理论，乃从血分药中求之。早在《古今医鉴·卷九》引贺兰峰方：“二仙丸，治疗头发脱落神效”的记载。用于临床确有疗效，观察体验临证脱发阴虚者甚多，还是美中不足，加上女贞稍好，在实践中加用二至丸更效。后来制订了内外兼治的方案，用于多例脱发患者的观察，具有“执简驭繁，经济实惠，疗效客观”的特点。

我们要知道脱发往往是内因和外因双方结合造成的结果，内因还是主要依据，所以应从调理身体内部着手。要从以下几方面抓起：

坚持合理用药。要有耐心，毛发生长是一个缓慢的过程，千万不要着急，一般需要 3～6 个月或更长的时间才能治好。

适当调整生活规律。要合理膳食，不要过多食用动物类食物，做到荤素搭配，营养丰富。要按时作息，尽量不熬夜，不酗酒，不吸烟。

要正确对待现实问题。要保持心情舒畅，精神愉悦。患者要积极面对生活，主动适应快节奏的生活环境，正确对待生活、工作和学习压力，要树立治愈疾病的信心，但也不要急于求成，见方就施，避免多走弯路。

内服丸药来生发

为了减少患者长期用药的麻烦，内服药采用制备的“双仙二至生发丸(自拟)”治疗。

方药：全当归 180g，侧柏叶 180g，女贞子 90g，墨旱莲 90g，为 1 个月量。

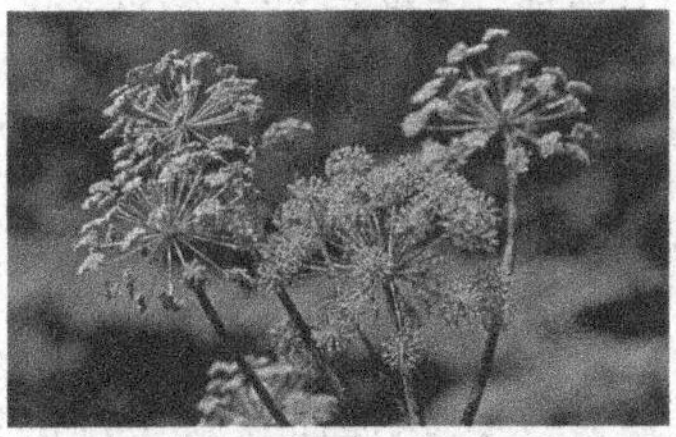

当归

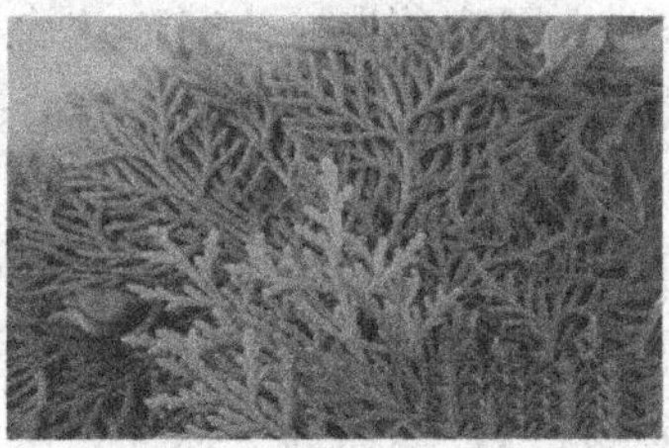

侧柏叶

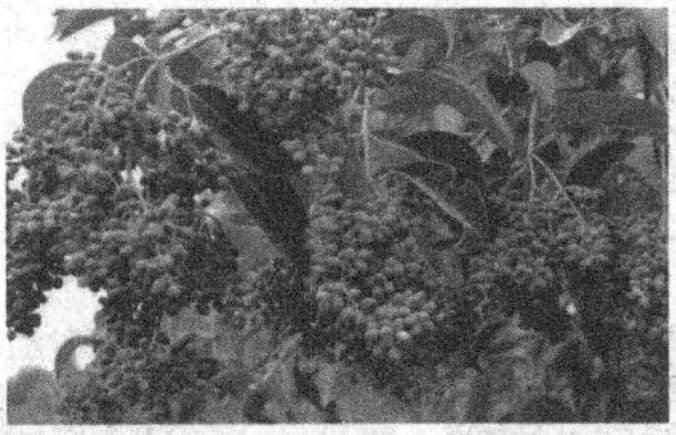

女贞子

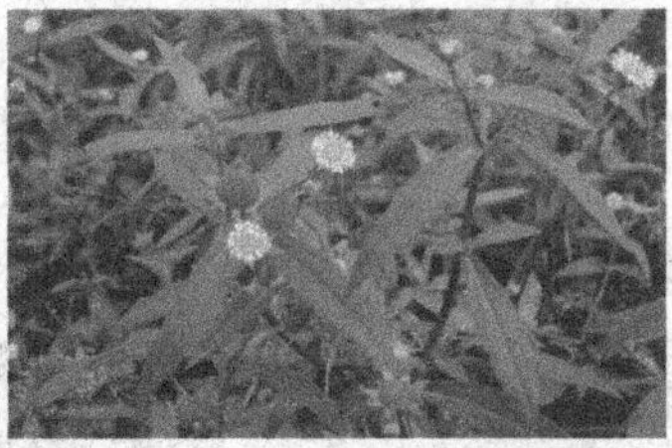

墨旱莲

制法和用法：上药焙干，共为细末，水泛为丸，如梧桐子大，早晚各服 9g，淡盐水送下，4 周为一疗程。一般治疗 1 个月后即有新发长出，继续治疗 1～2 疗程，持至长出黑发为止。

功效及主治：古人早就用侧柏叶治脱发的记载，如《大明本草》云：“烧取灰涂头，黑润鬓发”。《圣惠方》载，“以侧柏叶治头发黄赤等，然皆作外用。”《中华本草》记载：侧柏叶，苦、涩，寒。归肺、肝、脾经。有凉血止血，生发乌发的作用。治疗血热脱发，须发早白有较好的效果。《中国药典》：用鲜侧柏叶浸泡于 60%酒精中，7 天后滤取药液，涂擦毛发脱落部位，每日 3 次。观察 13 例（均为前额、头顶至后枕部脱发，斑秃不在此列），治后全部均见毛发生长，如能坚持连续涂擦并酌量增加药物浓度，则毛发生长可较密，同时也不易脱落。

全当归，甘辛，温。有补血活血的作用，可用于血虚诸证。在《本草正新》

中云："当归，其味甘而重，故专能补血，其气轻而辛，故又能行血，补中有动，行中有补，诚血中之气药，亦血中之圣药也。大约佐之以补则补，故能养营养血，补气生精，安五脏，强形体，益神志，凡有形虚损之病，无所不宜。"《内经》记载："发为血之余，……血虚发堕"的记载，故脱发用补血盛药当归最为适宜；《中国药典》云："侧柏叶，归肺、肝、脾经。有凉血止血，生发乌发之功。用于治疗血热脱发，须发早白。"此二味为二仙丸，《古今医鉴》记载："主治头发脱落神效。"今用于临床亦效。

女贞子始载于东汉《神农本草经》列为上品。女贞子，甘、苦，凉。归肝、肾经。滋补肝肾，明目乌发。腰膝酸软，须发早白。《本草蒙筌》：黑发黑须，强筋强力，多服补血去风。

墨旱莲，甘、酸，寒。归肾、肝经。滋补肝肾，凉血止血。墨旱莲，至迟到唐代，就被列入国家药典。李时珍认为，墨旱莲 "乌髭发，益肾阴"。

此二味为名方二至丸，方名出自清代汪昂撰《医方集解》，其文云："补腰膝，壮筋骨，强阴肾，乌髭发。价廉而功大。按照《医方集解》的说法，对于补益"先天之本"的肾脏，自有独特之妙处。李时珍《本草纲目》引明代医家杨起《简便方》云："久服发白再黑，返老还童。"

以上诸药合用，拟名为"双仙二至生发丸"共起补血益肾生发的作用，临床使用效果良好。

外用洗液加姜擦

1. **生发洗液组成** 侧柏叶 30g，艾叶 10g，白芷 10g，红花 10g。为一次量。

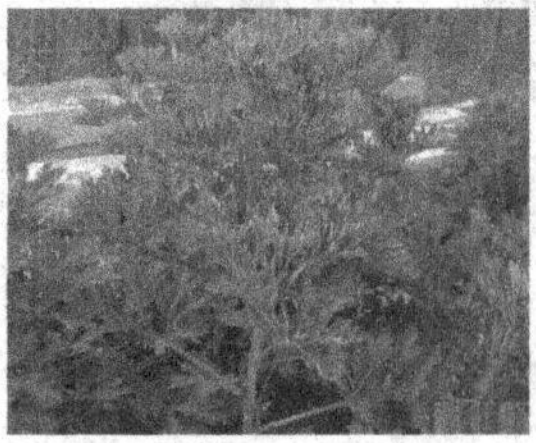
艾叶

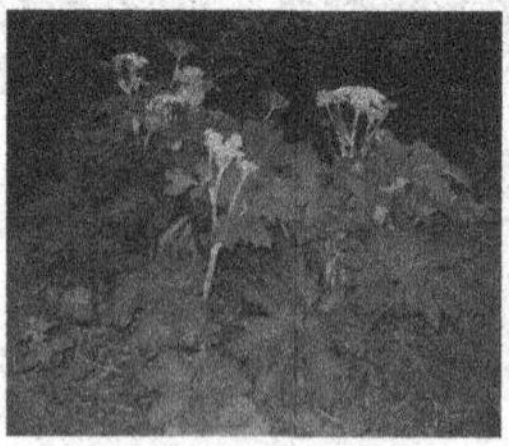
白芷

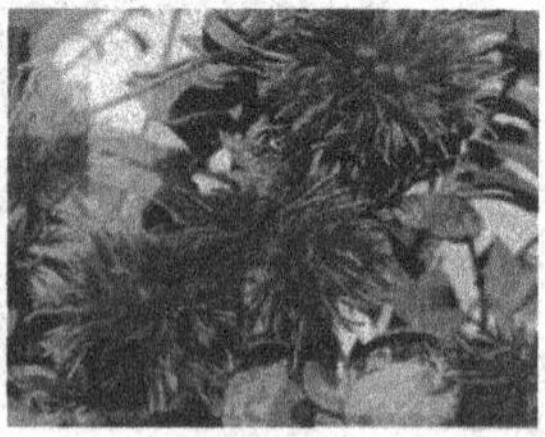
红花

2. **制法和用法** 上药共为粗末，装入纱布袋内，加水 1000ml，煎至 800ml，每天洗头 1～2 次。洗完头后，外用鲜生姜切片，用切口处涂擦脱发区。或每天擦涂数次即可。

按：余以此方观察治疗脱发 30 例，男士 12 例，女士 18 例，年龄最小的 18 岁，最大的 54 岁，大多在清晨梳头时脱落较多，有时用手摸即又落下很多，就诊时已稀疏可辨。大多服药月余即有脱发减轻，且有新发生长。有的患者半月即效，个别的连用2个月方效。临床观察年龄大，病程长的效果稍差，上药连续应用无副作用，特别是丸药长期应用不仅可以生发还有降脂、降压，改善代谢，增强体质的作用。

当归的故事

《三国志》中有两处记载和中药当归有关的故事。

第一则是《三国志·吴书·太史慈传》中说，曹操听闻太史慈为东吴服务，知道他很有才华，要他弃吴北归来魏，便给太史慈一封信，里面放入一些当归。

第二则是《三国志·蜀书·姜维传》中载：建兴六年，魏国天水郡太守马遵对姜维极不友善，怀疑他有异心，姜维便毅然投靠诸葛亮。魏国的谋臣知道姜维是一个不可多得的人才，便想方设法争取他“回归”。他们知道姜维是个孝子，便将他母亲接到洛阳，诱逼她写信给姜维，并在信封里附上当归，其意要姜维回归魏国。

姜维接信后，明白其意。但他公私分明，反复思量，认为蜀国是汉室正统，而且诸葛亮对自己十分信任和器重，认为统一中原之时，便是母子团圆之日，到那时辞官归故里侍奉老母，就可以忠孝两全，岂不更好。于是他给母亲回信，附上一些药材述说志向：“良田百顷，不在一亩（母）；但有远志，不在当归。”知子莫若母，姜母接到儿子的信，非常理解地说：“儿有远志，母无它求。”

魏国后来又多次逼姜母写信劝姜维弃蜀投魏，都被姜母拒绝。姜维死后，蜀人对他十分景仰，并在他屯军多年的剑阁建立一座姜维庙，又叫姜公祠，祠内有联云：

雄关高阁壮英风，捧出热心，披开大胆；

剩水残山余落日，虚怀远志，空寄当归。

笔记二十二　带下病

带下痛苦齿难言　反复折腾好多年

崔妮有病齿难言

古人云，“宁治十男子，莫治一妇人”。余在临床深有体会，所谓妇人之病多不易治，是因为妇人幽居情郁，忧恙爱憎多疑，所怀不遂，性执偏拗，应诊时又不令医师观形、望色、闻声、问病。常会掩护病貌，故使妇人之疾难以初期治愈。

1992年春，余在门诊，遇到一位年近40岁的崔妮，她患病近10年，每年求医，曾到过北京、上海、西安等地，时轻时重，未曾治愈，起初自以为没有好医生，后来认为自己的病不吉，白天吃不下饭，晚上睡不好觉，精神一天天也跨下来。无奈经病人介绍来到我院，持半信半疑的态度应诊，来门诊不能如实反映病情，却和我讲条件！

她说，我治病到过北京、上海各大医院，都说我没大病，就是病不好，都在敷衍，没个好医生……

我问她，你现在究竟怎么不舒服？

她说，我就是睡不好觉，吃不下饭，整天心烦，疲乏……你若能给我治好，我一定要好好谢谢你！

我给她把完脉，对她说，你说的这些都不是你的原发病！你应该把原发病讲清楚，不然你的病是治不好的！

她说，我原来就是腰酸，疲乏，夜不能眠……

我说，这些是你的症状，并不是你的原发病，你不是跑了好多大地方看过，不知道自己是什么病吗？

她问我，你给我把了脉啦，你说我是什么病？

我说，我冒昧地说一下，你的原发病还是从妇科引起的！

她突然睁大了眼睛，惊讶地说，你怎么知道的，我跑了这么多地方还没有人这么说！

我没有调查，可以实话实说吗？我说。

她说，可以。

我告诉你，你的病治不好，和你自己有关！

她很委屈地说，大夫，你咋这么说，我的病治不好不是大夫的问题，反而成了我自己的问题，这怎么讲？

我说，你以前看病是不是这种情况，一是在大夫面前没有如实反映真正的病情；二是你看病到处选大夫，让大夫在自己身上做试验！如同狩猎一样打一枪换个地方，只是练了手法。所以，把病拖了这么多年。

她连连点头，你说得有道理！真的，我走了这么多地方，没有人这么说。我今天来对了，你好好给我想想办法！

我说，除了你刚才说的症状以外，是不是还有口苦咽干、腰酸、腹胀、腹痛、有白带、有阴痒夜间更甚等情况。

她羞着脸，笑着说，你说得非常对，就是这个问题，前面西医给我打点滴，又冲洗还上药，却只能好一段时间，所以我对自己病的治疗也失去了信心。今天你这么一说，好像又看到希望！看来你有把握，那就请你给我好好治治！

我说，你先别急。我再问你，你生过几胎，是否做过人流？

她说，我生过两胎，也做过两次人流。

我又问，你是不是从人流后，身体越来越差，妇科疾病越来越多？

她说，是的。大夫，那你就给我治吧！我听你的，你说咋办就咋办！

我说，那就给你开药了！

于是，给她记了病历施了处方。

1992 年 3 月 3 日，崔某，女，40 岁。有白带间断发作近 10 余年，近来加剧，时有阴痒，带下量多，色白或淡黄，质稀薄，绵绵不断，伴有神疲倦怠，口干，腰酸，腹胀痛，四肢不温，纳少便溏，两足跗肿，面色㿠白，舌质淡，苔白腻，脉缓弱。辨为：肝虚脾弱，湿浊下注。法当：健脾益气，升阳除湿。方用：新加完带汤（经验方）。方药：**白术（土炒）、山药（炒）各 30g，人参 6g，白芍（酒炒）15g，车前子（酒炒）、苍术（制）各 9g，甘草 3g，制陈皮、黑芥穗、醋柴胡各 2g**，苦参 6g。水煎服，3 剂，证大减，6 剂，诸证除。

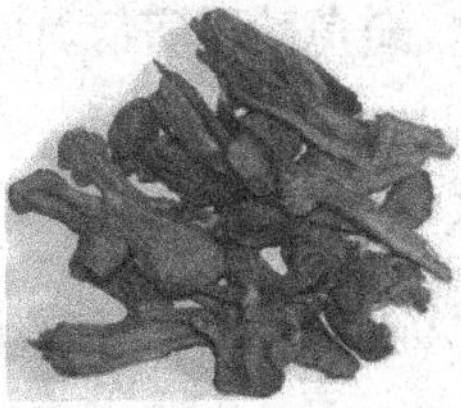
土白术

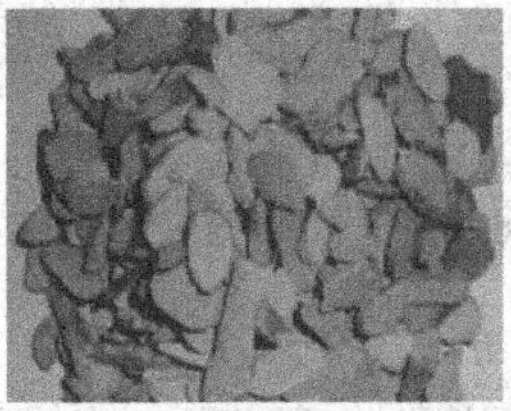
炒山药

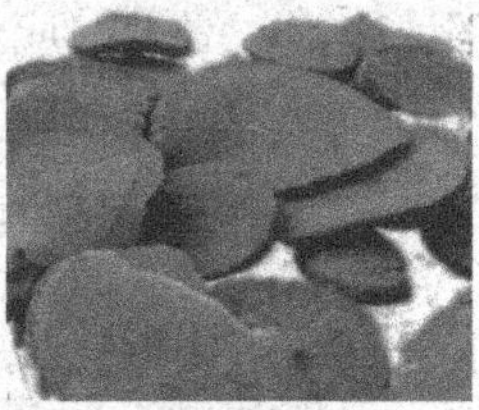
酒白芍

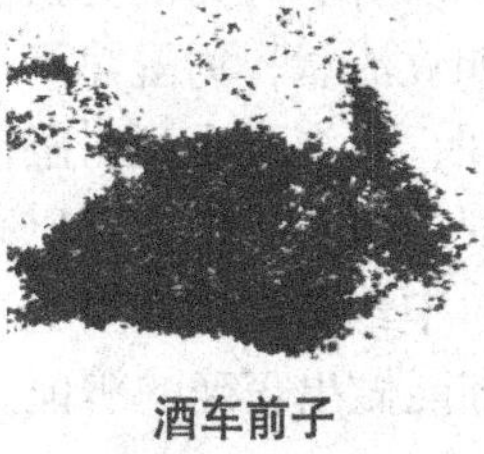
酒车前子

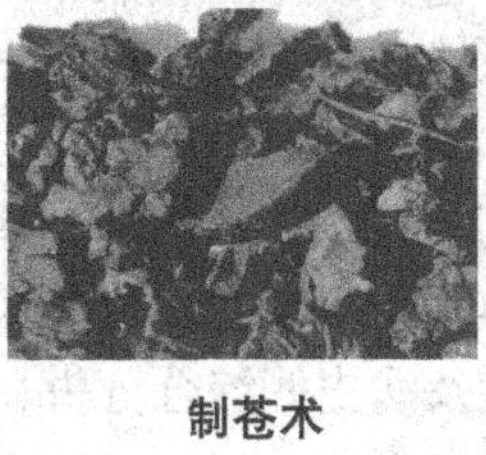
制苍术

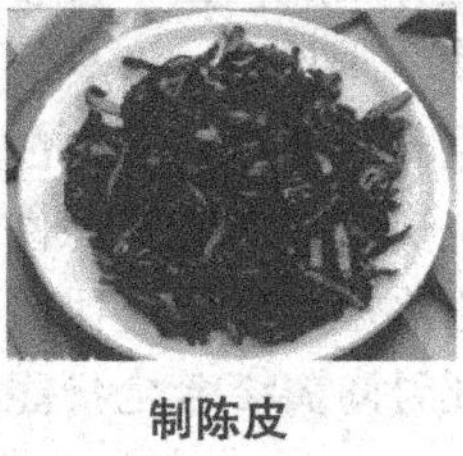
制陈皮

带下绵绵有渊源

女人以带下的量明显增多，色、质、气味发生异常，或伴全身、局部症状者，称为“带下病”。带下病在妇人疾病的经、带、胎、产、杂病中较为常见。相当于西医学的阴道炎、子宫颈炎、盆腔炎、妇科肿瘤等疾病均可引起的带下增多。

“带下”之名，首见于《内经·素问·骨空论》说：“任脉为病……女子带下瘕聚。”故称为“带下”。又见于《金匮要略心典》云：“带下者，带脉之下，古人列经脉为病，凡三十六种，皆谓之带下病，非今人所谓赤白带下也。”又有《史记·扁鹊仓公列传》记载：“扁鹊名闻天下，过邯郸，闻（赵）贵妇人，即为带下医。”所谓带下医，即女科医生。在《女科证治要旨》中说：“若外感六淫，内伤七情，酝酿成病，致带脉纵弛，不能约束诸脉经，于是阴中有物，淋漓下降，绵绵不断，即所谓带下也。”在《诸病源候论》中还有五色带下的记载，有青、赤、黄、白、黑五色名候，指出五脏俱虚损者，为五色带俱下。临床上以白带、黄带、赤白带为常见。

带下主要病因是湿邪，如《傅青主女科》说：“夫带下俱是湿症。”湿有内外之别。外湿指外感之湿邪，如经期涉水淋雨，感受寒湿，或产后胞脉空虚，摄生不洁，湿毒邪气乘虚内侵胞宫，以致任脉损伤，带脉失约，引起带下病。内湿的产生与脏腑气血功能失调有密切的关系：脾虚运化失职，水湿内停，下注任带；肾阳不足，气化失常，水湿内停，又关门不固，精液下滑：素体阴虚，感受湿热之邪，伤及任带。总之，带下病系湿邪为患，而脾肾功能失常又是发病的内在条件；病位主要在前阴、胞宫；任脉损伤，带脉失约是带下病的核心机制。带下病因以湿邪为患，故其病缠绵，反复发作，不易速愈，而且常并发月经不调、闭经、不孕、癥瘕等疾病，是妇科领域中仅次于月经病的常见病，应予重视。

带下病以带下增多为主要症状，临床必须辨证与辨病相结合进行诊治。西医妇科疾病如阴道炎、宫颈炎、盆腔炎及肿瘤等均可见带下量多，应明确诊断后按带下病辨证施治，必要时应进行妇科检查及排癌检查，避免贻误病情。

带下施治有要点

带下病辨证主要根据带下量、色、质、气味，其次根据伴随症状及舌脉辨其寒热虚实。如带下量多色白或淡黄，质清稀，多属脾阳虚；色白质清稀如水，有冷感者属肾阳虚；量不甚多，色黄或赤白相兼，质稠或有臭气为阴虚挟湿；带下量多色黄，质黏稠，有臭气，或如泡沫状，或色白如豆渣状，为湿热下注；带下量多，色黄绿如脓，或浑浊如米泔，质稠，恶臭难闻，属湿毒重证，临床经验此类患者应当重视，常有恶性病变存在。一旦遇到恶变，也不用怕，可以采取中西结合方法治疗，效果还比较客观，不论在什么阶段，中药在这方面会起一定的作用。临证时尚需结合全身症状及病史等综合分析，方能做出正确的辨证。

带下病的治疗原则以健脾、升阳、除湿为主，辅以疏肝理气固肾；但是湿浊可以从阳化热而成湿热，也可以从阴化寒而成寒湿，所以要佐以清热除湿、清热解毒、散寒除湿等法。临床见到的带下病，以脾阳虚者较多见，小郎中只要能掌握这一点，带下病可以解决70%。

当今人们生存在快节奏的环境中，随之思想压力增大，生活结构改变，造成饮食不节，劳倦过度，或忧思气结，损伤脾气，运化失职，湿浊停聚，流注下焦，伤及任带，任脉不固，带脉失约，而致带下病甚多。

本病临床常见主证是带下，以量多，色白，质稀薄，缠绵不断，苔白腻，脉缓；副证：面色㿠白，神疲倦怠，四肢不温，纳少便溏，甚或两足浮肿，舌质淡等。

证候分析：脾阳虚弱，运化失职，水湿内停，湿浊下注，损伤任带二脉，约固无力，故带下量多，色白或淡黄，质稀薄，缠绵不断；脾虚中阳不振，则神疲倦怠，四肢不温；脾虚运化失职，则纳少便溏；湿浊内盛，则两足浮肿；脾虚清阳不升，则面色㿠白。舌淡，苔白腻，脉缓弱，为脾阳不足之征。

治则：健脾益气，升阳除湿。

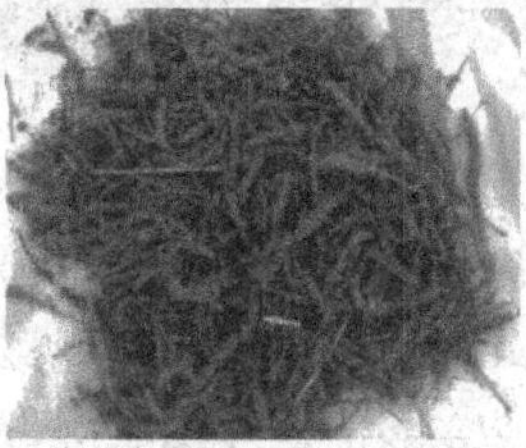

黑芥穗

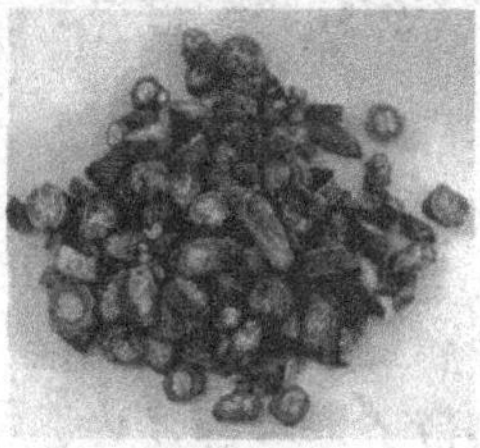

醋柴胡

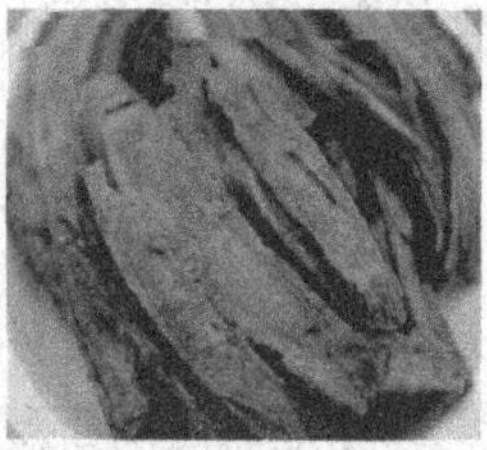

炙甘草

方药：新加完带汤（经验方）。**土白术、炒山药、人参、酒白芍、酒车前子、制苍术、甘草、炒陈皮、黑芥穗、醋柴胡、苦参。**

方中人参、山药、甘草健脾益气；苍术、白术健脾燥湿；柴胡、白芍、陈皮疏肝理气解郁，理气升阳；车前子入肾泄降，利水除湿；黑芥穗入血分祛风胜湿。全方寓补于散之中，寄消于升之内，肝、脾、肾三经同治，具有健脾益气、升阳除湿之功。苦参具有清热燥湿、杀虫止痒之功，用于各型赤白带下、阴肿阴痒均有较好的疗效。本方作为使药少量使用，一般5g左右即可，一是偏寒，二是味苦，故少量使用为宜，对于湿热较重的可加大用量。临床体会加苦参治疗各型带下均可提高疗效。

加减：若脾虚及肾，兼腰痛者，酌加续断、杜仲、菟丝子温补肾阳，固任止带；若寒凝腹痛者，酌加香附、艾叶温经理气止痛；若带下日久，滑脱不止者，酌加芡实、龙骨、牡蛎、乌贼骨、金樱子等固涩止带之品；若脾虚湿郁化热，带下色黄黏稠，有臭味者，宜健脾除湿，清热止带，去人参，加黄柏、芡实，并增加苦参用量，用10～20g，对于有恶变者可用到30g，并需加少量良姜温中，防止伤及脾胃。

总之，带下临证并不难，辨证善抓要点，施治用对验方，证药合拍，带可自止。

配合妙招带速痊

验方1 带下外洗作用大

取材：苦参50g，黄柏10g，枯矾20g，蛇床子10g，川椒3g，雄黄6g。

制法与用法：将上药装纱布袋内，加水600ml，浸泡1小时，煎至400ml，去药渣，适温外洗会阴，每日1剂，每次换水可洗2次，1剂可显效，一般3剂即可。

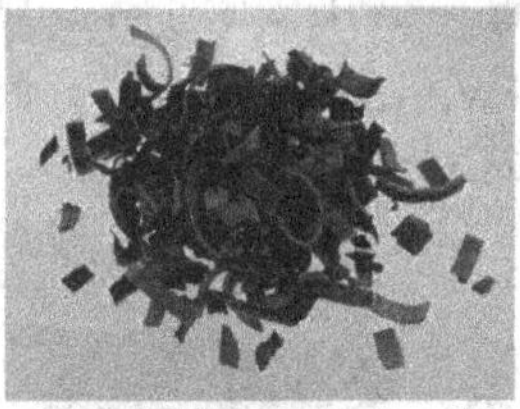

制黄柏

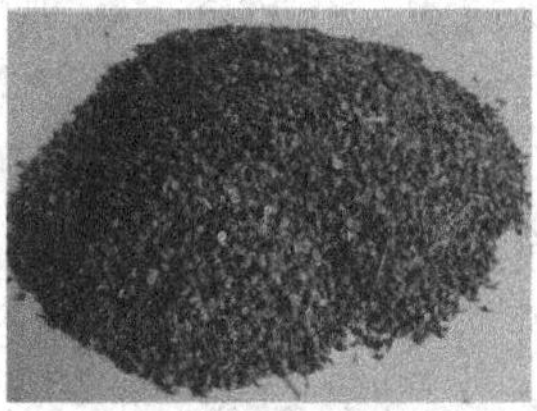

蛇床子

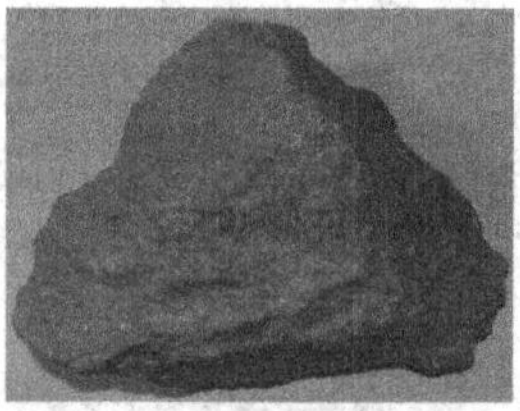

雄黄

功效及主治：苦参，苦寒，清热燥湿，杀虫止痒。用于赤白带下，阴肿阴痒，湿疹，湿疮，皮肤瘙痒，外治滴虫性阴道炎尤佳；黄柏，苦寒，清热燥湿，泻火除蒸，解毒疗疮。可用于湿热带下，湿疹瘙痒；枯矾，酸涩，外用收湿敛疮，止血化腐，解毒杀虫，燥湿止痒，用于湿疹，疥癣，湿疹湿疮，阴痒带下；蛇床子，辛、苦，温；有小毒。归肾经。有温肾壮阳，燥湿祛风，杀虫的功能。用于阳痿，宫寒，寒湿带下；外治外阴湿疹，妇人阴痒；滴虫性阴道炎有殊效；川椒，辛温，有温中止痛，杀虫止痒的作用；雄黄，辛，温，有毒。有解毒杀虫，燥湿止痒的作用。诸药合用共起清热燥湿，杀虫止痒的作用，用于治疗各种赤白带下，阴肿阴痒均可，特别对于湿热偏重的效果更佳。

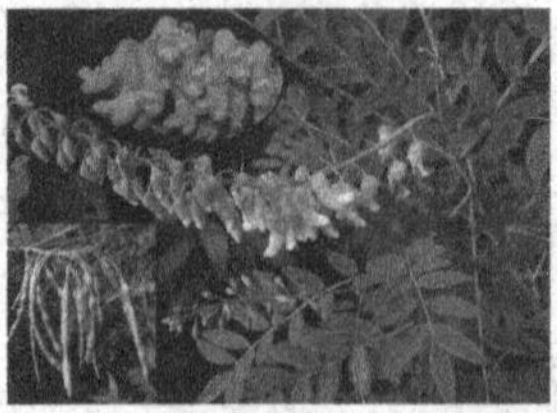

苦参苗

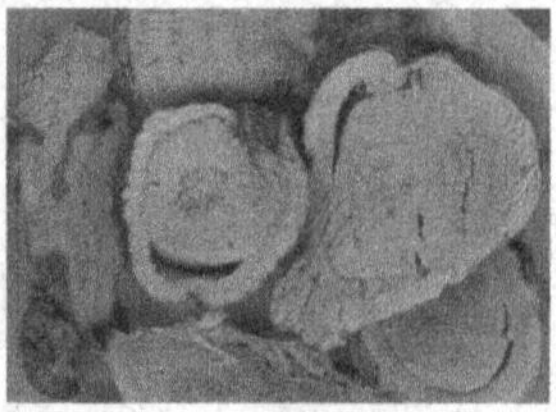

苦参片

验方2 家传单方止带下

取材：红鸡冠花100g（或白鸡冠花），白酒30g。

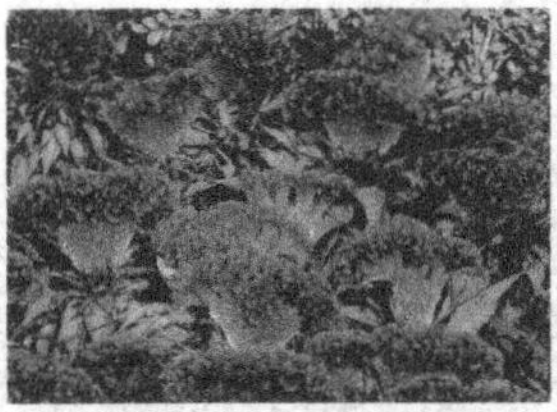

红鸡冠花

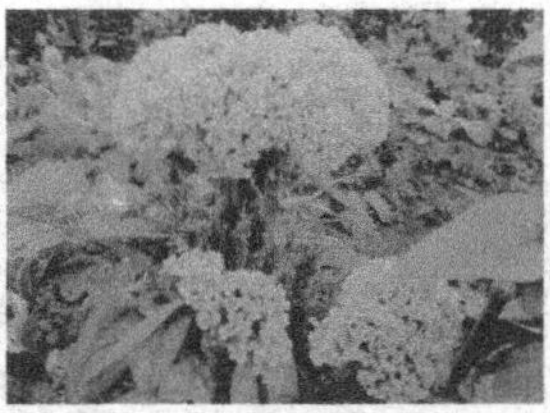

白鸡冠花

制法与用法：本方为一疗程量。白带用红鸡冠花，赤带用白鸡冠花，赤白带红白各半。将鸡冠花焙干为细末，每次服 10g，每天 2 次，空腹以酒 3g 调下，上方服完带下即愈。

功效及主治：鸡冠花，甘、涩，凉。有收敛止血，止带，止痢的作用。用于治疗赤白带下有较好的疗效。白酒，辛温，有通血脉，御寒气，行药势的作用，本方用于通血脉，行药势，二味合用具有收敛止带有较好的效果。

验方 3 外用止带施药栓

取材：椿根白皮 60g，乌贼骨 60g，苦参 40g，枯矾 10g，5cm×5cm 纱布块 60 块。

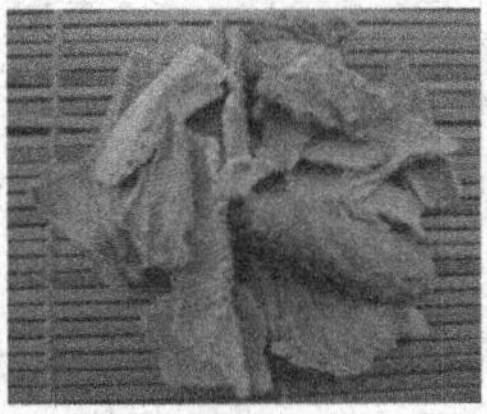

椿根白皮

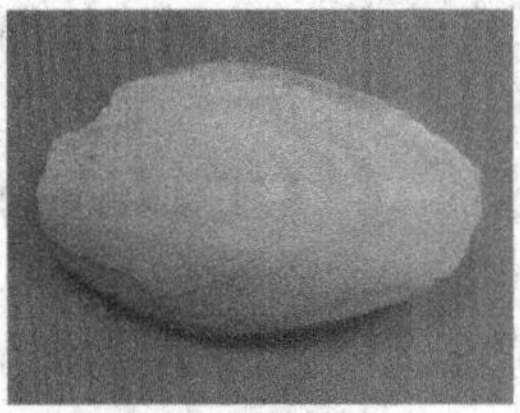

乌贼骨

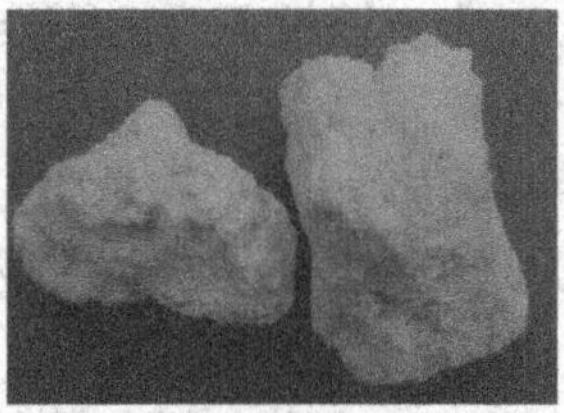

枯矾

制法与用法：将上药共粉为细末，混合每 6g 用双层纱布包起，外以棉线扎紧并留一条 15cm 长线备用。制好后高压消毒，密封备用。用法，每晚睡前冲洗外阴后，用一次性手套把药球纳阴道中，外留药线，次晨拽线取出药球。5～7 天可见效。

功效及主治：椿根白皮，苦涩，凉。除热燥湿，止血杀虫。治崩漏带下，遗精白浊；乌贼骨，咸、涩，温，收敛止血，涩精止带，用于赤白带下；苦参，苦寒，清热燥湿，杀虫止痒。用于赤白带下；枯矾，酸涩，外用收敛止痒；用于阴痒带下。诸药外用对于带下有很好的疗效。

经方苦参汤治愈妇科病的故事

有位小郎中的小媳妇，忽一日，言关键部位瘙痒，异常难受。小郎中忽然想起《金匮要略·百合狐惑篇》中记载，有苦参汤。又某医案曾介绍用此方治愈阴道炎记载。遂药店买苦参一袋。抓取一把煎煮，晚洗。次日，症状全无。1剂而愈。

尾声　欲善其事　必先利器

今天，笔者选择跟师期间具有系统性和代表性的临床常见病学习笔记22篇，按序列出，也是自己学中医历程的第二阶段，以示同道表示心愿。但我也很幸运，这样也给了我再次学习创造了机会。通过再学习有几点感悟，畅言示道予以借鉴。

工欲善其事，必先利其器

方药是中医治疗疾病的重要武器。工欲善其事，必先利其器。欲使用这个武器，还得在中医理法指导下通过辨证才能实施。最后落实到用药上。古人云："医师之用药，犹大将之用兵，兵不能力，将罔克成功。药不得力，病罕有起色，医门多疾，未有药性不明而能善于奏效者也。"用药如用兵，会用则利，不会用则害。《孙子兵法》曰："不知用兵之害，不知用兵之利也。"故识因辨证不可不明，识药施治不可不慎也。关键是要深求理法，才能施好方药，以达疗效。胡心藻在《中药类比歌诀》之训导曰："尔之业医，务必细心，失之毫厘，差之千里，转瞬生杀，祸如反掌……而需博极医源，穷其药理，以造诣于精微之域。总之，见证之道，要明察秋毫，用药之道，善其权变，须知药贵中病，医不执方，神而明之，存乎其人。"此乃习医格言，医者当铭记而遵循之。

听君一席话，胜读十年书

身为医者，探求医理，才能治好疾病，努力学习医学知识，多读书，勤实践，广拜师，谦请益，都很有必要。但这需要一定的历程，消耗一定的精力。若能师承名师，可以更加快捷地掌握中医理论知识和临床诊治技能，使学医者少走弯路，从而加快中医人才的培养进程。自古名医，大都得益于名师的指点和传授。如战国时期的扁鹊学医于长桑君，西汉时期的淳于意学医于公乘阳庆和公孙光，东汉的张仲景学医于张伯祖，金代的李杲学医于张元素，元代的朱丹溪学医于罗知悌等。对于师承名师在中医人才培养方面的作用，余师感触颇深，因为他本人秉承家技之外，他还受到任应秋、刘渡舟等中医前辈的指导和点播受益匪浅，他觉得有拨云见日之感。常给我们讲"听君一席话，胜读十年书"的体会。其实老中医的"经验、秘方"，是他们通过精心研究，在临床上经常使用、效果比较好的方药，是很宝贵的东西。临证会每用必效，药到病除。如果能够交流，传授学习，乃足以进步神速，会学到你看书十年也学习不到的知识。

熟能生巧

“熟能生巧”是我国的一条古训。大都认为：从古代起大家普遍采用这一原理来指导学习。于是，对于操作性技巧，就有“拳不离手，曲不离口”的说法反复模仿练习，就会获得要学地基本手艺。而“熟读唐诗三百首，不会吟诗也会吟”似乎是指有创造意义地学习了，按照成语辞典的解释，“熟能生巧”的意思是：熟练了，就能找到窍门。将所学东西弄得滚瓜烂熟，取得经验，就可找到技巧，得心应手。笔者认为，学好医技就需要练好基本功，练基本功就必须经过这两个阶段，第二个阶段就到了有创意的层次，再加上名师点拨，同道们，特别是小郎中，要相信自己很快也会成为一代名医。

一般只要能读懂该笔记就可治疗常见病，对于稍有理论基础的业医来说，以此为底线举一反三，便会更上一层楼。然而，该笔记让有些同道参阅，并对该笔记提出三点看法：一是能提纲挈领把繁杂的中医学说理论思路理顺，能深入浅出，言明医理，用实例引导法扩大了知识面。二是能结合国家卫生和计划生育委员会教学大纲要求作为体例结构讲述，利于配套发展。因此，该笔记不仅适合在校实习生学习，也适合中医爱好者参阅。三是临床常见病其内容非常实用。用他们的话说：“是一病一方的典范，有书在手，何苦病忧！”

我觉得只要有一颗仁爱之心，本着“工欲善其事，必先利其器”去努力付诸临床，就一定能够为民解除更多病痛苦难！

最后，感谢王灵芳编辑在编写过程中给予我的大力支持和帮助！虽然想为中医传承做一点奉献，但由于笔者学识疏浅，经验有限，毫无疑问是不够的，并且存在着许多缺点和错误，还待解决。因此，笔者诚心地期待广大同道多提宝贵建议和意见，以更好地继承和发扬中医学遗产，共同为人类的健康事业做出更大的贡献！